看護学テキスト NiCE

看護関係法規

看護職の責任と法的根拠を学ぶ

改訂第2版

編集　田中幸子　野村陽子

南江堂

執筆者一覧

編集

田中　幸子　　東京慈恵会医科大学医学部看護学科

野村　陽子　　名寄市立大学

執筆（執筆順）

野村　陽子　　名寄市立大学

宮坂果麻理　　朝日大学法学部

酒井美絵子　　武蔵野大学看護学部

田中　幸子　　東京慈恵会医科大学医学部看護学科

朝居　朋子　　藤田医科大学保健衛生学部看護学科

亀井美和子　　帝京平成大学薬学部

加藤　典子　　大分県立看護科学大学

池田　真理　　東京大学大学院医学系研究科 健康科学・看護学専攻

鮫川　誠司　　国際医療福祉大学総合教育センター/神谷町セントラル法律事務所

はじめに

　2020 年に初版が発行されてから，4 年近くが経過した．この間，コロナ禍により多くの医療機関は大勢の感染者の対応に追われてきた．コロナ禍では毎日のように行政機関等から感染症についてのニュースが出され，感染拡大の状況に応じてその都度，感染対策も変更されてきた．2023 年 5 月に，新型コロナウイルス感染症（COVID-19）は 5 類感染症に移行され，ようやく様々な制限が緩和され感染前の日常に近づきつつある．

　看護師になりたいと思っている人には，感染症の発生要因・予防等の知識だけでなく感染症に関する法・制度の知識も必要となる．"患者や地域住民を護りたい"のであれば，法・制度を理解し，感染者への対応にあたっては，いかに制限を少なくして治療や制限のストレスを緩和し，できるだけその人の日常の生活に近づけるよう考えることが重要であろう．本書の感染症法の項目でも解説されているように，過去には感染症患者への差別や偏見があったことを受け止め，常に人権尊重の視点を看護実践に取り入れていくことが重要である．医療に携わる看護師は患者・地域住民の立場から法・制度をチェックし，課題とその解決法を提言していくことが求められると考える．

　さて，本書は，看護職が中心となり法学・薬学の専門家らと協働して作成した看護に関係する法規のテキスト（以下，看護関係法規）の第 2 版である．初版と同様，法や制度を事実のみならず，その社会背景や成立過程，看護業務に与えた影響・意義等を解説し，看護職者としてその法・制度を学ぶ意義や，看護業務との関わりを理解しながら看護関係法規を学べる内容としている．さらに初版では掲載しなかった法・制度や，ここ数年で施行・交付された法・制度について解説を追加し，以下のような構成・内容としている．

　第 I 章では，看護関係法規と現実の臨床看護との関わりを解説し，さらに LGBT 理解推進法や性同一障害者の取り扱いの特例に関する法律などを新たに追加した．第 II 章は，医療提供体制の基本となる医療法改正とかかりつけ医機能の追記を行った．第 III 章は，医薬品等に関する法律を解説し，電子処方箋など医薬品に関する DX を加筆した．第 IV 章では，地域で看護を提供する際に必要な法・制度を説明し，新たに新型インフルエンザ等対策特別措置法，医療的ケア児支援法などを追記した．第 V 章は，医師の働き方改革やタスクシフト・シェアを追記し，これから社会人となる看護学生が，労働者としての自分の権利と義務を自覚し，活き活きと働き続けられるよう労働法について解説した．第 VI 章では，チーム医療における医療過誤事件に遭遇した場合の法的責任から看護師としての行動を学習できるようにした．最後に第 VII 章では患者の代弁者・アドボケーターとしての看護師の政策的な思考の重要性を解説した．

　本書の活用によって，看護に関する法・制度に一層関心を深めていただくことを期待したい．

2023 年 12 月

田中　幸子

野村　陽子

　看護師になりたい，看護を学びたいと思っているのに，なぜ「法律」や「制度」を学ばなければならないのかと疑問に思い，難しそうだと敬遠されるかもしれない.

　しかし，患者の生命・身体・心に関わる仕事をする看護職にとって，法律はなくてはならないものである. 例えば，看護師は医師の指示に基づいて患者に注射を実施するが，注射は基本的に危険な行為であり一般の人には認められていない. 看護師は，保健師助産師看護師法で認められている診療の補助行為として，注射を実施している. したがって，"患者・地域の人々を護りたい"のであればこそ，法律の理解が必要となる. さらに，その法律がどのような意義・理念を持ち，どのように制定・改止され，看護にとのように関わってくるのかがわかると面白いと感じるのではないだろうか. そしてその法律が，本当に"患者・地域の人々を護る"法律になっているのかどうかを考えることがさらに関心を高めることになるだろう. 筆者は"患者・地域の人々を護る"ために，看護職は声を出し，社会に働きかけていくことによって社会全体の看護の質の向上につながっていくと考えている.

　本書は，看護職が中心になって作成した看護に関係する法規（以下，看護関係法規）についてまとめたテキストである. 読者が法律や制度を身近なものと感じ学んでもらえるよう，以下のような構成・内容としている.

　第Ⅰ章は，看護関係法規がどのように現実の看護に関わっているのか概観したうえで，法や規範の概念や，基盤となる法・制度について解説している. 第Ⅱ章では，まず医療提供体制の基本となる法律について医療制度の成り立ち・法改正のプロセスを含めて説明し，現在の保健師助産師看護師法の立法過程を述べたうえで看護職の職種や業務等がどのように規定されているのかを解説している. また，戦後から続いた看護職不足を背景に看護職の人材確保・質の向上を理念として制定された看護師等の人材確保法を解説した. 第Ⅲ章は，看護職に身近な薬剤に関する法律や，薬害被害者の救済に関する法・制度を紹介している. 第Ⅳ章では，近年ますます重要となっている地域で看護を提供する際に必要な法・制度について制度の成立過程や背景，制度改正の経緯を説明し，制度の重要性を理解できる内容としている. 第Ⅴ章は，これから社会人となる看護学生が，労働者としての自分の権利と義務を自覚し，活き活きと働き続けられるよう看護労働の歴史を盛り込みながら労働に関する法律について解説している. 第Ⅵ章では，現実の看護業務に関わる看護師の法的責任について説明し，チーム医療における医療過誤事件に遭遇した場合の看護師としての行動を学習できるようにしている. 臨床実習における看護学生の法的責任のコラムを通して，実習に出る前の心構えや責任を学んでいただきたい. 最後に第Ⅶ章では具体的な政策過程を図説し，患者の代弁者・アドボケーターとしての看護職の政策的な思考の重要性を解説している.

　本書を活用していただき，看護に関する法・制度と政策により関心を深めていただくことを期待したい.

2020 年 9 月

田中　幸子

野村　陽子

第I章 看護関係法規を学ぶにあたって

1 なぜ看護に関する法規を学ぶのか

　基礎看護学，成人看護学などの看護を学ぶことには関心や興味はあるが，法律は苦手という人が多いのではないだろうか．筆者自身も法律はほとんど読まずに生活をしているし，不自由を感じたことも困ったこともほとんどない．それは法律名やそこに書かれている内容は知らないが，ルールを知っているからである．たとえば，道路を歩いていて信号が赤であれば止まる，買い物をしたときに値段に消費税を上乗せされても疑問を持たずに支払うが，これらは道路交通法や消費税法に規定されたルールである．その法文は読んだこともないが，そこで規定されたルールは知っているのである．法律は生活をするうえで空気のようなものであるが，確かに生活のベースになっている．医療や看護も同様であり，一見，何気なく行われているようにみえても，実は多くの法律に基づいて業務が行われている．

　それでは看護サービスを行うときにはどのような法律があるのだろうか．病院で病室に入るときは手の消毒を行っているが，これはどのような法律に基づいているのであろうか．院内感染防止や看護記録はそのもとをたどっていくと，感染症法が根拠法令となっている．

　このように，看護職として看護を行うことは，本書で学習する多くの法律で決められていることが基盤となっている．これは，看護には“医療”という人の生命や身体に侵襲を及ぼすおそれのある行為が含まれているためで，法律によって医療を受ける人々を守り，また，医療を提供する人を守っているのである．

　なお，本書で看護職，看護師等と書く場合，特段の断りがない限り，看護師・准看護師・保健師・助産師の4職種を指している．

A　どのようなことが法令で決められているのか

　以下の文章のなかのどのような行為が法律に基づいて行われているか考えてみよう．

　「看護師の国家試験に合格し登録をした．近隣の病院で看護師募集をしていたので，採用試験を受けて勤め始めた．1年目は新人研修があり，指導を受けながら看護の仕事を覚えていった．毎日，重症度，医療・看護必要度（以下，「看護必要度」）のチェックを行い，医師の指示を確認し，薬の準備はダブルチェックをしている．」この文章には以下の法律が関係している．

看護師の資格・登録　　→　　保健師助産師看護師法

病院が看護師募集　　　→　　医療法，看護師等の人材確保の促進
　　　　　　　　　　　　　　に関する法律

新人研修　　　　　　　→　　保健師助産師看護師法

看護必要度のチェック　→　　健康保険法　→　　診療報酬制度

医師の指示　　　　　　→　　医師法，保健師助産師看護師法

　次に地域の保健師活動をみてみよう．

　「保健師の資格を取り，市町村に勤めた．母子保健の担当となり，人口5,000人の地域を担当することになった．両親学級，乳幼児健康相談や思春期相談に従事するとともに，地域から虐待の相談があるとすぐに訪問し，関係する機関と連携をとっている．また老人クラブから介護予防の教室を開いてほしいといわれ，地域の指導員と一緒に月1回の教室を開いている．」

保健師の資格　　　　　→保健師助産師看護師法

市町村に勤務　　　　　→　　地域保健法

母子保健（両親学級，乳幼児健康相談など）　→　　母子保健法

地域の担当　　　　　　→　　地域保健法　→　　基本指針（省令）

虐待の相談　　　　　　→　　児童虐待防止法，母子保健法

関係する機関と連携　　→　　母子保健法など

介護予防教室　　　　　→　　介護保険法

　このように看護職の業務は多くの法令に取り囲まれており，その規定に基づいて活動をしている．そのため，看護に関係する法律や規則・制度（本書ではこれらをまとめて看護関係法規と呼ぶことにする）について大枠でもよいので，その内容を理解しておくことが必要である．本書で看護活動の法的根拠を知り，基本的なルールとその意味を学んでほしい．

　また，看護サービスが提供されている母体である医療，保健，福祉の活動を規定しているそれぞれの法令を理解することも当然のことながら重要である．そのうえで，保健医療福祉制度のなかから「看護職」に関連した部分を取り出し，その部分についてはより深く理解する必要がある．つまり，法律が規定している全体的な活動と，看護との関連について大枠を押さえたうえで，看護職の役割についての学びを深めていってほしい．

B　看護関係法規を概観してみよう

　看護に関連する法律は本書で取り上げただけでもかなりの数にのぼる．これを片っ端から読んでいっても，法律間の関係性がみえず，また，何をルール化しているのか理解することは難しい．そこで，看護関係法規を以下の3

つの観点から体系的に整理し，これらの法令・制度が社会の仕組みとしてどのように機能しているかをみていこう．

1 | 保健，医療，福祉制度の体系と本書の構成

　看護職が関与している制度を一般的に保健医療福祉制度といっているが，保健，医療，福祉の制度は明治時代以降，それぞれが長い歴史的経緯のなかでつくられてきたものである．保健と医療の制度は1874年の「医制」にその始まりがあり，その後，公衆衛生に関する法律，医師法や医療法，薬事法など，保健と医療はそれぞれの体系をもって発展してきている．一方，福祉制度は1874年に恤救規則が制定され，その後は1929年に救護法が制定され，保健医療とは異なった制度として発展してきている．

　このように，保健，医療，福祉と3つの制度はそれぞれの体系をもって発展してきたことから，本書では基本的にこの体系で章立てし，とくに看護に関連する法令を取り上げて解説している．

　第I章では，看護関係法規の基本的な概念や社会の基盤となっている法律，第II章では，看護職の多くが従事している医療提供に関連する法令を，第III章では看護業務と密接な薬に関する法令，そして第IV章では地域での看護提供に関連する法令と社会保障・社会福祉に関する法令が書かれている．ここまでが，保健，医療，福祉制度となっており，第V章以降では，看護職の労働に関することや司法との関連，そして最後の第VII章では，看護の制度を変革するために必要な政策に関する内容が含まれている．

2 | ライフステージからみた看護関係法規

　人が生まれ，そして亡くなるまでのさまざまなライフステージにおいて，看護職は人々の健康や療養生活を支援している．ここではライフステージに沿って，看護職が関係する法令をみておこう．

　図I-1のライフステージの流れに沿って，上部には保健分野，下部には医療分野と福祉分野の主な法律を示している．保健分野では，妊娠・出産から乳幼児までの健康支援を行う母子保健法があり，学校に入学すると学校保健安全法，そして労働者になると労働安全衛生法や高齢者の医療の確保に関する法律（高齢者医療確保法）などによる40歳以上を対象とした特定健診・特定保健指導があり，高齢者になると前述した高齢者医療確保法や介護保険法で健康支援が行われている．一方，疾患や障害になった場合には，難病の患者に対する医療等に関する法律（難病法），精神保健福祉法，健康保険法による医療サービスへの給付，介護保険法による介護サービス，そして虐待への対応として，児童虐待防止法や高齢者虐待防止法，配偶者暴力防止法があり，ライフステージの多くの場面で看護職が関与しており，その基盤としてさまざまな法令によってサービスが行われている．このようにみると，保健，医

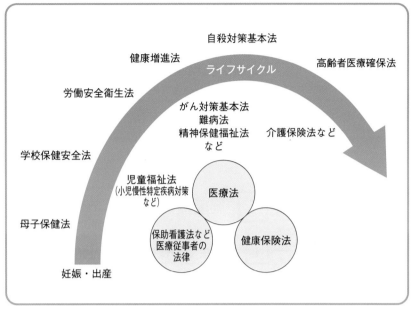

図I-1　ライフステージの流れ

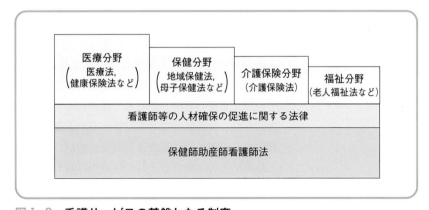

図I-2　看護サービスの基盤となる制度

療，福祉，それぞれがライフステージのなかでつながっていることがみえてくる．

3 ｜ 保助看法を基盤とした看護サービス体系（看護の提供）

　図I-2は，看護職の資格法である保健師助産師看護師法（以下，保助看法）を基盤として，どのような看護サービスが提供されているのかその関係をみたものである．保助看法では看護職の'資格''業務'そして'責任'を規定している．看護の資格を持つ者が看護業務を行うことを前提として，医療，

保健，福祉，介護サービスの提供を規定している法律がつくられ，それぞれの法律に，看護職が位置づけられている．たとえば，医療法や健康保険法（診療報酬）には看護師の配置人数や役割，そして看護サービス内容とその経済的評価などが書かれ，また，保健分野では保健指導を行う者として保健師の活動内容が規定されている．なお，看護職は人材確保が難しいことから，1992年に看護師等人材確保法（p.83参照）がつくられた．この法律は看護職を確保するためのものであることから，図Ⅰ-2では保助看法の次に基盤となる法律として位置づけている．

C　制度はどのように変わるのか

1　これまでの保健医療福祉制度の動き

保健，医療，福祉の制度は明治初期にその始まりがあることは前述したとおりであるが，その後，近代国家となるなかで，それぞれの制度は充実していった．これらの制度が大きく変わったのは，1950年以降のGHQ占領期で，この時期に現代の保健，医療，福祉制度の根幹ができあがっている．

その後，社会の変化とともに，保健，医療，福祉に関する制度は大きく発展し，多くの法令がつくられていったが，制度は縦割りで運用されていた．しかし，高齢化社会への対応をきっかけに，1982年の老人保健法にみられるような保健と医療そして福祉までを包括した制度がつくられるようになった．このように，保健医療制度と福祉制度の接合は高齢者の分野で始まり，その後，重度心身障害児対策の進展によっても福祉施策のなかに医療が取り入れられ，神経難病などの障害を有する難病患者への対応も同様である．精神障害者への対応は社会復帰の促進の観点から，また，障害者基本法において精神障害者は障害者として位置づけられたことから，保健医療と福祉を合わせた制度として，精神保健法から精神保健福祉法に改正されている．

このように，人口の高齢化，疾病構造の変化，障害者支援に対する意識の高まりなどによって，保健医療と福祉の双方のニーズを有する対象者への対応が制度的に行われるようになった．さらに，それぞれの制度をバラバラに運用することや制度間の連携では限界が生じてきたことから，保健，医療，福祉にまたがる制度が創設されてきている．

2　制度は社会の問題を解決するために改正される

保健医療福祉の制度の変遷を，明治以降から現在までの大きな流れでみてきたが，それでは個々の法律はどのようなことをきっかけで法改正が行われているのだろうか．

法律が改正される過程を，看護学生にとって身近と思われる，2009年の保

助看法改正で看護職員等の研修の努力義務化が新たに条文に書かれたことを例として，その経緯をみてみよう．

　1990年ごろの病院では，新卒の看護師を病棟に配置しても一人前の看護業務を担当することができず，まして夜勤にも入らせることができないという状況が続いていた．また，新卒看護師の離職率が高いこと，医療事故のヒヤリハットが多いことなども問題となっていた．その原因を探ると，看護基礎教育の卒業時の到達目標と，病院が期待する新卒看護師の能力にギャップがあることがわかり，それを是正するためには，就職後の研修が効果的であることがわかった．そこで，保助看法を改正して第28条の2に，看護職員の研修の努力義務化を追加した．そのことによって多くの病院では新卒看護師の研修体制を整えるようになり，新卒者の離職率も低下してきている．このように新たに社会問題となっていることを解決するために，法改正は行われている．

　他の例としては，医療安全に関する規定が医療法の改正で盛り込まれたこと，第Ⅳ章で取り上げている地域包括ケアを推進するために2005年の介護保険法に体制整備をすることが入れられたことなどがある．また，感染症対策やタバコ対策などは，世界的な健康課題への対応から制度改正が行われている．

　法律や制度は社会の仕組みとして機能しているが，つくられた時点が最も実態に合ったものであり，時間の経過とともに現状と乖離していくものである．そのことを考えると，看護サービスの質を向上していくためには，法律や制度を現実に合わせて変えていくことが求められる．そのためには，看護サービスがどのような法令に基づいて行われているのかという基礎知識をしっかり学んでおくことが必要である．

D　看護関係法規を楽しく学ぶ

　看護関係法規は，保健，医療，福祉制度それぞれに分けた体系で学ぶことが多く，社会の仕組みとして，また行政の組織を単位として学習することはひとつの方法であると思われる．しかし，このような体系で学ぶと，法令と自らの体験，実習上での体験とはかけ離れ，身近なものとして捉えることが難しいのではないかと考える．そのうえ，関係法規の学習では日常生活では使っていない用語が多く，読みにくいし，なかなか頭に入らないと思われる．法律の条文を覚えることよりも，そこに書かれている主旨を理解し，どのような背景で制度がつくられたのかを知ることによって，法規への関心が深まるのではないかと考えている．そして，制度・法令は，社会のルールであるので，社会の事象とつなげて学ぶことにより，理解も深まっていくと思われる．そこで，以下のような学びの工夫をしてみてはいかがであろうか．

a 看護実習体験とつなげて学ぶ

看護実習での体験を記述した記録を事例として，そこで行われたことの根拠となる法律を調べる．

b ライフステージに組み替えて学ぶ

本節の**図Ⅰ-1**でライフステージに沿った法令を示しているが，このようなライフステージに並べ替えて，法令を整理しなおし，学習してみてはどうだろうか．筆者はこのような内容に変更して教授した経験があるが，学生の関心は高く，親しみを持って法規を学べたと感じている．

c 法律がつくられた理由や改正された背景を学ぶ

法令は社会に何らかの問題があって，それを解決するためにつくられている．そのため，法律を理解するためにはそのつくられた意図や改正された経緯である社会の問題背景を学ぶことや，この法律は何に役立っているのかを知ると，より関心を持って学べるし，理解が深まると思われる．一連の出来事としてストーリー性をもって学ぶことで，関心を深めることができると思われる．

2 | 法および関連する規範の概念

A | 社会生活と法

1 | 社会規範

　人間は，単独では生きていくことはできない．「人間は社会的動物である」といわれるように，私たちは，人と人とがかかわり，集まって，社会的な共同生活を営みながら生きている．社会的な共同生活の場として，家庭，学校，職場，地域などがあるが，私たちは，いずれの社会に属しながら社会生活を営んでいる．そして，私たちは，社会生活を営むうえで，一定の社会秩序を維持していく必要がある．なぜなら，ひとりひとりが，欲望欲求のままに行動してしまうと，社会に混乱を招き，その結果，社会の維持が困難になるからである．こうした混乱を回避し，社会秩序を維持していくためには，社会の構成員ひとりひとりが守っていく行動の規範が必要である．「社会あるところ法あり」とは，このことを意味する．

　社会生活を営むうえでの一定のルールのことを社会規範という．これには，宗教や習俗，習慣，道徳があり，法も社会規範の1つである．

2 | 法と道徳

　法は，社会生活の規範であり，社会の秩序を維持するために，社会の構成員の行動を規律するものである．法は，他の社会規範とは異なる性質を有する．それは，国家権力により遵守することを強制される規範であり，この強制力を伴う点が他の社会規範とは異なる．それでは，法と道徳とはどのような違いがあるのだろうか．

　道徳は何が良い行為であるかの基準を与えてくれる規範である．たとえば，「人の物を盗んではいけない」，「人を殺してはいけない」は道徳であるが，法と重なり合う部分がある．道徳と法との差異は，道徳は人間の良心に基礎をおいていることから，道徳に反した場合であっても，何か法的な制裁が科せられるわけではないが，法は，強制力を伴う規範であることから，法に違反した場合は，制裁が科せられるのである．

B｜法の種類

1｜法源

　法源とは，法がどのような存在形式をとるのかを意味する．法源は，成文法と不文法とに分けられる（**図I-3**）．**成文法**は文章化された法であり，**不文法**は文章化されていない法である．成文法は，制定法，または法規とも呼ばれる．

　不文法は，立法機関等により制定されていないものであり，これには，慣習法（社会の習わしが，法的確信を得られるようになったもの），判例法（判決の蓄積により，規範の性質をもつようになったもの），条理（物事の自然の道理）がある．不文法は，成文法の不備や欠缺*を補充する機能を有している．私たちの日常生活において生じるすべての事象を予想して立法することは不可能である．したがって，法は，具体的事案のすべてに対処できるとは限らないため，法が存在しない場合に補充する役割を不文法が果たしている．また，条理は，社会通念，信義則，公序良俗といわれることもある．

> **＊欠缺**
> 法律上，あることを充たすための要件が欠けていることを指す．

2｜成文法の種類

　成文法は，その形式により，憲法，法律，命令，規則，条例，条約に分けられる．

a 憲法

　憲法とは，1947年に施行された日本国憲法のことであり，国の基本的な組

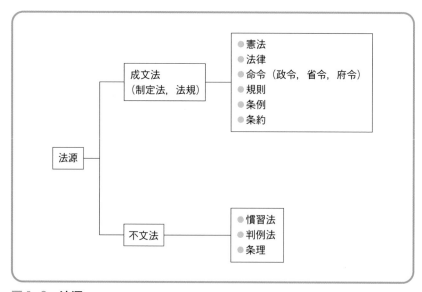

図I-3　法源

織，制度，活動を規定する．憲法は，国の基本法であり，国家の統治機構と国民の基本的人権（平等権，自由権，社会権）の保障を定めている．

憲法第98条では，「この憲法は，国の最高法規であつて，その条規に反する法律，命令，詔勅及び国務に関するその他の行為の全部又は一部は，その効力を有しない」と規定されている．すなわち，憲法の定める手続きに従って，法律や命令等が制定され，憲法によって効力を保障されていることから，憲法は国家の最高法規と呼ばれる．憲法に違反する法律や命令等は効力を有しないとされる．

b　法律

法律とは，日本国憲法の定める手続きに従い，国の唯一の立法機関である国会が制定する法形式である．その法律案は，国会議員による発議（議員立法）または内閣による提出（内閣立法）によるものである．現在，日本に存在する実効性を有する法律は約2,000ある．たとえば，医師法（p.63参照）や保健師助産師看護師法（p.53参照）は法律として制定されている．

c　命令（政令，省令，府令）

命令とは，憲法と法律の規定を実際に運用していくために行政機関が制定する法である．どの行政機関で制定されるかにより，下記のように①政令，②省令，③府令に分かれる（図Ⅰ-4）．

①政令：内閣が制定する命令をいう．たとえば，保健師助産師看護師法に基づき，看護職員の免許手続きに関する事項などについて定めた保健師助産師看護師法施行令は政令である．

②省令：行政機関の長である各省大臣が制定する命令をいう．たとえば，保健師助産師看護師法と保健師助産師看護師法施行令に基づき，看護職の免許に関する手続きや試験科目，受験手続き等を定めた保健師助産師看護師法施行規則は省令である．

③府令：内閣総理大臣が定める命令である．

d　規則

規則とは，立法機関以外の国家機関が権限を与えられ定める制定法である．たとえば，議員規則と裁判所規則がある．議員規則は，衆議院・参議院が定める規則（憲法第58条第2項）であり，裁判所規則は，原則として最高裁判所が定める規則（憲法第77条第1項）である．

また，地方公共団体（都道府県・市区町村）の長がその権限に属する事項について定める命令のことも規則として扱われる．例えば，教育委員会規則や都道府県公安委員会規則などがある．

e　条例

条例とは，地方議会の議決を経て制定する法である．地方公共団体は，自治立法権に基づき，国の法令に違反しない範囲で，法律を制定することが認められている（憲法第94条，地方自治法第14条）．条例は，一定の地域内の

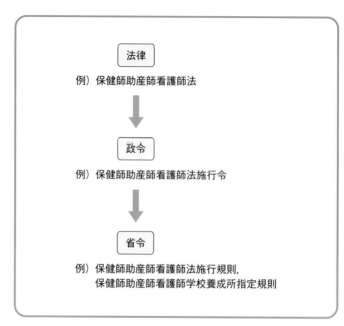

図Ⅰ-4　法律と命令（政令，省令）の関係

住民に適用される法である．条例には罰則を付けることも可能である．具体的には，2年以下の拘禁刑，100万円以下の罰金，拘留，科料，没収，5万円以下の過料を規定することが可能である．

f 条約

条約は，国家と国家との間，または，国家と国際機関との間に取り交わされた文書による合意であり，国家間等において守るべきものとして定められたものである．条約は内閣に締結権があるが，締結前または締結後に国会において承認されることが必要である（憲法第73条）．条約は，国際法と国内法の両方の効力を有し，その効力は法律に優位する．また，文書における名称は，協定，協約，憲章などが用いられる．

3　法に類する影響力を持つ規範

成文法としては扱われないが，法と類似する影響力を持つものとして，告示，通達（通知），ガイドラインが挙げられる．

a 告 示

告示とは，国や地方公共団体などの行政機関が，法に基づく一定の事項を広く一般に知らせる必要な事項を公示する行為またはその行為の形式をいう．国の場合は，官報に搭載することにより行われる．また，地方公共団体の場合は，一般配布される公報や庁舎内掲示板への掲示により行われる．告示は，法とは言い難いが，法の作用と類似する影響力を有するものである．

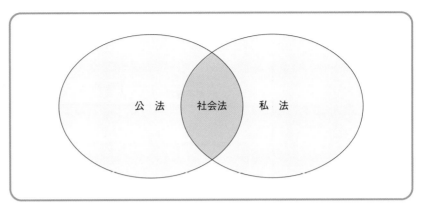

図Ⅰ-5 公法，私法，社会法

告示の例として，保健師助産師看護師法施行規則第18条には，「保健師国家試験，助産師国家試験又は看護師国家試験を施行する場所及び期日並びに受験願書の提出期限は，あらかじめ官報で告示する」と定められている．

b 通達（通知）

通達とは，法令の円滑な実施を図るために，各省大臣や各委員会などの長官が，その所 掌 事務に関して，所管の諸機関に対して発する文書通知をいう．その文書自体が法に類する実効的な拘束力をもつことが多い．以前は，通牒と呼ばれていたが，現在では，通知，通達という表現で呼ばれることが多い．通達は法ではないものの，法に類する強制力を有している．

c ガイドライン

ガイドラインとは，指針や基準を意味するものであり，法ではない．これには行政機関により定められるものと，民間団体により定められるものがある．医療の分野では，法律に基づいて作成された基準や決まりを意味し，法的効力はないものの，法に類する内容で構成されているものが多いことから，法に近い影響力があるといえよう．

C 法の分類

1 公法と私法と社会法

公法とは，国や地方公共団体などの国家機関相互や国家機関と個人との関係を定めた法である．たとえば，憲法や，刑法，刑事訴訟法，民事訴訟法は公法である．また，保健師助産師看護師法も公法である．私法は，私人*間相互の関係を定めた法である．たとえば，民法や商法が代表的なものである．

また，公法と私法の中間領域に属する法領域に注目する必要がある．これを社会法と呼んでいる（図Ⅰ-5）．その代表例が労働基準法（p.232 参照）な

*私人
公的な立場にない個人や企業などを指す．

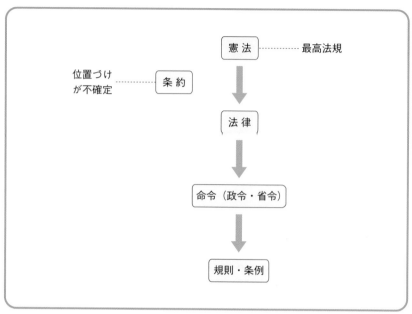

図Ⅰ-6　制定法の効力の順位

どの労働関係の法規である.

2 ｜ 実体法と手続法

　実体法とは，法の内容としている権利，義務の発生などの実体そのものに関するものをいう．たとえば，憲法，民法，刑法，商法がこれにあたる．この実体法の効力を実現させるための手続きを定めているのが**手続法**である．たとえば，民事訴訟法，刑事訴訟法は手続法である．

　保健師助産師看護師法は実体法であるとともに，手続き規定が含まれていることから手続法でもある．

D ｜ 制定法の効力

1 ｜ 効力の順位

　制定法は，最高法規である憲法を頂点に，制定法相互間に上下関係が決められている．憲法→法律→政令→省令の順に，制定法の上下関係が定まっている．下位の法が上位の法に反するような場合，上位の制定法が優先適用される．ただし，憲法と条約との関係については，憲法や法律に明確な規定が存在しないことから，その位置づけに関しては見解が分かれている（**図Ⅰ-6**）．

2 | 法律不遡及の原則

　法律が新たに制定・改正された場合に，その法律は施行よりも以前の事実や行為には，適用してはいけない．これを法律不遡及の原則という．

3 | 後法優位の原則

　内容に矛盾がある同格の制定法の場合，どちらを優先すべきであろうか．この場合は，時間的に後に制定されたものが先に制定されたものよりも優先される．

　新たに成立した新法と，すでに制定されている旧法が衝突する場合は，新法が優先されることになる．これを後法優位の原則という．

4 | 特別法優位の原則

　人・物・地域・事柄を特定のものに限定しないで定めた法を一般法というのに対し，特別なものに限定して定めた法を特別法という．同格の制定法の間に，特別法と一般法の関係が存在する場合，特別法が一般法に優先して適用される．これを特別法優位の原則という．

　たとえば，民法と商法の関係でみてみると，一般的な民事上の契約を定めている民法は，商取引について定めている商法とは，一般法と特別法の関係にある．したがって，契約のうち商行為に関するものについては，商法の規定が優先適用される．

3 社会の基盤にある法・制度

少子高齢社会において国民がその人らしく日常生活を営むためには，その時々の人口構造将来予測により，国民皆保険制度等の国の守り続けるべき制度の存続のために，法・制度の変更を行っていく必要がある．また，少子高齢社会においては，少子化対策および働き方改革等により子育てをしやすい社会への転換が進められており，保健師は安心して子どもを生み，育てることができる母子保健・医療体制の作成や運用にかかわり，助産師・看護師は不妊治療など子どもを望む人たちへの必要な知識の提供や相談への対応を行うこととなる．

また，IT化の推進による個人情報の電子媒体による利用および保存など，個人情報の利用が急速に拡大している状況を背景に，個人情報の適正な取り扱いおよび国としての基本方針・施策を定めた．この個人情報の保護に関する法律も，社会の動きを反映し，個人情報の明確化や取扱業者の厳格化等の改正が行われている．この取扱業者には，当然医療者も含まれる．

本章第1節で述べたように，本書では，看護職の業務に直接・間接に関係する医療，薬，保健，福祉などに関する法律を中心に学んでいくが，このように，看護職者が医療者として社会で働くうえで，社会がどのような方向や考え方にあるのか，その動向を踏まえておくことは大切なことである．そこで本節では，さまざまな看護関係法規を学んでいく前に，保健医療福祉に影響を及ぼす，社会の基盤となっている法や制度について解説し，看護職におけるこれら法・制度の意味についてみていく．

A 少子化社会対策基本法 （平成15年法律第133号）

1 概要

少子化社会対策基本法は，急速に進展する少子化が，将来の国民生活に深刻かつ多大な影響を及ぼすものであることを深刻に捉え，長期的な視点で少子化への対策を講じることを目的に2003年に定められた法律である．国民の意識の変化や生活様式の多様化，男女共同参画社会の形成など，現在の社会のあり方を踏まえたうえで，安心して子どもを産み，育てることができる社会の実現を目指すものである．

より具体的には，育児をしながら働きやすい環境の確保，子育てをしながらの生活自体がしやすい環境の整備が必要とされており，基本的な施策とし

て，育児休業等の制度の充実や労働時間の短縮，再就職の促進，多様な就労機会の確保等雇用環境の整備（第10条）や，保育サービス等の充実（第11条），地域における子育て体制の整備（第12条），生活環境の整備や経済的負担の軽減（第15条，第16条）などが条文のなかで示されている．

2 | 背景や成立過程

　日本では，前年の合計特殊出生率が過去最低を下回った1990年の「1.57ショック」を契機に，政府が出生率の低下と子どもの数が減少傾向にあることを問題として，仕事と子育ての両立支援などの環境づくりに向けての対策の検討を始めた．まずは，1994年12月に「今後の子育て支援のための施策の基本的方向について」（エンゼルプラン：文部，厚生，労働，建設の4大臣合意）が策定され，今後10年間に取り組むべき基本的方向と重点施策が定められた．その後，エンゼルプラン実施のために1999年度を目標として保育サービスの充実や地域子育て支援センターの整備等「緊急保育対策等5か年事業」が策定された．

　1999年12月には「少子化対策推進基本方針」が決定，さらに重要施策の具体的実施計画として「重点的に推進すべき少子化対策の具体的実施計画について」（新エンゼルプラン：大蔵，文部，厚生，労働，建設，自治の6大臣合意）が策定された．新エンゼルプランは，2000年度から2004年度までの計画であり，目標値の項目には保育サービスだけでなく，雇用，母子保健・相談，教育等の事業も加えた幅広い内容となった．このように少子化対策が進むなかで，少子化社会対策基本法がつくられた．

　少子化社会対策基本法は，2003年7月に議員立法により制定され，同年9月から施行された．法律の前文には，子どもを安心して生み，育てることができる環境を整備し，少子化の進展に歯止めをかけることが求められており，生命を尊び，豊かで安心して暮らすことのできる社会の実現に向け，新たな一歩を踏み出すことが喫緊の課題であることが記載されている．このような状況に対して，少子化社会における施策の基本理念を明らかにし，少子化に的確に対処するための施策を総合的に推進するため，この法律が制定された．

　少子化社会対策基本法のような基本法は，国の制度・政策等の基本方針が示されるものであり，この基本法の方針に基づいた個別の政策実現のために施策や大綱などを示し，これに沿った措置を行うこととなる．本基本法では，法律制定後，法律に基づき2004年6月に「少子化社会対策大綱」が閣議決定され，2010年には新たな大綱として「子ども・子育てビジョン」が閣議決定されている．さらに，2015年には検討会の審議を経て，新たに『結婚の支援』も加えた新たな「少子化社会対策大綱」が策定され，基本法に則り政策が進められている．

3 ｜ 看護職との関係

　少子化社会対策基本法では，国および地方公共団体に対して，「妊産婦及び乳幼児に対する健康診査」「保健指導等の母子保健サービスの提供に係る体制の整備」「妊産婦及び乳幼児に対し良質かつ適切な医療（助産を含む．）が提供される体制の整備」など，安心して子どもを生み，育てることができる母子保健医療体制の充実のために必要な施策を講ずることを求めている（第13条）．とくに地方自治体においては，保健師等がこのような施策の推進および運用にかかわると考えられ，地域の特性に合わせたサービスの提供・推進のための体制づくりに参画していく必要がある．また，「不妊治療に係る情報の提供」「不妊相談」などの不妊治療を望む人々に対する保健医療サービスの提供が求められている．これらにも，看護職は必要な知識の提供や相談への対応にかかわることができる．

　またこの法律には，労働者を雇用する事業主に対し，「子どもを生み，育てる者が充実した職業生活を営みつつ豊かな家庭生活を享受することができるよう，国又は地方公共団体が実施する少子化に対処するための施策に協力するとともに，必要な雇用環境の整備に努める」ことを求めている（第5条）．看護管理者は自身の施設における雇用環境が，子どもを安心して生み育てられる環境かどうかを点検し，常に，環境の改善に努める必要がある．

B 高齢社会対策基本法（平成7年法律第129号）

1 ｜ 概要

　高齢社会対策基本法は，急速な高齢化の進展による経済社会の変化により国民生活に影響を及ぼしていることから，高齢化の進展に適切に対処するために基本理念を定めることで高齢社会の基本事項を定め，経済社会の健全な発展と国民の生活の安定・向上を図ることを目的（第1条）としている法律である．基本理念（第2条）では，国民が生涯にわたり就業や社会的活動に参加する機会が確保される公正で活力ある社会，国民が尊重され地域社会が自立と連帯の精神に立脚して形成される社会，国民が健やかで充実した生活を営める豊かな社会，の構築を掲げている．

　国および地方自治体，国民に対する責務（第3条，第4条）が規定され，高齢社会における就業および所得（第9条），健康および福祉（第10条），学習および社会参加（第11条），生活環境（第12条），調査研究等の推進（第13条），国民の意見の反映（第14条）の施策をあげている．また，内閣府のなかに特別の機関として内閣総理大臣を会長とする「高齢社会対策会議」を設置することを定めており，高齢社会対策大綱の作成や年次報告の作成など

を行っている.

2 ┃ 背景や成立過程

　1950年には5%にも満たなかった65歳以上の高齢者人口は, 1970年には「高齢化社会」といわれる7%を超え, 1994年には14%を超えて「高齢社会」となった. このような高齢化の進展に対して, 雇用, 年金, 医療, 福祉, 教育, 社会参加, 生活環境などにかかる社会のシステムが高齢社会にふさわしいものとなるよう, 政府が中心となり検討が進められ, 1995年に高齢社会対策基本法は成立した.

　この法律に基づき高齢社会対策大綱が示されており, 2018年には新たな高齢社会対策大綱が閣議決定された. 新たな大綱では, 高齢化に伴う社会的課題に対応し, すべての世代が満ち足りた人生を送ることのできるよう, エイジレス社会を目指すこと, 高齢期の暮らしを具体的に描ける地域コミュニティづくり, 技術革新の成果が可能にする新たな高齢社会対策の志向を基本的な考え方としている.

3 ┃ 看護職との関係

　高齢社会対策基本法では, 高齢社会対策として, 地域における保健・医療・福祉の相互の有機的な連携を図り, 保健医療サービスおよび福祉サービスを総合的に提供する体制の整備を図るために, 国は必要な施策を講ずる（第10条）としている. 医療機関, 施設, 住み慣れた地域・自宅において, 医療・看護・介護を総合的に提供することが求められている. そのなかで, 看護職にはその人の生活に即した看護の実践を行うことが求められる. また, 新たな高齢社会対策大綱に提示されたように, 健康づくりの総合的推進や認知症高齢者支援施策の推進が求められており, 地域に根差した保健活動などが重要となる.

　以上のことから, 高齢社会対策の保健・医療・福祉において, 看護職の地域での活躍がますます期待される.

C ┃ 共生社会の実現を推進するための認知症基本法（認知症基本法）（令和5年法律第65号）

1 ┃ 概 要

　認知症基本法は, 急速な高齢化の進展に伴い認知症の人が増加している現状に鑑み, 認知症の人が尊厳を保持しつつ社会の一員として尊重される社会（共生社会）の実現を図ることを目的に策定された. 基本理念は以下の7項目となっている（第3条）.

①すべての認知症の人が，基本的人権を享有する個人として，自らの意思によって日常生活および社会生活を営むことができる．

②国民が，共生社会の実現を推進するために必要な認知症に関する正しい知識および認知症の人に関する正しい理解を深めることができる．

③認知症の人にとって日常生活または社会生活を営むうえで障壁となるものを除去することにより，すべての認知症の人が，社会の対等な構成員として，地域において安全にかつ安心して自立した日常生活を営むことができるとともに，自己に直接関係する事項に関して意見を表明する機会および社会のあらゆる分野における活動に参画する機会の確保を通じてその個性と能力を十分に発揮することができる．

④認知症の人の意向を十分に尊重しつつ，良質かつ適切な保健医療サービスおよび福祉サービスが切れ目なく提供される．

⑤認知症の人のみならず家族等に対する支援により，認知症の人および家族等が地域において安心して日常生活を営むことができる．

⑥共生社会の実現に資する研究等を推進するとともに，認知症および軽度の認知機能の障害に係る予防，診断および治療並びにリハビリテーションおよび介護方法，認知症の人が尊厳を保持しつつ希望を持って暮らすための社会参加のあり方および認知症の人が他の人々と支え合いながら共生することができる社会環境の整備その他の事項に関する科学的知見に基づく研究等の成果を広く国民が享受できる環境を整備する．

⑦教育，地域づくり，雇用，保健，医療，福祉その他の各関連分野における総合的な取組みとして行われる．

国・地方公共団体の責務として，認知症施策を策定・実施すること（第5条）があり，保健医療サービスまたは福祉サービスを提供する者に対しても，「国及び地方公共団体が実施する認知症施策に協力するとともに，良質かつ適切な保健医療サービス又は福祉サービスを提供するよう努めなければならない」（第6条）と，努力義務ではあるが法律内に責務が明記されている．さらに国民にも認知症に対する正しい知識および正しい理解を深めること，それにより共生社会の実現に寄与することが責務とされた（第8条）．そして，世界アルツハイマーデーである9月21日を認知症の日と定め，9月を認知症月間と定めた（第9条）．

基本的施策は，①認知症の人に関する国民の理解の増進等②認知症の人の生活におけるバリアフリー化の推進③認知症の人の社会参加の機会の確保等④認知症の人の意思決定の支援及び権利利益の保護⑤保健医療サービス及び福祉サービスの提供体制の整備等⑥相談体制の整備等⑦研究等の推進等⑧認知症の予防等（第14条から21条）である．

これらの認知症施策を総合的かつ計画的に推進するために，内閣に「認知症施策推進本部」を置き，基本計画案の作成等を行う．

2 ｜ 背景や成立過程

急速な高齢化の進展および認知症の人の増加を背景に，認知症の人が尊厳の保持と共生社会の実現を図ることを目的として法案がつくられた．この認知症基本法は，2019 年に与党案として『認知症基本法案』が提出されたが，疾病ごとに基本法をつくることへの異議があり，継続審議から衆院解散により廃案となっていた．今回は超党派の議員連盟による法の成立を目指し，法案が提出され可決成立した．この法律は 2024 年 6 月 16 日施行予定である．

3 ｜ 看護職との関係

看護職は，基本的施策のほとんどにかかわることになるが，とくに保健医療サービスおよび福祉サービスの提供体制の整備等（第 18 条）に記載されているように，その居住地域にかかわらず，等しくその状況に応じた適切な医療を受けることができるようにするとともに，認知症の人に対し良質かつ適切な保健医療サービスおよび福祉サービスを適時にかつ切れ目なく提供するように，地域包括ケアシステムを活用し十分な連携を図る必要がある．そして，認知症の人の個々の状況に応じた良質かつ適切な保健医療サービスおよび福祉サービスが提供されるように，保健，医療または福祉に関する専門的知識および技術を有する人材の確保，養成および資質の向上に組織として取り組むとともに，個人としても専門職として自己研鑽を行う必要がある．

さらに，認知症の人の意思決定支援のための情報提供のあり方，認知症家族に対する相談体制の確立や，家族が孤立しないための交流活動支援なども，看護職の重要な役割である．

研究開発の推進でも，認知症看護に関する研究とともに，認知症の人が尊厳を保持しつつ希望を持って暮らすための社会参加のあり方，認知症の人が他の人々と支え合いながら共生することができる社会環境についての研究の役割も担うこととなる．認知症と診断されてからだけではなく，予防に関する啓発および知識の普及並びに地域における活動の推進にも参画することが求められる．

D ｜ こども基本法 （令和 4 年法律第 77 号）

1 ｜ 概　要

こども基本法は，日本国憲法および児童の権利に関する条約の精神にのっとり，次代の社会を担うすべての子どもが，生涯にわたる人格形成の基礎を

築き，自立した個人として等しく健やかに成長することができ，子どもの心身の状況，置かれている環境等にかかわらず，その権利の擁護が図られ，将来にわたって幸福な生活を送ることができる社会の実現を目指して，子ども政策を総合的に推進することを目的とした法律である（第1条）．

この法律内で，こどもを「心身の発達の過程にある者」と定義し（第2条第1項），こども施策（第2条第2項）は，各発達段階を経ておとなになるまでの心身の発達の過程を通じて切れ目なく行われるこどもの健やかな成長に対する支援，子育てに伴う喜びを実感できる社会の実現に資するために就労や結婚，妊娠・出産・育児等の各段階に応じて行われる支援，家庭における養育環境その他のこどもの養育環境の整備の3点を挙げている．

基本理念として，以下の6点を挙げている（第3条）．

①全てのこどもについて，個人として尊重されること・基本的人権が保障されること・差別的取扱いを受けることがないようにすること
②全てのこどもについて，適切に養育されること・生活を保障されること・愛され保護されること等の福祉に係る権利が等しく保障されるとともに，教育基本法の精神にのっとり教育を受ける機会が等しく与えられること
③全てのこどもについて，年齢及び発達の程度に応じ，自己に直接関係する全ての事項に関して意見を表明する機会・多様な社会的活動に参画する機会が確保されること
④全てのこどもについて，年齢及び発達の程度に応じ，意見の尊重，最善の利益が優先して考慮されること
⑤こどもの養育は家庭を基本として行われ，父母その他の保護者が第一義的責任を有するとの認識の下，十分な養育の支援，家庭での養育が困難なこどもの養育環境の確保
⑥家庭や子育てに夢を持ち，子育てに伴う喜びを実感できる社会環境の整備

基本的施策として，政府はこども施策に対する大綱を定めること（第9条），都道府県はこども大綱を勘案して都道府県こども計画を定め，市町村は市町村こども計画を定めるように努めることとされている（第10条）．さらにこども施策を策定・実施・評価する際は，子ども等の意見を反映するために必要な措置を講じること（第11条），こども施策に係る支援の総合的かつ一体的な提供のための体制整備等を講ずる（第12条）としている．さらに，関係者相互の有機的な連携の確保として，医療，保健，福祉，教育，療育等の連携の確保を国の努力義務としている（第13条）．

また，こども家庭庁にこども政策推進会議を設置し，大綱案の作成や施策の重要事項の審議実施の推進を行う（第17条）．

2 背景や成立過程

　少子化対策としての施策を実施しても少子化の進行，人口減少が進む状況とともに，児童虐待や不登校等の子どもを取り巻く社会的問題も多くある．これらを背景として，子どもの利益を第一に考え，そして，子どもに関する施策を強力に推進するための基本法が必要と考え，議員立法として2022年に議案が提出された．衆参両院の内閣委員会の審議および衆参両院の本会議にて可決成立し，2022年6月22日公布，2023年4月1日施行となった．

3 看護職との関係

　こども基本法の「こども」は「心身の発達の過程にある者」であり，その施策は子どもの健やかな成長に対する支援，子育てに伴う喜びを実感できる社会の実現のための支援，家庭における養育環境その他の子どもの養育環境の整備である．そのため，母子保健や小児医療を含む医療，各種保健サービス，特別支援教育等の教育，療育等々で，保健師・助産師・看護師はかかわることになる．子どもに係る施策だけでなく，妊娠・出産・育児等の親世代への施策への参画，また，生きにくさを感じている子どもへの心身の支援でも，大きな力を発揮することになる．

コラム　こども家庭庁

　急速に進む少子化問題，児童虐待や子どもの貧困，いじめ問題等の子どもを取り巻くさまざまな問題を背景に，常に子どもの最善の利益を第一に考え，子どもに関する取組み・政策を我が国社会の真ん中に据えて，子どもの視点で，子どもを取り巻くあらゆる環境を視野に入れ，子どもの権利を保障し，子どもを誰一人取り残さず，健やかな成長を社会全体で後押しすることを目的に，こども家庭庁が内閣府の外局として2023年4月1日に設置・発足した．内部組織は，長官官房，成育局，支援局の3部門体制となっている．

　こども家庭庁は「こどもまんなか」をスローガンとして，子どもや若者の意見を聴き，その声をまんなかに置き，最もよいことは何かを考えて，政策に反映していくことを掲げている．子ども・若者がぶつかるさまざまな課題を解決し，大人が中心になってつくってきた社会を「こどもまんなか」社会へとつくり変えていくための司令塔である．主な政策は下記の通りであり，具体的には，こども大綱の推進，子ども子育て支援，少子化対策，児童虐待防止，いじめ防止対策，子どもの貧困対策，子どもの自殺防止対策等があげられる．

①子どもの視点に立った司令塔機能の発揮，こども基本法の着実な施行
②子どもが健やかで安全・安心に成長できる環境の提供
③結婚・妊娠・出産・子育てに夢や希望を感じられる社会の実現，少子化の克服
④成育環境にかかわらず誰一人取り残すことなく健やかな成長を保障

　子どもの意見を聴取する方法として「こども若者★いけんぷらす」を立ち上げており，2023年4月の時点で，小学1年生世代から20代の人がメンバー登録できることになっている．メンバーによる意見交換やアンケート等で得た意見を担当者が集約し，こども家庭庁や関連省庁の審議会等の資料としていく．このように，子ども政策の中心である「子ども」の意見を関連省庁の審議の場に載せて，政策に反映させていくのである．

E　ユニバーサル社会の実現に向けた諸施策の総合的かつ一体的な推進に関する法律（ユニバーサル社会実現推進法）（平成30年法律第100号）

1　概要

　ユニバーサル社会実現推進法の目的は，ユニバーサル社会の実現に向けた諸施策を総合的かつ一体的に推進することであり，主な内容は，「障害者，高齢者等に関する施策の実施状況の一元的な公表（第7条）」「ユニバーサル社会推進会議の設置による情報共有と関連法律の施策の推進（第13条）」「施策実施段階における障害者，高齢者等からの意見の反映（第9条）」である．

　ユニバーサル社会については「障害の有無，年齢等にかかわらず，国民一人一人が，社会の対等な構成員として，その尊厳が重んぜられるとともに，社会のあらゆる分野における活動に参画する機会の確保を通じてその能力を十分に発揮し，もって国民一人一人が相互に人格と個性を尊重しつつ支え合いながら共生する社会（第2条第1項第1号）」と定義されている．

　この「ユニバーサル社会」の実現に向けて，障害者および高齢者等にとっての施策は，次の5つが挙げられている．社会的障壁の除去，あらゆる分野における活動に参画する機会の確保，安全にかつ安心して生活を営むことができる，円滑に必要な情報を取得し利用できる，施設・製品等を利用しやすいものとすること（第2条第1項第3号）である．

　これらに対して国と地方公共団体は連携しつつ諸施策を総合的かつ一体的に推進する責務，事業所および国民は職域，学校，地域，家庭等においてユニバーサル社会の実現に寄与することが努力義務として求められている．

2　背景や成立過程

　2018年4月18日，衆議院国土交通委員会における高齢者，障害者等の移動等の円滑化の促進に関する法律の一部を改正する法律案の成立時に「障害をお持ちの方にとっても健常者にとっても誰にとっても暮らしやすいユニバーサル社会の実現を目指すには，今回の法改正に加え，幅広い施策を推進することが不可欠である．国会において，そのために必要な立法措置を引き続き講じていくよう努める」付帯決議が行われた．この付帯決議を受けて，国土交通委員会においてユニバーサル社会の実現に向けた議論が行われ，成

立した.

3 | 看護職との関係

　看護職にとっては，とくに「あらゆる分野における活動に参画する機会を確保すること」「安全にかつ安心して生活を営むことができること」が実現できるように，対象となる個人または集団を直接支援したり，環境を整えたりする必要がある．とくに，地域における看護，在宅看護に従事する者は，障害者や高齢者が自身の希望に沿った社会参加を実現できるよう，心身の状態を見ながら，多職種と連携し，必要な社会資源を用いていくことが大切である．

F | 障害者による情報の取得及び利用並びに意思疎通に係る施策の推進に関する法律 (障害者情報アクセシビリティ・コミュニケーション施策推進法) (令和4年法律第50号)

1 | 概 要

　障害者情報アクセシビリティ・コミュニケーション施策推進法の目的は，障害者による情報の取得利用・意思疎通に係る施策を総合的に推進し，共生社会の実現に資することである（第1条）.

　障害者による情報の取得利用・意思疎通に係る施策の推進に当たり旨とすべき事項には下記4点が挙げられており，これらを基本理念としている（第3条）.

①障害の種類・程度に応じた手段を選択できるようにする
②日常生活・社会生活を営んでいる地域にかかわらず等しく情報取得等ができるようにする
③障害者でない者と同一内容の情報を同一時点において取得できるようにする
④高度情報通信ネットワークの利用・情報通信技術の活用を通じて行う（デジタル社会）

　国は基本理念にのっとり施策を総合的に策定し実施，地方公共団体は基本理念にのっとり地域の実情を踏まえて施策を策定し実施する責務があるとされている（第4条）. また，国・地方公共団体・事業者等の関係者が相互に連携を図りながら協力するよう努めることも明記されている（第7条）. また，施策を講ずるにあたっては，障害者・障害児の保護者等の意見を聴き，尊重するよう努めること（第8条）も記載された.

　基本的施策には，(1) 障害者による情報取得等に資する機器等（第11条）(2) 防災・防犯及び緊急の通報（第12条）(3) 障害者が自立した日常生活・社会生活を営むために必要な分野に係る施策（第13条）(4) 障害者からの相

談・障害者に提供する情報（第14条）(5) 国民の関心・理解の増進（第15条）(6) 調査研究の推進等（第16条）がある．

2 | 背景や成立過程

すべての障害者が，社会を構成する一員として社会，経済，文化その他あらゆる分野の活動に参加するためには，その必要とする情報を十分に取得・利用し並びに円滑に意思疎通を図ることができることが極めて重要である．このことから，障害者による情報の取得および利用並びに意思疎通に係る施策を総合的に推進し，障害の有無によって分け隔てられることなく，相互に人格と個性を尊重し合いながら共生する社会の実現に資することを目的としてこの法律はつくられた．2022年4月12日に参議院厚生労働委員会において起草され，同月13日に参議院において，5月19日に衆議院において，それぞれ全会一致で可決され成立にいたり，同年5月25日に公布・施行された．

3 | 看護職との関係

障害者が自立した日常生活・社会生活を営むために必要な分野として，医療・介護・保健・福祉が挙げられており，看護職は障害者が必要な情報を十分に取得し利用できるように支援していく必要がある．そのためには十分な意思疎通ができるような準備，資質の向上に努めていく必要がある．

また，この法律の対象者は災害時には要援護者となり，避難行動の支援および避難所での支援が必要となる．災害により建物の状況，音，におい等の平常時に情報としているものが変化することで，不安が一層増すことの他，情報がないことで避難が遅れる危険性がある．そのため，その障害に応じた適切な方法で，正しい情報を提供することが保健師をはじめ，看護職には求められる．また，避難所では，援助者を確保し，情報や食料，支援物資等が十分に入手できるように支援する．さらに，相談や困りごとの受付窓口の場所等の情報を伝えて，障害者が避難生活において困らないようにする[1]．

G 性同一性障害者の性別の取扱いの特例に関する法律
（平成15年法律第111号）

1 | 概 要

性同一性障害者が社会生活上さまざまな問題を抱えている状況に鑑み，性同一性障害者について法令上の性別の取扱いの特例を定めたものである．本法律において「性同一性障害者」について，「生物学的には性別が明らかであるにもかかわらず，心理的にはそれとは別の性別であるとの持続的な確信を持ち，かつ，自己を身体的及び社会的に他の性別に適合させようとする意思

を有する者であって，そのことについてその診断を的確に行うために必要な知識及び経験を有する二人以上の医師の一般に認められている医学的知見に基づき行う診断が一致しているものをいう」（第2条）と定義されている．

性別の取扱いの変更については，18歳以上であること，現に婚姻をしていないこと，現に未成年の子がいないこと等5つの要件のすべてに該当するものが，その者の請求により家庭裁判所が性別の変更の審判を行うことになっている（第3条第1項）．性別の変更の審判の請求を行う場合には，性同一性障害者であることの医師の診断結果並びに治療の経過とその結果等が記載された医師の診断書を提出しなければならない（第3条第2項）．

なお，性別の取扱いの変更の審判前に生じた身分関係および権利義務に影響を及ぼすものではない（第4条第2項）とされている（法律に特段の定めがある場合を除く）．

2 背景や成立過程

性同一性障害は，生物学的な性と性の自己意識が一致しない疾患であり，日本においては，日本精神神経学会がまとめたガイドラインに基づき診断と治療が行われてきた．1998年10月にわが国で初めて公に性同一性障害の治療として性別適合手術が行われ，医学的かつ法的に適正な治療として実施されるようになった．

性同一性障害を理由とする名の変更は家庭裁判所により許可されているのに対して，戸籍の訂正手続による戸籍の続柄の記載の変更はほとんどが不許可となるなど，性同一性障害者は社会生活上さまざまな問題を抱えている状況にあった．その治療の効果を高め，社会的な不利益を解消するためにも，立法による対応を求める議論が次第に高まっていった．このような状況に鑑み，国会での審議を経て2003年7月に，「性同一性障害者の性別の取扱いの特例に関する法律」が成立し2004年7月から施行された．

3 看護職との関係

まず，前提として，性同一性障害については疾患であることの理解とともに，その人個人を理解し生活をみるという看護の特徴から，性別を超えての理解を行うことが必要である．

治療の経過および法的手続きが正しく行えるように支えていく．

H 性的指向及びジェンダーアイデンティティの多様性に関する国民の理解の増進に関する法律（LGBT理解増進法）（令和5年法律第68号）

1 概 要

LGBT理解増進法は，すべての国民が，その性的指向またはジェンダーア

イデンティティにかかわらず，等しく基本的人権を享有するかけがえのない個人として尊重されるものであるとの理念にのっとり，性的指向などの多様性をめぐって「不当な差別はあってはならない」と基本理念を示したうえで（第3条），国や自治体は理解増進のために必要な施策の実施に努めると定めている．また政府には，基本計画を策定（第8条）したり，施策の実施状況を年に1回公表（第7条）したりすることを義務付けている．また事業主等は労働者や児童等の理解の増進に自ら努めることと，国または地方公共団体が実施する国民の理解の増進に関する施策への協力の努力（第6条）が求められている．

2 | 背景や成立過程

性的指向およびジェンダーアイデンティティの多様性に関する国民の理解が必ずしも十分でない現状に鑑み，基本理念を定め，国および地方公共団体の役割等を明らかにするとともに，基本計画の策定等の事項を定めることにより，性的指向およびジェンダーアイデンティティの多様性を受け入れる精神を涵養し，性的指向およびジェンダーアイデンティティの多様性に寛容な社会の実現に資するため，理念法として制定された．

成立過程は，2023年6月9日に衆議院内閣委員会において審議されたうえで，同月13日に衆議院本会議において，同月16日に参議院本会議において可決され，成立した．

3 | 看護職との関係

看護職としては，事業所等の専門職として，LGBTの理解の促進に寄与することが求められる．

Ⅰ | 個人情報の保護に関する法律 （平成15年法律第57号）

1 | 概　要

個人情報の保護に関する法律（以下，個人情報保護法）の目的は，高度情報通信社会の進展に伴い個人情報の利用が著しく拡大していることに鑑み，個人情報の適正な取扱いに関し，個人情報を取り扱う事業者の遵守すべき義務等を定め，個人の権利利益を保護することである．

コラム　　**個人情報の保護に関する用語の定義**

- 「**個人情報**」：生存する個人に関する情報で，氏名，生年月日その他の記述などにより特定の個人を識別することができるもの，個人識別符号が含まれるもの．
- 「**個人識別符号**」：特定の個人の身体の一部の特徴を表すために変換した文字，番号，記号その他の符号で，その特定の個人を識別することができるもの．個人に提供・発行される会員カードなどに記載された，もしくはシステム上に記録された文字，番号，記号その他の符号で，特定の利用者・購入者・発行を受ける者を識別することができるもの．
- 「**要配慮個人情報**」：本人の人種，信条，社会的身分，病歴，犯罪の経歴，犯罪により害を被った事実，その他本人に対する不当な差別，偏見その他の不利益が生じないように，その取扱いにとくに配慮を要するものとして政令で定める記述などが含まれる個人情報のこと．
- 「**個人情報データベース等**」：個人情報を含む情報の集合物であって，特定の個人情報を，コンピュータを用いて検索することができるように体系的に構成したもの，前述のほか特定の個人情報を容易に検索することができるように体系的に構成したものとして政令で定めるもの．
- 「**個人情報取扱事業者**」：個人情報データベースなどを事業で利用している者をいう．ただし，国の機関，地方公共団体，独立行政法人など，地方独立行政法人を除く．
- 「**個人データ**」：個人情報データベースなどを構成する個人情報のこと．
- 「**匿名加工情報**」：個人情報の区分に応じて措置を講じて特定の個人を識別することができないように個人情報を加工して得られる個人に関する情報で，当該個人情報を復元することができないようにしたもの．

2 ｜ 背景や成立過程

　情報化の急速な進展により個人の権利利益の侵害の危険性が高まったことなどを受けて2003年5月に法律が新たに制定され，2005年4月に全面施行された．さらに，高度情報社会は進展し，クラウドシステム，ビッグデータ，IoT（Internet of Things，モノのインターネット），AI（Artificial Intelligence，人工知能）などの利用活用が急激に広まり，個人情報が収集・取得され，加工・蓄積・利用される状況に変化している．そこで，これらの変化に合わせて，個人情報保護法は改正された．

　改正された個人情報保護法の施行（2017年5月30日）によって，個人情報の定義の明確化，匿名加工情報（パーソナル情報，ビッグデータ）の利活用に関する事項の整備，個人情報を取り扱うすべての業者が対象となるなどの改正が行われた．これらにより個人情報，匿名加工情報を利用・活用する事業者は，個人情報保護法への対応に加えて，プライバシーマークなどの個人情報保護や情報セキュリティ分野の第三者認証取得への取り組みも重要になり，個人の情報もより守られることとなった．

3　個人情報取扱業者の義務等（第16条から第35条）

a　情報の取得および利用に関する事項（第16条から第18条）

　個人情報の取り扱いについては，その利用の目的をできる限り特定しなければならないこと，また，利用目的を変更する場合には，変更前の利用目的と関連性を有すると合理的に認められる範囲を超えて行ってはならないことが規定されている．さらに，この特定された目的に必要な範囲を超えての使用については，あらかじめ本人の同意を得ないで個人情報を取り扱ってはならないとしている．

　情報の取得は偽りや不正な手段での取得を禁止し，取得した情報についてはあらかじめ公表している場合を除き利用目的を本人へ通知することを明記している．また利用目的が変更された場合にはその旨通知しなければならない．

　要配慮個人情報については，本人の同意を得ることが前提となる．「個人情報の保護に関する法律施行令」の第2条によって，次のものが示されている．

- 身体障害，知的障害，精神障害（発達障害を含む）その他の個人情報保護委員会規則で定める心身の機能の障害があること
- 疾病の予防および早期発見のための健康診断その他の検査の結果
- 医師等による指導，診療，調剤が行われたこと
- 被疑者・被告人として，逮捕，捜索，差押え，勾留，公訴の提起その他の刑事事件に関する手続が行われたこと
- 少年法に基づき，調査，観護の措置，審判，保護処分その他の少年の保護事件に関する手続が行われたこと

b　正確性の確保および安全管理に関する事項（第19条から第23条）

　個人データを正確かつ最新の内容に保つこと，利用する必要がなくなったときは当該個人データを遅滞なく消去するよう努めなければならないとしている．また，取り扱う個人データの安全管理のために必要かつ適切な措置を講じなければならないとしている．

　この安全管理のために従業者の監督を行い，データの取り扱いを委託する場合にはその委託先の管理も行われなければならない．また，本人の同意を得ずに個人情報を第三者へ提供することを禁止しており，第三者に提供する場合には原則として本人の同意が必要である．

c　開示請求等への対応に関する事項（第28条から第35条）

　本人より開示請求を受けた場合には，本人が識別される保有個人データを開示することとなっている．また，本人から保有個人データの内容が事実と相違があることを理由として内容の訂正，追加，削除が求められたときは，必要な範囲内において調査を行いその結果に基づき訂正などを行い，その旨

を通知する．本人から利用停止・消去，第三者提供の停止を求められた場合であって，その求めに理由があると判明したときは，違反を是正するために必要な限度で利用停止などを実施または第三者提供の停止を行う．また，その旨，本人に通知する．

個人情報の取扱いに関する苦情を受けたときは，適切かつ迅速に処理に努めなければならないとされている．

d 罰則

個人情報取扱業者もしくは従業員などが不正な利益を図る目的で，個人情報データベースなどを提供したり盗用した場合には，1年以下の懲役または50万円以下の罰金に処せられる（第179条）．

4 看護職との関係

個人情報保護法の施行により，厚生労働省は厚生労働分野における個人情報の適切な取扱いのためのガイドライン等を公表した（2005年）．その後，何度か指針が公表・改訂された．なかでも，『医療・介護関係事業者における個人情報の適切な取扱いのためのガイダンス』（2017年4月14日［2023年3月一部改正］，個人情報保護委員会・厚生労働省）および，『「医療・介護関係事業者における個人情報の適切な取扱いのためのガイダンス」に関するQ&A（事例集）』（2017年5月30日［2020年10月一部改正］，個人情報保護委員会事務局・厚生労働省）は，法の対象となる病院，診療所，薬局，介護保険法に規定する居宅サービス事業を行う者などの事業者などが行う個人情報の適正な取扱いの確保に関する活動を支援するための具体的な留意点・事例などを示している．

医療機関などにおける個人情報の例としては，診療録，処方せん，手術記録，助産録，看護記録，検査所見記録，X線写真，紹介状，退院した患者にかかわる入院期間中の診療経過の要約，調剤録などがあり，介護関係事業者における個人情報の例では，ケアプラン，介護サービス提供にかかる計画，提供したサービス内容などの記録，事故の状況などの記録などがあげられている．看護師が記載する記録類も個人情報であることを十分に理解しなければならない．

また，個人情報の取り扱いについては，原則，本人の同意が必要である．そのため，家族などへの病状説明については，医療（介護）の提供に必要であると考えられるが，家族などの本人以外の者に病状説明を行う場合は，あらかじめ本人に対して病状説明を行う家族などの対象者を確認し，同意を得ることが望ましいとしている．よって，医療者の判断のみで家族への説明はできないこととなる．ただし，意識障害や判断能力がない場合においては，家族であることを確認したのちに説明することができる，ともしている．看護職は患者家族や面会などの第三者との接触が多いことから，患者の情報を

尋ねられたときの行動については，患者の同意がなければ第三者に情報を提供できないことを基本として，十分に注意し慎重に行動する必要がある．このほかガイダンスには，医療・介護関係者などの義務や苦情対応などについても記載されている．

●参考文献
1）日本公衆衛生協会・全国保健師長会：大規模災害における保健師の活動マニュアル，p.86-96，2013

第Ⅱ章 | 医療提供体制の
基本となる法・
制度を理解する

1 医療提供体制に関する法・制度を理解する

A　医療法と医療提供体制の変遷

　医療法は国民に適切な医療の提供を行うために，医療施設の開設，人的整備，施設構造，管理体制などを定める法律である．医療法は，1948年に制定され，日本の医療提供体制の骨格が定まり，その後の高度経済成長もあって国民に提供される医療サービスは格段に向上した．これまでに数回大きな改正が行われ現在にいたっている．医療法そのものの解説をする前に，まずは医療法によって医療提供体制がどのように形づくられてきたのか，これまでに行われた改正の主な内容からみていくことにしよう．

　1985年の第一次医療法改正では，医療資源の地域偏在の是正と医療施設の連携を推進するために，都道府県医療計画が導入され，医療圏および必要病床数（のちに基準病床数に変更）が設定された．二次医療圏は，一般の入院医療を提供することが相当である単位として都道府県が定める地域である．三次医療圏は，基本的に都道府県の区域で，区域が著しく広い北海道のみ6医療圏に分けられている．必要病床数は地域にその程度整備するべきという整備目標であり，一般病床・療養病床については二次医療圏単位，精神病床・結核病床，感染症病床については都道府県単位で設定される．また医療設備の量的整備から質的整備への移行に伴って，医療法人運営の適正化と指導体制の整備のために医師一人でも医療法人が設置できるようになった．

　1992年の第二次医療法改正では，21世紀の高齢社会に向けて国民の医療ニーズの高度化，多様化に対応し患者の心身の状況に応じた良質な医療を効率的に提供するために，医療提供の理念を明文化し，良質な医療の提供を医療の担い手に求めた．医療法第1条の2では，医療は，生命の尊重と個人の尊厳の保持を旨とし，医師，歯科医師，薬剤師，看護師その他の医療の担い手と医療を受ける者との信頼関係に基づき，良質かつ適切なものでなければならないとした．第1条の4ではこれらの医療の担い手は良質かつ適切な医療を行うよう努めることが明記された．さらに特定機能病院，療養型病床群を制度化させた．また，患者サービスの向上を図るための患者に対する必要な情報提供として，広告規制の緩和，院内掲示の義務づけが行われた．

　1997年の第三次医療法改正では，要介護者の増大に対応するために介護基盤の整備を図ること，地域における医療需要に対応できるよう医療機関の機能分担や業務の連携を明確にし，医療提供体制の整備，患者の立場に立った医療に関する情報提供の推進を図ることとなった．医療法第1条の4では，

医師, 歯科医師, 薬剤師, 看護師その他の医療の担い手は, 医療を提供するにあたり適切な説明を行い, 医療を受ける者の理解を得るよう努めることが明記され, より患者の立場に立った医療に対する情報提供の促進が促された. 地域医療支援病院が創設され, 地域医療支援病院・療養型病床群の整備目標など医療計画制度の充実が図られた.

　2000年の第四次医療法改正では, 高齢化に伴う疾病構造の変化などを踏まえ, 良質な医療を効率的に提供するため入院医療提供体制の整備が行われた. 入院医療提供体制については, 療養病床, 一般病床, 結核病床, 精神病床, 感染症病床に分けられ, 医療計画の「必要病床数」は「基準病床数」に変更された. 加えて広告規制が緩和され, 日本医療機能評価機構が行う医療機能評価の結果, 医師または歯科医師の略歴, 年齢, 性別, 共同利用できる医療機器などが広告できるようになった.

　2006年の第五次医療法改正では, 国民が求めている医療の安全・質の確保と, 急速な高齢化, 経済低成長への移行などを背景に日本の医療提供体制を将来にわたり持続可能なものにしていくために制度改革が行われた. ①都道府県による医療機能情報提供制度の創設や広告規制の緩和など, 患者の医療に関する情報提供の推進, ②医療安全支援センターの法制化を通じた医療安全の確保, ③国による医療提供体制の基本方針の新設および医療計画制度の見直しによる医療機能の分化連携の推進などを内容とするものである.

　2014年6月18日に医療介護総合確保推進法*が成立し, 医療法, 介護保険法などの関係法律が改正された. このときの第六次医療法改正では, 病院や診療所が病床の担っている医療機能について今後の方向を選択し病床単位で報告する病床機能報告制度がつくられた. この制度における医療機能については, ①高度急性期, ②急性期, ③回復期, ④慢性期の4つの機能から1つを選択することとなる. 同時に, 都道府県は病床機能報告をもとに地域医療構想（ビジョン）を医療計画において策定することとなった。また, 地域包括ケアシステムの構築が出された. さらに, 在宅医療の推進, 医師確保支援を行う地域医療支援センターの機能を法律に位置づけること, 臨床研究推進のための臨床研究中核病院の創設などが盛り込まれた.

　2015年9月16日に医療法の一部を改正する法律が成立し, 同年9月28日に公布された（第七次医療法改正）. このときには, 医療機関相互の機能の分担, 業務連携を推進し, 地域医療構想を達成するために地域医療連携推進法人制度が創設された.

　2017年6月には, 安全で適切な医療提供の確保を推進するため, ゲノム医療の実用化に向けた「①検体検査の精度の確保」, 特定機能病院における医療安全に関する重大事案が発生したことを踏まえた「②特定機能病院におけるガバナンス体制の強化」, 美容医療に関するトラブルを踏まえた「③医療に関する広告規制の見直し」などが行われた（第八次医療法改正）.

*医療介護総合確保推進法
正式名称は「地域における医療及び介護の総合的な確保を推進するための関係法律の整備等に関する法律」

　2021 年 5 月，良質かつ適切な医療を効率的に提供する体制の確保を推進するための医療法等の一部を改正する法律が成立し，長時間労働の医師の労働時間短縮および健康確保のための措置の整備等に関する「医師の働き方改革」，診療放射線技師法，臨床検査技師等に関する法律などの「医療関係職種の業務範囲の見直し」，共用試験合格を医師国家試験の受験資格要件とするなど「医師養成課程の見直し」，新興感染症等の感染拡大時における医療提供体制の確保に関する事項の医療計画への位置づけなどが行われた．

　2023 年 5 月，全世代対応型の持続可能な社会保障制度を構築するための健康保険法等の一部を改正する法律が成立し，同時に「かかりつけ医機能」の制度整備を盛り込んだ改正医療法が成立した．「かかりつけ医機能」とは「身近な地域における日常的な医療の提供や健康管理に関する相談等を行う機能」と定義づけられ，都道府県は国民・患者による医療機関の適切な選択に資するよう「かかりつけ医」に関する情報をわかりやすく提供することとなった．2025 年 4 月に施行予定である．

　以上のように，時代の背景やニーズに応じて医療提供に関する制度やルールを変えるために医療法の改正が重ねられてきたこと，医療法が医療提供体制の根幹にあることがみてとれたであろう．次に，具体的に医療法が定める重要な点をみていく．

B　医療法（昭和 23 年法律第 205 号）

　前述のとおり，医療法は適切で安全な医療を国民に提供するために，病院や診療所などの開設や管理など医療提供体制のあり方を定めた法律である．

1　医療提供の理念

　医療は，生命の尊重と個人の尊厳の保持を基本とし，医師，歯科医師，薬剤師，看護師その他の医療の担い手と医療を受ける者との信頼関係に基づいて提供されるものとしている．そしてその内容は，治療のみならず，疾病の予防のための措置，リハビリテーションを含む良質，適切なものであること，医療提供施設の機能に応じ効率的に，さまざまなサービスとの有機的な連携を図りつつ提供されなければならない（第 1 条の 2）．

2　国および地方公共団体の責務

　国および地方公共団体は前述の理念に基づき，国民に対し良質かつ適切な医療を効率的に提供する体制が確保されるよう努めなければならない（第 1 条の 3）．

3 | 医師等の責務

a 医師等の責務

医師，歯科医師，薬剤師，看護師その他の医療の担い手は，医療提供の理念に基づいて，医療を受ける者に良質，かつ適切な医療を行うよう努めること（第1条の4第1項），そして医療の提供にあたって，適切な説明を行い，医療を受ける者の理解を得るよう努めなければならない（第1条の4第2項）とされており，患者が提供される医療を理解し，本人の選択を円滑にするよう，患者の立場に立った情報提供が努力義務となっている．また，医師，歯科医師は医療提供施設間の機能の分担と業務の連携に資するため，必要時，医療を受ける者を他の医療機関に紹介し，必要な限度において診療または調剤に関する情報を他の医療提施設の医師，歯科医師，または薬剤師に提供し，必要な措置を講ずるよう努めなければならない（第1条の4第3項）．

b 病院，診療所の管理者等の責務

病院，診療所の管理者は，退院する患者が引き続き医療を必要とする場合には，保健医療・福祉サービスを提供する者との連携を図り，患者が適切な環境の下で療養を継続できるよう配慮しなければならない（第1条の4第4項）．また，医療提供施設の開設者，管理者は，医療技術の普及，医療の効率的な提供に資するために医療提供施設の建物，設備を，その医療施設に勤務しない医師，歯科医師，薬剤師，看護師その他の医療の担い手の診療，研究，研修に利用させるよう配慮しなければならない（第1条の4第5項）．

4 | 各医療提供施設の定義

a 医療を提供する施設

医療を提供する施設は，主に次の3つに分けられる．

1）病院

医師，または歯科医師が，公衆または特定多数人のため医業を行う場所であって，20人以上の患者を入院させるための施設を有するものをいう（第1条の5第1項）．

2）診療所

医師，または歯科医師が，公衆または特定多数人のため医業を行う場所であって，患者を入院させる施設を有しないもの，または19人以下の患者を入院させるための施設を有するものをいう（第1条の5第2項）．

3）助産所

助産師が公衆または特定多数人のためその業務を行う場所をいう（第2条第1項）．助産所は10人以上の妊婦，またはじょく婦が入所できる施設を有してはならない（第2条第2項）．なお，助産所の開設にあたっては，嘱託医を決めておかなければならず（第19条第1項），嘱託医は，病院または診療

表Ⅱ-1　病院の名称と主な要件

病院の名称	主な要件
地域医療支援病院	①他の病院や診療所から紹介された患者に対し医療を提供し，病院の設備，器械または器具をその病院に勤務しない医師，その他の医療従事者に使用させる設備を有すること ②救急医療を提供する能力を有すること ③地域の医療従事者の資質の向上を図るための研修を行わせる能力を有すること ④必要な設備と備えるべき諸記録： ●200床以上の病床を有すること ●集中治療室，化学・細菌および病理の検査施設，病理解剖室，研究室，講義室，図書室を有すること ●診療に関する諸記録，病院の管理・運営に関する諸記録 ●医薬品情報管理室，救急用または患者輸送用自動車等 ●その他厚生労働省令で定める施設を有すること
特定機能病院	①高度の医療を提供する能力を有すること ②高度の医療技術の開発および評価を行う能力を有すること ③高度の医療に関する研修を行わせる能力を有すること ④医療の高度の安全を確保する能力を有すること ⑤厚生労働省令で定める診療科名を有すること ⑥400床以上の病床を有すること ⑦集中治療室，無菌病室，医薬品情報管理室，医療安全管理者の配置等の構造設備と人員配置，その他厚生労働省令で定めること など
臨床研究中核病院	①特定臨床研究*の計画立案・実施能力を有すること ②他の病院・診療所と共同研究をする場合は主導的な役割を果たす能力を有すること ③他の病院または診療所に対し特定臨床研究の実施に関して相談に応じ情報の提供，助言その他の援助を行う能力を有すること ④特定臨床研究に関する研修を行う能力を有すること ⑤厚生労働省令で定める診療科名を有すること ⑥400床以上の病床を有すること など

*特定臨床研究とは，（ⅰ）医薬品医療機器等法に基づき実施される治験，（ⅱ）人を対象とする医学系研究に関する倫理指針に定める事項に則って実施される介入および侵襲を伴う臨床研究をいう.

所において産科または産婦人科を担当する医師でなければならない（医療法施行規則第15条の2）.

b 病院の名称

病院は，特定の要件を満たし認可されることで，次のような名称を称することができる.

①地域医療支援病院：地域における医療の確保のために医療機関相互の適切な機能分担を図るとともにその機能連携を進める病院のことである.**表Ⅱ-1**の要件を満たし，都道府県知事の承認を受けて地域医療支援病院と称することができる（第4条第1項）.

②特定機能病院：良質な医療を効率的に提供するために機能・資質に応じた施設の体系化を進め，医療資源の有効活動を目的として制度化されたもの

である. **表Ⅱ-1** の要件に該当する病院は, 厚生労働大臣の承認を受けて特定機能病院と称することができる (第4条の2第1項).

③臨床研究中核病院:2014年の医療法・同法施行令・施行規則改正で創設されたもので, 革新的医薬品・医療機器の開発等必要となる臨床研究や知見を推進するために国際水準の臨床研究や医師主導治験の中心的役割を担う病院で (**表Ⅱ-1** 参照), 厚生労働大臣が承認する (第4条の3第1項).

5 | 類似名称の使用禁止

病院または診療所, 助産所でないものは, 病院または診療所, 助産所の名称とこれらと紛らわしい名称をつけてはならない (第3条). 同様に, 地域医療支援病院でないもの, 特定機能病院でないもの, 臨床研究中核病院でないものは, これらの名称や, これらに紛らわしい名称をつけてはならない (第4条第3項, 第4条の2第3項, 第4条の3第3項).

6 | 医療機関の開設と管理等

a 病院, 診療所, 助産所の開設許可

医療法第7条は, 病院, 診療所, 助産所の開設許可について規定しており, 第6項では営利を目的として開設した場合に許可を与えないことができるとしている. そして病院の開設には都道府県知事, または指定都市市長の許可が必要である.

診療所の開設は, 臨床研修を修了した医師, 歯科医師の場合は許可が不要であるが, 開設から10日以内に都道府県知事, または開設地が保健所を設置する市の市長, または特別区の区長に届ける必要がある. それ以外の者が開設する場合には, これらの許可が必要である.

助産所については, 助産師が開設する場合には許可を必要としないが, 開設後10日以内に都道府県知事, または開設地が保健所を設置する市の市長, または特別区の区長に届け出なければならない. 助産師でない者が助産所を開設する場合には, これらの許可が必要である.

b 病床の種別・数とその変更の許可

病院は開設時に, 病床の種類・数等を都道府県知事または指定都市市長に申請し, 認められる必要がある (第7条第1項). また, 病床の種別・数等を変更しようとするときは, 都道府県知事の許可が必要である(第7条第2項). いずれの場合も, 医療圏における整備計画や状況があるため, 自由に設置・変更ができるわけではない (「9. 医療計画」参照).

病床の種別は以下の5つである.

①一般病床:病院または診療所の病床のうち, 下記の②〜⑤以外のもの.

②精神病床:病院の病床のうち, 精神疾患を有する者を入院させるためのもの.

③感染症病床：病院の病床のうち，感染症の予防および感染症の患者に対する医療に関する法律に基づく一類感染症，二類感染症，新型インフルエンザ等感染症および指定感染症の患者等，新感染症の所見がある患者を入院させるためのもの.

④結核病床：病院の病床のうち，結核の患者を入院させるためのもの.

⑤療養病床：病院の病床のうち，精神病床，感染症病床，結核病床以外の病床であって，主として長期にわたり療養を必要とする患者を入院させるためのもの.

c 看護職員の配置基準

医療法施行規則において，病院の病床の種類ごとに医師，歯科医師，薬剤師，看護師等の看護職員の人員配置基準が定められている．以下に，看護職員の配置を示す.

● 一般病床：患者3人に看護職員1人として算定した合計数（端数は1人）
● 療養病床：患者4人に看護職員1人として算定した合計数（端数は1人）
● 精神病床（大学附属病院ならびに内科，外科，産婦人科，眼科および耳鼻咽喉科を有する100床以上の病院の場合）：患者3人に看護職員1人として算定した合計数（端数は1人）
● 精神病床（上記の病院以外の病院の場合）：患者4人に看護職員1人として算定した合計数（端数は1人）
● 感染症病床：患者3人に看護職員1人として算定した合計数（端数は1人）
● 結核病床：患者4人に看護職員1人として算定した合計数（端数は1人）

d 管理

病院または診療所の開設者は，その病院または診療所が医業（歯科医業）をなすものである場合は，臨床研修等を修了した医師（歯科医師）に管理させなければならない（第10条）．有床診療所は入院患者の病状が急変した場合においても適切な治療を提供できるように当該診療所の医師がすみやかに診療を行う体制を確保するよう努めるとともに，他の病院または診療所との緊密な連携を確保しておかなければならない（第13条）.

病院の管理者は医師を宿直させなければならない（第16条）．さらに地域医療支援病院，特定機能病院，臨床研究中核病院における各管理者の責務が**表Ⅱ-2〜4**のように規定されている（第16条の2第1項，第16条の3第1項，第16条の4）

7 ｜ 医療に関する情報の提供

a 医療情報の提供に関する規定

医療を受ける者が医療サービスを適切に選択するために，医療に関する情報の提供は重要である．それぞれの立場から努力義務・義務が規定されている.

表Ⅱ-2　地域医療支援病院の管理者の責務（第16条の2）

①病院の建物，設備，器械または器具を当該病院に勤務しない医療従事者の診療，研究または研修のために利用させること
②救急医療を提供すること
③地域の医療従事者の資質の向上をはかるための研修を行わせること
④診療に関する諸記録*，病院の管理および運営に関する諸記録を体系的に管理すること
⑤当該地域医療支援病院に患者を紹介しようとする医師等から上記の諸記録の閲覧を求められた場合，正当な理由がある場合を除き閲覧させることなど
⑥居宅等における医療を提供する医療施設等における連携の緊密化のための支援，医療を受ける者または地域の医療提供施設に対する居宅等医療施設等に関する情報提供，医療提供の推進に関し必要な支援を行わなければならない

*診療に関する諸記録：過去2年間の病院日誌，各科診療日誌，処方箋，手術記録，看護記録，検査所見記録，X線フィルム，入院患者および外来患者の数を明らかにする帳簿，入院診療計画書（医療法施行規則第21条の5第2号）

表Ⅱ-3　特定機能病院の管理者の責務（第16条の3）

①高度の医療を提供すること
②高度の医療技術の開発および評価を行うこと
③高度の医療に関する研修を行わせること
④診療に関する諸記録，病院の管理および運営に関する諸記録を体系的に管理すること
⑤当該特定機能病院に患者を紹介しようとする医師等から上記の諸記録の閲覧を求められた場合，正当な理由がある場合を除き閲覧させることなど
⑥他の病院または診療所から紹介された患者に対し，医療を提供することなど
⑦医療の確保に必要な事業，居宅等における医療の確保に係る医療連携体制が適切に構築されるように配慮しなければならない

表Ⅱ-4　臨床研究中核病院の管理者の責務（第16条の4）

①特定臨床研究に関する計画を立案し，実施すること
②他の病院または診療所と共同して特定臨床研究を実施する場合は，特定臨床研究の実施の主導的な役割を果たすこと
③他の病院または診療所に対し，特定臨床研究の実施に関する相談に応じ，必要な情報の提供，助言等の援助を行うこと
④特定臨床研究に関する研修を行うこと
⑤診療および臨床研究に関する諸記録，病院の管理および運営に関する諸記録を体系的に管理することなど

- 国と地方公共団体は，医療を受ける者が病院等を選択する際に必要な情報を受けられるよう努めること（第6条の2第1項）
- 病院等の施設は，医療を受ける者が正確かつ適切な情報を受けられ，患者や家族からの相談に適切に応じるよう努めること（第6条の2第2項）．

- 医師・歯科医師は，入院するときや退院するときに書面で患者や家族に適切な説明を行わなければならないこと（第6条の4）．
- 国民は，医療施設の機能分担や連携の重要性を理解し，適切に医療施設を選択し，医療を受けるよう努めること（第6条の2第3項）

b 医療機能情報提供制度の創設

　以上のような医療情報の提供についての規定を受けて，医療機能情報提供制度として，すべての病院，診療所，助産所に対し厚生労働省令で定める事項（病床種別，診療科目，提供サービス，費用負担，病気ごとの手術件数など）を都道府県に届け出ることとなり，これらの情報を都道府県はホームページ等で公表することとなった（第6条の3）．一方で，医業等については診療科名等，一定事項以外は広告してはならない（第6条の5第3項）として広告が規制されている．それは非科学的な表現や科学的根拠に乏しい情報など不適切な情報が誤解を与えるおそれがあるからである．

8 医療安全

　医療の高度化，複雑化や医療ニーズの増大に伴って，医療の安全確保はきわめて重要な課題になっている．1999年1月に起こった横浜市立大学附属病院での患者取り違え手術事故や，同年2月の都立広尾病院での血管内消毒薬誤注入事故，2000年京都大学病院での人工呼吸器加湿器へのエタノール誤注入事故などの重大事故が発生し，医療安全に対する社会的関心が高まり，国の対策が進んでいった．また，2004年には，福島県立大野病院で帝王切開中の出血により妊婦が死亡した事件で，産科医が逮捕されたことから大きな問題となり，診療行為に関連した死亡に関する死因究明のあり方が，法学・医学両面から議論されるようになった．

a 医療安全支援センター

　国，都道府県，保健所を設置する市，特別区は，医療の安全に関する情報の提供，研修の実施，意識の啓発その他の医療の安全の確保に関し必要な措置を講ずるよう努めなければならない（第6条の9）とし，都道府県，保健所を設置する市，特別区が，医療安全支援センターを設けることを努力義務としている（第6条の13第1項）．医療安全支援センターの業務を**表Ⅱ-5**に示す．医療安全支援センターは全国で395ヵ所設置されている（2022年11月現在）．

b 医療事故調査制度

　2014年度に成立した医療介護総合確保推進法により，医療機関管理者は「提供した医療に起因し，又は起因すると疑われる死亡又は死産であつて，当該管理者が当該死亡又は死産を予期しなかつたもの」が発生した場合，遅滞なく医療事故調査・支援センターに報告し，遺族への説明のうえ，原因を明らかにするために必要な調査を行い，同センターへ報告することがすべての

表Ⅱ-5　医療安全支援センターの業務（第6条の13第1号以下）

①患者や家族からの当該区域内の病院（以下，病院）の医療に対する苦情に対応し，相談に応じること
②患者や家族，病院等の管理者に必要時助言を行うこと
③患者や家族，病院等の管理者に医療の安全の確保に必要な情報の提供を行うこと
④病院等の管理者，従事者に対し，医療安全に関する研修を実施すること
⑤都道府県の区域内における医療安全の確保のために必要な支援を行うこと
など

表Ⅱ-6　医療事故調査・支援センターの業務（第6条の16）

①病院等の管理者から報告があった医療事故の情報の整理・分析を行うこと
②医療事故の報告をした病院等の管理者への情報の整理と分析の結果を報告すること
③調査結果を病院等の管理者，遺族に報告すること
④医療事故調査に従事する者に対し，医療事故調査に係る研修を行うこと
⑤医療事故調査の実施に関する相談に応じ，必要な情報提供，支援を行うこと
⑥医療事故の再発防止に関する普及啓発を行うこと
など

医療機関に義務づけられた（第6条の10第1項，第2項）.

　医療事故調査・支援センターは，医療事故調査と，医療事故が発生した病院の管理者が行う医療事故調査への支援を行うもので，厚生労働大臣が指定する（第6条の15第1項）. 具体的な業務を**表Ⅱ-6**に示す. 医療事故調査・支援センターは医療事故に関する調査が終了したときはその結果を病院等の管理者，遺族に報告しなければならない（第6条の17第5項）.

9 ┃ 医療計画

a 医療計画はなぜ法制化されたのか

　1961年に国民皆保険が制度化されてから，国民からの医療ニーズは急激に高まり，医療機関が急増し，それによって医療費の高騰が生じた. さらに医療ニーズの多様化，高度化に対応して地域の体系的な医療提供体制の整備が必要となり，医療資源の効率的活用，医療施設間の連携の促進を目的として，1985年に医療法改正により医療計画が法制化された.

　1985年当時は，①医療圏の設定と必要病床数の算定，②任意的記載事項としてへき地医療，救急医療の確保など医療提供体制の確保に必要な事項を定めることとした. 1997年の第三次医療法改正では前述のように地域医療支援病院や療養型病床群の整備目標が定められた.

　2006年の第5次医療法改正では，医療機能の分化・連携を図るため医療計画に4疾病（がん，脳卒中，急性心筋梗塞，糖尿病），5事業（救急医療，災害時医療，へき地医療，周産期および小児医療）ごとの具体的な医療連携体

制が位置づけられた．2012年にはさらに精神疾患が追加されて5疾病5事業となり，在宅医療について達成すべき目標，医療連携体制が記載され，具体的な目標を立て，PDCAサイクルを推進することとなった．2014年の第六次医療法改正では，さらに効率的で質の高い医療提供体制を目指し，医療機能のさらなる分化・連携を推進するため，病床機能報告制度（次項参照）を導入することとなった．

b 医療計画の意義と内容

　医療提供体制のあり方は，国民の健康を確保し，国民が安心して生活を送るための基盤となる重要なものである．地域ごとに人口，地域住民の年齢層，医療ニーズが異なり，さらに交通事情や病院等の医療資源の状況にも違いがあることから，各都道府県が，厚生労働大臣の定める医療提供体制の確保に関する基本方針（第30条の3）に即して，地域の実情に応じて当該都道府県における医療提供体制の確保を図るために医療計画を策定し（第30条の4第1項），効率的に必要な医療提供体制を構築し，医療に対する国民の安心，信頼を確保していくことが重要である．

　まず，医療計画を理解するために必要な事項についてみてみよう．

　都道府県が医療計画を立案するにあたり医療を提供する区域の設定が必要である．一次医療圏は，住民にとって身近な医療が提供される場所であり，一般的には市町村の区域であるが，医療法に規定はされていない．二次医療圏は，主として一般の入院医療に対応する病院・診療所の病床の整備を図るべき地域単位である．三次医療圏は，複数の二次医療圏を併せた区域で，主として特殊な医療を提供する病院の療養病床または一般病床として整備を図るべき区域である（医療法第30条の4第2項第13号）．三次医療圏は基本的に都道府県の区域であるが，著しく区域が広い北海道は6つに分かれている．

　次に，医療計画では病床規制を行う．療養病床，一般病床，精神病床，感染症病床，結核病床について基準病床を定めている．一般病床，療養病床は，都道府県が二次医療圏ごとに，精神病床，結核病床，感染症病床は三次医療圏ごとに算定する．都道府県知事は，その医療圏の病床が基準病床数に達している場合や，超えることになる場合は，公的医療機関等に対しては開設の許可を与えないことができる（第7条の2第1項および第2項）．公的医療機関以外の医療施設については医療計画達成のためにとくに必要な場合，都道府県医療審議会の意見を聴いて開設者，管理者に対して勧告をすることができる．

　医療計画の記載事項は，**表Ⅱ-7**のとおりである．なお，医療計画は，在宅医療については3年ごとに，その他については6年ごとに調査，分析，評価を行い，必要時，計画を変更することとされている（第30条の6）．

表Ⅱ-7　医療計画の記載事項

①がん，脳卒中，急性心筋梗塞，糖尿病，精神疾患（5疾病）の治療または予防に係る事業に関する事項
②救急医療，災害時医療，へき地医療，周産期および小児医療（5事業），その他疾病の発生状況等に照らして都道府県知事がとくに必要と認める医療*
③①および②の事業の目標に関する事項
④①および②の事業に係る医療連携体制（医療提供施設相互間の機能分担および業務連携を確保するための体制）に関する事項
⑤④の医療連携体制における医療機能に関する情報提供の推進に関する事項
⑥居宅等における医療の確保に関する事項
⑦次にあげる地域医療構想に関する事項
　●構想区域における病床の機能区分ごとの将来の病床数の必要量
　●構想区域における将来の在宅医療等の必要量
⑧地域医療構想の達成に向けた病床の機能分化および連携の推進に関する事項
⑨病床の機能に関する情報の提供の推進に関する事項
⑩外来医療に係る医療提供体制の確保に関する事項
⑪医師の確保に関する事項として，二次医療圏，三次医療圏における医師の確保の方針，およびその医療圏の確保すべき医師の数の目標，目標達成に向けた医師の派遣その他医師の確保に関する施策
⑫医療従事者（医師を除く）の確保に関する事項
⑬医療の安全の確保に関する事項
⑭地域医療支援病院の整備目標等，医療機能を考慮した医療提供体制の整備目標に関する事項
⑮二次医療圏に関する事項
⑯三次医療圏に関する事項
⑰基準病床数に関する事項
⑱その他医療を提供する体制の確保に関し必要な事項

*2024年度から，②に，「新興感染症等の感染拡大時における医療」が追加される.

10 病床機能報告制度

a 病床機能報告制度

病床機能報告制度は，地域における病床の機能分化および連携を推進するために設けられたものである．一般病床または療養病床を有する病院，診療所の管理者は，病床の機能区分に従い，①基準日における病床の機能，②基準日から一定期間が経過した日における病床の機能（基準日後病床機能），③入院患者に提供する医療の内容，④その他厚生労働省令で定める事項を都道府県知事に報告しなければならない．病床機能報告を行う病床の機能は高度急性期機能，急性期機能，回復期機能，慢性期機能の4つに区分されている（医療法施行規則第30条の33の2）（**表Ⅱ-8**）.

b 地域医療構想の策定

地域医療構想（ビジョン）（**図Ⅱ-1**）とは，地域の医療提供体制の将来のあるべき姿を策定するもので，都道府県において地域医療構想区域を設定し，その区域における病床機能区分ごとの将来の病床数の必要量等の策定を

表Ⅱ-8　病床機能の分類

名称	機能
高度急性期機能	急性期の患者に対し，当該患者の状態の早期安定化に向けて，診療密度のとくに高い医療を提供するもの
急性期機能	急性期の患者に対し，当該患者の状態の早期安定化に向けて，医療を提供するもの（高度急性期を除く）
回復期機能	急性期を経過した患者に対し，在宅復帰に向けた医療またはリハビリテーションの提供を行うもの（急性期を経過した脳血管疾患，大腿骨頸部骨折その他の疾患の患者に対し，ADL（日常生活における基本的動作を行う能力をいう）の向上および在宅復帰を目的としたリハビリテーションの提供を集中的に行うものを含む）
慢性期機能	長期にわたり療養が必要な患者（長期にわたり療養が必要な重度の障害者（重度の意識障害者を含む），筋ジストロフィー患者，難病患者その他の疾患の患者を含む）を入院させるもの

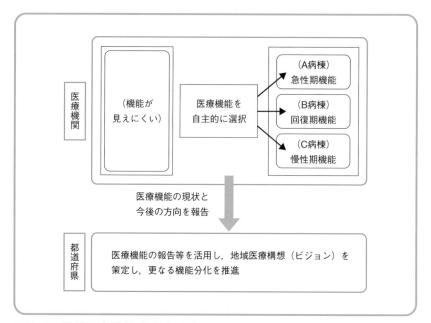

図Ⅱ-1　地域医療構想（ビジョン）

含めて，その地域にふさわしいバランスのとれた医療機能の分化と連携を適切に推進していくために新たに医療計画に盛り込まれたものである（医療法第30条の4第2項第7号，および同法施行規則第30条の28の2参照）．

　地域医療構想が必要とされたのは，医療における2025年問題によるところが大きい．つまり，2025年は団塊の世代が75歳を迎える年であり，医療・介護需要が最大化すると考えられている．高齢者の人口の増大は地域によっ

て大きな差が認められているため，医療の機能に見合った資源の効果的かつ効率的な配分を促し，急性期から回復期，慢性期まで患者が状態に見合った病床で，状態にふさわしい，より良質な医療サービスを受けられる体制が必要との考えから，病床機能報告制度とともに，策定されることとなった．これまで病院等の病床の機能は，外からは機能がみえにくく地域における医療機能の把握が十分にはできていなかったが，病床機能報告制度により，都道府県は現状把握を進めることができ，さらにその報告を活用することによって，都道府県は地域における医療機能の分化を進めていくことができるという意義がある．

　具体的には二次医療圏を基本として，2025年における医療需要（入院・外来別・疾患別患者数），2025年にめざすべき医療提供体制，二次医療圏等（在宅医療・地域包括ケアについては市町村）ごとの医療機能別の必要量，目指すべき医療提供体制を実現するための施策，たとえば医療機能の分化・連携を進めるための施設設備，医療従事者の確保・養成等を策定する．また，都道府県は地域医療構想に関する事項を定めるにあたって病床機能報告の内容や人口構造の変化の見通し，その他の医療の需要の動向，ならびに医療従事者および医療提供施設の配置の状況の見通し，その他の事情を勘案しなければならない（医療法第30条の4第5項）とされている．

●参考文献
1) 岩渕　豊：日本の医療　その仕組みと新たな展開，中央法規，p.106-198，2015
2) 一般財団法人厚生労働統計協会：厚生の指標　増刊　国民衛生の動向　2023/2024，Vol.70 No.9，p.169-187，2023
3) 望月稔之，並木　洋，小笠原一志：最新　医事関連法の完全知識　2023年版，医学通信社，2023
4) 川渕孝一：医療経営士テキスト　必修シリーズ　第六次医療法改正のポイントと対応戦略60，日本医療企画，2014
5) 厚生労働省：地域医療構想について　平成27年度都道府県等栄養施策担当者会議資料，〔https://www.mhlw.go.jp/file/04-Houdouhappyou-10904750-Kenkoukyoku-Gantaisakukenkou-zoushinka/0000094397.pdf〕（最終確認：2023年10月16日）

2 医療従事者の身分・業務に関する法・制度を理解する

A　保健師助産師看護師法の制定までの経緯

　保健師助産師看護師法は，看護師，准看護師，保健師，助産師（以下，看護職）の資格取得要件，業務範囲，さまざまな義務などを示した，看護職の根幹をなす法律である．保健師，助産師および看護師の資質を向上し，もって医療および公衆衛生の普及向上を図ることを目的としている（第1条）.

1　戦前の看護制度

a　産婆規則

　保健師・助産師・看護師・准看護師の中で最も早く制度化されたのが，産婆（現在の助産師）である．産婆はすでに江戸時代に職業として成立していた．1874年に医制が公布され，そのなかで，産婆は40歳以上で婦人・小児の解剖生理および病気に通じ，産科医の眼前において平産10人，難産2人の取り扱いを行って得た実験証書を持った者に与えるとされた．木下は「40歳以上というのは，おそらく未亡人や身寄りのない老婆が生活のため行うといったことが多かったと思われます」[1]と述べている．

　1899年7月，全国統一的な規則として産婆規則が制定された．産婆は，①20歳以上の女子で，産婆試験に合格し，地方長官の管理する産婆名簿に登録された者でなければ産婆の営業はできない，②産婆試験は地方長官が行い，受験資格は1年以上産婆の学術を修業した者，と定められた．1942年に国民医療法によって助産婦に名称変更となった．

b　看護婦規則

　近代的な看護教育は，1885年，高木兼寛が有志共立東京病院看護婦教育所を設置し，メアリー・リード（Mary Ella Reade）を迎えて看護教育を開始したのが始まりである．翌年1886年には，同志社社長の新島 襄が，医師ベリー（John C.Berry）の協力を得て京都看病婦学校を設立，リンダ・リチャーズ（Linda Richards）が看護教育に当たった．同年，マリア・ツルー（Maria T.True）が，桜井女学校付属看護婦養成所を設置し，A.ヴェッチ（Agnes Vetch）が看護教育を担当した．しかし，戦争や伝染病の蔓延などで看護婦不足に陥ったために短期の大量養成の必要が生じ，これらの近代的な看護教育は，日本全体には広まらなかった．

　1915年に全国統一的な看護婦規則が制定された．看護婦規則では，

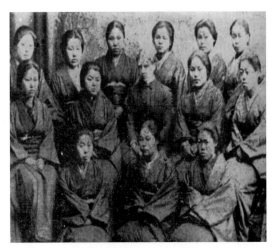

写真　リード女史と学生たち（東京慈恵会医科大学所蔵）

① 看護婦とは公衆の求めに応じて傷病者，もしくは褥婦看護の業務をなす女子
② 看護婦になろうとする者は 18 歳以上で，看護婦試験に合格するか，または地方長官の指定した学校・講習所を卒業し，地方長官の看護婦免許を受けなければならない
③ 看護婦試験は地方長官が行う．1 年以上看護の学術を修業した者でなければ試験を受けることはできない
④ 看護婦は主治医の指示を受けた場合のほかは，治療器械を使用し，または薬品を授与したり，指示をしたりしてはならない．しかし，臨時応急の手当ては差しつかえない
⑤ 地方長官は看護婦となる資格のない者に対して当分の間，履歴審査により看護の業務を許可し准看護婦免状を付与することができる

とした．⑤の准看護婦免状は，看護婦が確保できない地域の実情に配慮して設けられたものと思われる．太平洋戦争の勃発により，看護婦の需要が著しく増加し，1941 年に看護婦となるための最低年齢は 18 歳から 17 歳に，1944 年には 16 歳に引き下げられた．

c 保健婦規則

　日本においてはじめて公衆衛生看護が組織的に行われたのは 1923 年の関東大震災による訪問看護が発端とされている．恩賜財団済生会病院では臨時救護班を数班編成し，救護活動を行った．同年聖路加病院では児童相談所を設置し，看護婦により訪問事業を行った．大阪では 1924 年に堀川乳児院が「訪問看護婦」を雇い訪問事業を開始した．

　日本ではじめて公衆衛生看護婦の養成を行ったのは，日本赤十字社といわ

れる．1928 年〜1937 年の間に 109 人の卒業生を出している[2]．1930 年には聖路加女子専門学校が公衆衛生看護婦の養成を開始している．

　1931 年の満州事変を契機に太平洋戦争が勃発し，国民の保健に大きな関心が向けられるようになった．1937 年には保健所法が制定され，同法施行規則に「保健婦」の名称が使用された．しかし，保健指導を行う者の名称は，「保健婦」「社会看護婦」「公衆衛生看護婦」などさまざまで，知識・経験にも差異があった．国民への保健指導の重要性から 1941 年に保健婦規則が制定され，名称も「保健婦」に統一された．1942 年に国民医療法が制定され，保健婦・助産婦・看護婦は，医師・歯科医師とともに同法のなかに医療関係者として位置づけられた．1945 年 5 月，国民医療法の委任命令として新たに保健婦規則が制定され，保健所の長を中心とする保健指導体系のなかに保健婦を位置づけ，業務執行に関しては保健所長の指示に従うものとされた．

2　保健師助産師看護師法の立法過程

　1948 年 7 月 30 日，現行法の前身である保健婦助産婦看護婦法が成立した．その経緯をみていこう．

　第二次大戦後，日本は連合国軍最高司令官総司令部（General Head Quarters Supreme Commander for the Allied Powers: GHQ/SCAP，以下 GHQ）に占領された．連合国といっても実質的には米国の単独占領で，間接統治が取られた．したがって米国の占領政策は，日本政府を通じて展開された．

　GHQ の組織には，公衆衛生福祉局（Public Health and Welfare Section: PHW）があり，その下部組織として看護課（Nursing Affaires）が配置された．GHQ 看護課のオルト課長（G.E.Alt.少佐）らとともに日本側の担当者として，金子光氏，井上なつゑ氏，湯槇ます氏，大森文子氏などが看護改革を推進した．

　日本の看護制度については，看護制度審議会[3]（Nursing Education Council.看護教育審議会とも呼ばれる．以下，審議会）において審議され，GHQ 看護課は最初，保健師法案を提案した．保健師法案とは，3 年間で保健婦，助産婦，看護婦の 3 つの資格を一度に取るというもので，あまりのレベルの高さに日本人側も躊躇した．審議会では高校卒業後 3 年という教育年限について入学資格があまりに厳しすぎる，看護教育に 3 年は長すぎる，との考えから入学志願者が激減すると考えられた[4]．しかし，GHQ 看護課は譲らなかったが，最終的に公衆衛生福祉局局長のサムス大佐（C.F.Sams 後に准将）の反対で保健師法案は廃案になった．サムス大佐は，「看護婦は病院でより良い総合的な看護ケアを提供すべきであり助産婦や保健婦は，看護婦の基本的な 3 年の訓練の後，それに加えてさらに特別な訓練を受けるべきである」[5]と考えたのであり，看護教育に対し GHQ 看護課スタッフとはまた別の高い見識を持っていたのであった．

表Ⅱ-9　政府原案の主な内容

①甲種・乙種を廃止し，看護婦1本とする．
②看護婦は国家試験に合格し免許を受ける（変更なし）．
③看護助手は都道府県知事の指定した養成所で1年以上看護助手として必要な知識・技術を習得し，試験に合格した者に都道府県知事が免許を与える．
④免許を受けた後，3年以上業務に従事した看護助手で大学入学資格の規定に該当し，看護婦養成所で2年教育を受けた者に対し，国家試験の受験資格を与える．

　戦後三代目の厚生省の看護課長であった金子光氏は，「過去のレベルの低さや内容のお粗末さをこの際改めて，できるだけ理想に近いものを，戦後の新生日本の民主主義にかなった，そして看護婦たちが望んでいた社会的地位の向上のために役立つ制度をつくらなくてはならない，と強く思った」[6] と述べている．
　次に審議会では保健婦助産婦看護婦を1つにせず分離した形で，制度案を作成し，1947年7月3日，保健婦助産婦看護婦令（政令第124号）を国民医療法に基づく政令として公布した．それが国民医療法の廃止に伴い，そのまま翌年，保健婦助産婦看護婦法（法律第203号，以下，保助看法）となり，看護職に関する独自の法律が初めて成立した．保助看法では，

①甲種看護婦・乙種看護婦の2種類の看護婦
②甲種看護婦，保健婦，助産婦は高校卒業後3年の教育課程
③甲種看護婦，保健婦，助産婦は国家試験を受けて合格後に厚生労働大臣から免許を交付される
④乙種看護婦は都道府県知事の免許を受けて，医師，歯科医師または看護婦の指示を受けて，急性かつ重症の傷病者またはじょく婦を除く一般の傷病者に対する療養上の世話または診療の補助をなすことを業とする

とされた．また，1915年の看護婦規則で資格を取得した看護婦（以下，旧規則看護婦）は，看護婦の業務をなすことはできる（当時の保助看法第53条）が法の看護婦ではないとして，国家試験に合格することを要件に厚生大臣の免許を受けることができる（同法第53条第3項）とされた．
　1950年ころより，甲種・乙種の2種類の看護婦が存在すること，看護婦になるには国家試験に合格しなければならないこと，乙種看護婦に業務制限があることなどについて反対意見があり，法改正の機運が強まっていった．1951年1月，厚生省から保助看法改正法案が政府原案（**表Ⅱ-9**）として提出された．
　政府原案があまりにもレベルが高すぎるとの考えから，労働組合，国会議員，日本看護協会などが「法改正研究会」を結成し，法案の検討が行われた．

表Ⅱ-10　厚生委員会草案の主な内容

①甲種・乙種をなくし，看護婦と准看護婦にする（傍点筆者）．
②看護婦の教育期間：2年
③准看護婦で3年以上の雇用契約を締結した者は規則の定めに従って看護学校の2年
　次に編入される．
④准看護婦の教育期間：2年
⑤旧規則看護婦で看護婦の資格を取得した者で13年以上の教育と実務経験を有する
　者は厚生大臣の講習を受けた後，看護婦の免許を取得する．

表Ⅱ-11　保健婦助産婦看護婦法改正法（昭和26年4月14日，法律第147号）

①甲種・乙種の区別を廃し，「看護婦」1本とする．
②看護婦を助け看護の総力を構成する要員として，「准看護婦」の制度を設ける．
③准看護婦となるには都道府県知事が与える准看護婦免許を必要とする．
④准看護婦の免許を取得するには，都道府県知事の施行する准看護婦試験に合格しな
　ければならない．
⑤旧看護婦規則により免許を受けた者が新法による看護婦免許を得るには次の方法に
　よる．
　●国家試験に合格すること
　●普通教育と看護婦教育および看護婦実務の年数を通算して13年以上になる者が
　　厚生大臣の定める講習を受けたとき
⑥乙種看護婦試験は当分の間これを行い，これに合格した者は旧看護婦規則に合格し
　たものとみなす．すなわち，乙種看護婦は旧法による業務制限を廃し，旧看護婦規
　則による看護婦と同等とする．

　また，当時は，看護婦不足に対する懸念，看護婦資格基準の厳しさなどから
日本医師会長から厚生大臣に「準（准）看護婦制度」の再検討が要望され[7]，
労働組合の看護婦達から国家試験に反対するため国会議員への陳情闘争が展
開された[8]．
　こうして国会の厚生委員会を中心に厚生委員会草案（the Diet Welfare
Committee Plan the regarding the Revision of the Law No.203）[9]（**表Ⅱ-
10**）が作成された．
　厚生委員会草案に対しGHQのオルト看護課長は，私の考えは変わらない
と，厚生委員会草案に賛成しなかった．オルトは，看護の質の向上を理念と
した厚生省の政府原案を支持していた．占領という特殊な時代背景にあって
何としてもGHQの了解が必要と考えた国会議員らはサムス局長を訪れた．
サムス局長は，国会議員に2つの要請をした．1つは，看護婦の教育期間を
3年にすることであった．それは「看護婦の任務の本質は国民に良い医療を
与えて国民を疾病から保護することにある．質を良くしなければならない．
米国でも他の国でも看護婦の数を多くしようとして年数を少なくしたことも
あった．ところが少なくしたためにかえって増えなかった．これを年限を多

表Ⅱ-12　名称等に係る主な改正

主な改正	改正年月日	主な改正点
第9次改正	1968年6月1日	男性を「看護人」としていたものを看護士,准看護士とする
第15次改正	1993年11月12日	男性にも保健婦の国家試験受験資格が認められ,保健士を創設
第19次改正	2001年6月29日	保健婦,看護婦,准看護婦の守秘義務を規定 注)助産婦の守秘義務はもともと刑法で規定されている
第20次法改正	2001年12月12日	名称改正により,保健師,助産師,看護師へ 保健師助産師看護師法へ改正
第21次法改正	2006年6月21日	保健師,助産師,看護師および准看護師の名称独占を規定.保健師,助産師の免許登録要件に看護師国家試験合格を追加.行政処分類型の変更と被処分者の再教育研修規定を施設
第22次改正	2009年7月15日	保健師,助産師の教育期間を1年に延長(以前は6ヵ月).看護師国家試験受験資格として大学を明記.卒業後の臨床研修を本人,事業所に努力義務化
第26次法改正	2014年6月25日	特定行為として38行為を規定,特定行為を行う者の指定

くしたことによって質が良くなり,(中略)待遇も良くなり志願者も増えた」という実例によるものであった[10].2つめに国家試験を残すことであった.国家試験の必要性について彼は,1つには「国民が不完全な看護を受けて,搾取される」ようなことをなくすためであるとし,2つめとして,「尊敬されるべき職にある人を正当に保護してあげる」ためであるとしている[11].しかし,サムス局長は,准看護婦のことや旧規則看護婦の免許の切り替えには異議がない,とした.

　こうして,1951年3月31日,厚生委員会草案にサムス局長の2つの要請が取り入れられて修正した保助看法改正法案が衆参両院で可決され,同年4月14日法律第147号として成立した(表Ⅱ-11).

　上記の保健婦助産婦看護婦改正法(法律第147号)では旧規則看護婦は講習を受けることで看護婦免許を付与されることになったが,国会議員の旧規則看護婦を擁護する考えが強まり[12],1951年10月31日,保助看法改正法案が可決され(法律第258号),旧規則看護婦は講習を受けずとも無条件で看護婦免許を付与されることとなった.

　近年の主な法改正は,表Ⅱ-12のとおりである.

B　保健師助産師看護師法（昭和23年法律第203号）

　前述のとおり,保健師助産師看護師法(以下,保助看法)は,看護師,准看護師,保健師,助産師(以下,看護職)の身分や資格取得要件,業務範囲,

さまざまな義務などを示した，看護職の根幹をなす法律である．看護職に就く者として理解しておきたい重要な内容についてみていく．

1 看護職の定義

a 看護師の定義

看護師とは，厚生労働大臣の免許を受けて，傷病者もしくはじょく婦に対する療養上の世話または診療の補助を行うことを業とする者をいう（第5条）．

看護師の業務は「療養上の世話」と「診療の補助」の2つである．療養上の世話については基本的には看護師の判断でできる行為である．これら2つの業務の範囲は抽象的なものであり，看護に対する時代の要請等や看護教育の向上により変容する．

b 准看護師の定義

准看護師とは，都道府県知事の免許を受けて，医師，歯科医師または看護師の指示を受けて，前条に規定することを行うことを業とする者をいう（第6条）．

前条とは看護師の定義を定めた条項（第5条）であり，准看護師は看護師と同じ業務を行う者と定義されている．また，准看護師が看護業務を行うには，法律上は医師，歯科医師または看護師の指示を受けなければならないとされている．

c 保健師の定義

厚生労働大臣の免許を受けて，保健師の名称を用いて，保健指導に従事することを業とする者をいう（第2条）．保健師においては「保健師」という名称を用いてその業務である「保健指導」を行うこととなる．

d 助産師の定義

助産師とは，厚生労働大臣の免許を受けて，助産または妊婦，じょく婦もしくは新生児の保健指導を行うことを業とする女子をいう（第3条）．

2 免許とその要件

a 試験の合格と免許付与

看護師になるには，厚生労働大臣の行う看護師国家試験に合格し，厚生労働大臣から看護師免許を受けなければならない（第7条第3項）．同様に，保健師になるには保健師国家試験および看護師国家試験に（第7条第1項），助産師になるには助産師国家試験および看護師国家試験に（第7条第2項）合格し免許を受ける必要がある．一方，准看護師は，都道府県知事の行う准看護師試験に合格し，都道府県知事から免許を受ける（第8条）．

2006年の保助看法改正以前は，保健師，助産師になる場合，それぞれ単独で試験に（保健師ならば保健師国家試験に）合格すれば免許が取得できたが，

> **メモ**
>
> 「業とする」とは，公衆に対して反復継続の意思をもってその行為を行うことであり，1回限りであっても反復継続の意思があれば業となる．加えて，反復継続の意思には，仕事であるかどうか，つまり賃金等の報酬を伴うかどうかは関係がない．

法改正以降は，看護師国家試験合格が要件となった．都道府県知事から受ける准看護師免許は，取得後，どこの都道府県でも通用する．

上記の試験に合格しても，免許を受けられない場合がある．

b 欠格事由

保健師助産師看護師法では以下に当てはまる場合は免許を与えないことがある（第9条）．

①罰金以上の刑に処せられた者

②前号に該当する者を除くほか，保健師，助産師，看護師または准看護師の業務に関し犯罪または不正の行為があった者

③心身の障害により保健師，助産師，看護師または准看護師の業務を適正に行うことができない者として厚生労働省令で定めるもの

④麻薬，大麻またはあへんの中毒者

③の心身の障害とは，視覚，聴覚，音声機能もしくは言語機能または精神の機能の障害により保健師，助産師，看護師または准看護師の業務を適正に行うにあたって必要な認知，判断および意思疎通を適切に行うことができない者（同法施行規則第1条）とされている．「免許を与えないことがある」というのは相対的欠格事由といわれ，その程度によっては免許が取得できない場合もある，ということである．一方，絶対的欠格事由とは絶対に免許を取得できないことを示している．看護師等には絶対的欠格事由の定めはないが，医師をはじめいくつかの職種には定められている（p.63参照）．

コラム　**相対的欠格と行政処分**

保助看法第9条に該当する場合には，厚生労働大臣は第14条の行政処分をすることができる．行政処分の決定においては，厚生労働大臣は医道審議会保健師助産師看護師分科会看護倫理部会に審議を依頼し，処分の内容の回答を受けて決定される．学生時代に罰金刑以上の刑を受けた国家試験合格者が免許を申請するときには，第9条に該当する．第9条は「与えないことがある」なので，免許が与えられる場合もある．犯罪の内容や罰則の種類が考慮されると言われている．覚せい剤取締法違反で学生時代に罰金刑を受けたというような人の場合には，看護師の同様のケースが参考にされると思われる[i]．したがって，学生時代であっても十分な注意が必要である．

なお，お金を払う罰則には，反則金（信号無視や車の運転中の携帯電話使用時など）と罰金（飲酒運転や無免許運転など）がある．

● **引用文献**

i）田村やよひ：私たちの拠りどころ　保健師助産師看護師法，日本看護協会出版会，p.105，2015

3 ｜ 籍の登録と免許証の交付

　免許は国家試験または准看護師試験に合格した後,合格者の申請により籍＊に登録される.免許を得た後,婚姻などによって本籍地や氏名に変更が生じた場合は30日以内に戸籍謄本または戸籍抄本を添えて,籍の訂正を行わなければならない.

4 ｜ 免許の取消し・業務停止

　免許が与えられた後,相対的欠格事由に該当する事由が生じた場合,または保健師,助産師もしくは看護師としての品位を損なうような行為のあったときは,厚生労働大臣は,①戒告,②3年以内の業務の停止,③免許の取消しの処分をすることができる(第14条第1項).准看護師についても同様に都道府県知事は,①戒告,②3年以内の業務の停止,③免許の取消しの処分をすることができる(第14条第2項).

　免許の取消し処分になっても,取消しの理由となった事項に該当しなくなったとき,その他その後の事情により再び免許を与えるのが適当であると認められるにいたったときは,再免許を与えることができる(第14条第3項).免許の取消し,業務停止,または再免許にあたって厚生労働大臣は,医道審議会の,都道府県知事は准看護師試験委員の意見を聴かなければならない(第15条第1項,第2項).

　保健師,助産師,看護師が処分を受けた場合または再免許を受ける場合,厚生労働大臣は,再教育研修を受けるよう命ずることができる(第15条の2第1項).准看護師の場合も,都道府県知事は,再教育研修を受けるよう命ずることができる(第15条の2第2項)

5 ｜ 試 験

　保健師国家試験,助産師国家試験,看護師国家試験または准看護師試験は,それぞれ保健師,助産師,看護師または准看護師として必要な知識および技能について,少なくとも毎年1回行う(第17条,第18条)とされている.実際には年1回の開催が通例となっている.なお,試験科目については保健師助産師看護師法施行規則第20〜23条に示されている.

a 看護師国家試験

　看護師国家試験は,次のいずれかに該当する者でなければ受けることができない(第21条).

①文部科学省令・厚生労働省令で定める基準に適合するものとして,文部科学大臣の指定した学校教育法に基づく大学において看護師になるのに必要な学科を修めて卒業した者

②文部科学省令・厚生労働省令で定める基準に適合するものとして，文部科学大臣の指定した学校において3年以上看護師になるのに必要な学科を修めた者

③文部科学省令・厚生労働省令で定める基準に適合するものとして，都道府県知事の指定した看護師養成所を卒業した者

④免許を得た後3年以上業務に従事している准看護師または高等学校もしくは中等教育学校を卒業している准看護師で，①の大学，②の学校，または③の養成所において2年以上修業したもの

⑤外国の看護師の業務に関する学校もしくは養成所を卒業し，または外国において看護師免許に相当する免許を受けた者で，厚生労働大臣が①～③と同等以上の知識および技能を有すると認めたもの

　このように，看護師国家試験受験資格は基本，修業年限が3年以上とされており，これを3年課程という．またこのため，短期大学は通常2年制であるが，短期大学の看護学科は3年制である．なお，③の養成所は主に3年制（定時制は4年制）であるが，一部，4年制の養成所もある．また，高等学校にて看護師教育を一貫して行う5年制の看護師養成コースもある．④では，7年以上業務に従事している准看護師は，通信制の養成所にて2年以上修業することで看護師国家試験受験資格が得られる．

b 准看護師試験

　准看護師試験は，次のいずれかに該当する者でなければ，これを受けることができない（第22条）．

①文部科学省令・厚生労働省令で定める基準に適合するものとして，文部科学大臣の指定した学校において2年の看護に関する学科を修めた者

②文部科学省令・厚生労働省令で定める基準に従い，都道府県知事の指定した准看護師養成所を卒業した者

③a.の看護師国家試験受験資格に該当する者

④外国の看護師の業務に関する学校もしくは養成所を卒業し，または外国において看護師免許に相当する免許を受けた者のうち，a.の看護師国家試験受験資格に該当しない者で，厚生労働大臣の定める基準に従い，都道府県知事が適当と認めたもの

　このように，准看護師試験受験資格は修業年限が2年以上とされており，これを2年課程という．①の学校には高等学校衛生看護科が該当し，3年制（定時制は4年制）である．②の養成所は2年制である．

　また，准看護師試験は，都道府県が行うものであり，国家試験ではない（p.54，「准看護師の定義」参照）．

c 保健師国家試験

　保健師国家試験は，次のいずれかに該当する者でなければ，これを受けることができない（第19条）．②の養成所も修業年限1年以上である．

①文部科学省令・厚生労働省令で定める基準に適合するものとして，文部科学大臣の指定した学校において1年以上保健師になるのに必要な学科を修めた者
②文部科学省令・厚生労働省令で定める基準に適合するものとして，都道府県知事の指定した保健師養成所を卒業した者
③外国の保健師の業務に関する学校もしくは養成所を卒業し，または外国において保健師免許に相当する免許を受けた者で，厚生労働大臣が前二号に掲げる者と同等以上の知識および技能を有すると認めたもの

d 助産師国家試験

　助産師国家試験は，次のいずれかに該当する者でなければ，これを受けることができない（第20条）．②の養成所も修業年限1年以上である．

①文部科学省令・厚生労働省令で定める基準に適合するものとして，文部科学大臣の指定した学校において1年以上助産に関する学科を修めた者
②文部科学省令・厚生労働省令で定める基準に適合するものとして，都道府県知事の指定した助産師養成所を卒業した者
③外国の助産師の業務に関する学校もしくは養成所を卒業し，または外国において助産師免許に相当する免許を受けた者で，厚生労働大臣が前二号に掲げる者と同等以上の知識および技能を有すると認めたもの

6 業務独占と名称独占

a 看護師の業務独占と名称独占

　看護師でない者は，看護師の業務をしてはならない（第31条第1項）．これを看護師の業務独占という．しかし例外があり，医師は医業の範囲で，歯科医師は歯科医業の範囲で看護師の業務ができる．また，保健師および助産師は，看護師の業務を行うことができる．第21次法改正（表Ⅱ-12参照）以前に看護師国家資格を持たずに保健師国家試験や助産師国家試験に合格した者は看護業務を行うことはできるが，第21次法改正後は保健師・助産師国家試験合格の要件として看護師国家試験合格があるので，看護師国家試験に合格しないかぎり看護師の業務はできないことになった．

　看護師でない者は，看護師またはこれに紛らわしい名称を使用してはならない（第42条の3第3項）．これを名称独占という．

b　准看護師の業務独占と名称独占

　准看護師でない者は，准看護師の業務をしてはならない（第32条），とされ，看護師と同様，准看護師の業務独占で，例外があり，医師は医業の範囲で，歯科医師は歯科医業の範囲で准看護師の業務ができる．准看護師でない者は，准看護師またはこれに紛らわしい名称を使用してはならない（第42条の3第4項）とされ，名称独占である．

c　保健師の名称独占

　保健師でない者は，保健師またはこれに紛らわしい名称を使用してはならない（第42条の3第1項）とされ，名称独占である．しかし，保健師が行う保健指導は，看護師と異なり業務独占にはなっておらず，保健師以外の職種（助産師，医師など）も保健指導ができる．

d　助産師の業務独占と名称独占

　助産師でない者は，助産師の業務をしてはならない（第30条）（業務独占）．ただし，医師は助産師の業務ができる．助産師でない者は，助産師またはこれに紛らわしい名称を使用してはならない（第42条の3第2項）（名称独占）．

e　看護師の業務独占の例外

　医師・歯科医師のほかに，歯科衛生士の歯科診療の補助や臨床検査技師が診療補助行為として行う採血など看護師の独占業務の例外がある．

7　義　務

a　届け出の義務

　業務に従事する保健師，助産師，看護師または准看護師は，厚生労働省令で定める2年ごとの年の12月31日現在における氏名，住所その他厚生労働省令で定める事項を，当該年の翌年1月15日までに，その就業地の都道府県知事に届け出なければならない（第33条）．

　この届け出によって，国は働いている看護職者数を把握することができるが，働いていない，いわゆる潜在看護職者がどこにどれだけ存在するのかを把握することはできないということになる．これに対応するため，「看護師等の人材確保の促進に関する法律」（p.83参照）で離職した後に都道府県ナースセンターに届け出る努力義務が定められた．

b　免許取得後の研修受講・自己研鑽の努力義務

　保健師，助産師，看護師および准看護師は，免許を受けた後も，臨床研修その他の研修（保健師等再教育研修および准看護師再教育研修を除く）を受け，その資質の向上を図るように努めなければならない（第28条の2）．医療・看護のニーズが高まる社会の中にあって高度化，複雑化する保健・医療・福祉に対応するために，看護師は国家試験合格後も自己研鑽に努めなければならない（「コラム　新人看護師の臨床研修制度」を参照）．

コラム　　**新人看護師の臨床研修制度**

　1951年当時の実習は102週以上と，3年教育課程の3分の2以上が実習であった．それが基礎，成人などのそれぞれの専門領域ごとの臨地実習が規定される中で，実習時間が短縮され，その結果，学生は十分な臨床実践力を持たないまま卒業していた．1999年ごろから大病院における医療事故をきっかけに，医療安全対策が整備された．一方，病院での実習のあり方も変化し，学生には患者に危険が及ぶ可能性のあるケアはさせない，といつ傾向が強まつくさた．ますます，実践力が不十分なまま，卒業し，医療が高度化する中で，病院は即戦力を求め，十分な臨床実践力のない新人看護師の1年以内の離職が大きな問題になった．

　厚生労働省では2003年に「新人看護職員の臨床実践能力の向上に関する検討会」を開催し，新人看護師の1年後の到達目標を定め，施設側の指導体制のあり方を公表した．2004年以降，新人看護職員研修推進事業，新人助産師に対する医療安全推進モデル事業，新人看護師に対する医療安全推進モデル事業などが進められた．一方で，こうした新人研修を日本全体で徹底させるために，日本看護協会の強い要望があり，議員立法で，臨床研修制度が誕生した．

---

c 特定行為の研修

　看護師の特定行為は，看護業務の診療の補助に含まれる高度な行為で，38行為が規定されている（付録参照）．制度の趣旨について厚生労働省は，「2025年に向けて，さらなる在宅医療等の推進を図っていくためには，個別に熟練した看護師のみでは足りず，医師又は歯科医師の判断を待たずに，手順書により，一定の診療の補助（たとえば脱水時の点滴［脱水の程度の判断と輸液による補正］など）を行う看護師を養成し，確保していく必要があります．このため，その行為を特定し，手順書によりそれを実施する場合の研修制度を創設し，その内容を標準化することにより，今後の在宅医療等を支えていく看護師を計画的に養成していくことが，本制度創設の目的です」[13]と述べている．

　特定行為を手順書により行う看護師は，指定研修機関において，特定行為研修を受けなければならない（第37条の2第1項）．この特定行為は，実践的な理解力，思考力および判断力ならびに高度かつ専門的な知識および技能がとくに必要とされるもの（第37条の2第2項第1号）として，省令で定められている．

d 業務の範囲

　保健師，助産師，看護師または准看護師は，主治の医師または歯科医師の指示があった場合を除くほか，診療機械を使用し，医薬品を授与し，医薬品について指示をしその他医師または歯科医師が行うのでなければ衛生上危害

特定行為研修を組み込んだ新たな認定看護師の養成

日本看護協会は医療提供体制の変化等に対応するため，より水準の高い看護実践ができる認定看護師を社会に送り出すために，2019年2月に認定看護師規程を改正し，2020年から特定行為研修を組み込んだ「B課程認定看護師」の教育を開始した．これまでの認定看護師はA課程認定看護師と呼ばれ，A課程認定看護師は特定行為研修を修了することで2021年から移行手続きが開始された．詳しくは公益社団法人　日本看護協会ホームページ（https://www.nurse.or.jp/nursing/qualification/vision/cn/index.html）を参照．

を生ずるおそれのある行為をしてはならない（第37条）．

療養上の世話について看護師は独自の判断で行うことができるが，診療の補助については，上記のとおり，"主治の医師または歯科医師の指示"が必要である．これには例外があり，臨時応急の手当て，助産師がへその緒を切り，浣腸を施しその他助産師の業務に当然に付随する行為は許されている．なお，手術の執刀，処方などは医師・歯科医師の指示があっても行えない行為とされており，絶対的医行為ともいわれる．

e 守秘義務

保健師，看護師または准看護師は，その業務上知り得た人の秘密を漏らしてはならない．また仕事を辞めた後も業務上の秘密を漏らしてはならない（第42条の2）．助産師については刑法第134条で守秘義務が規定されているので，保助看法では除かれている．

f 保健師の義務

①主治の医師または歯科医師に従う義務：保健師は，傷病者の療養上の指導を行うにあたって主治の医師または歯科医師があるときは，その指示を受けなければならない（第35条）．

②保健所長に従う義務：保健師は，その業務に関して就業地を管轄する保健所の長の指示を受けたときは，これに従わなければならない（第36条）．ただし，主治医がいる場合には主治医の指示が優先する．

g 助産師の義務

①異常がある場合の処置の禁止：助産師は，妊婦，産婦，じょく婦，胎児または新生児に異常があると認めたときは，医師の診療を求めさせることを要し，自らこれらの者に対して処置をしてはならない．ただし，臨時応急の手当については，この限りでない（第38条）．

②応招義務：業務に従事する助産師は，助産または妊婦，じょく婦もしくは新生児の保健指導の求めがあった場合は，正当な事由がなければ，これを拒んではならない（第39条第1項）．応招義務とは，上記の対象者が保健指導を求めてきた場合にそれに応じる義務である．正当な事由とは，助

メモ
医師，歯科医師，薬剤師にも同種の応招義務がある．

産師がその場に不在であったり，他の対象者の対応で手が離せないなどの場合である．報酬の有無は関係なく応じなければならない．

③証明文書に関する義務：分娩の介助または死胎の検案*をした助産師は，出生証明書，死産証書または死胎検案書の交付の求めがあった場合は，正当な事由がなければ，これを拒んではならない（第39条第2項）．助産師は，自ら分娩の介助または死胎の検案をしないで，出生証明書，死産証書または死胎検案書を交付してはならない（第40条）．

④刑事上の届け出義務：助産師は，妊娠四月以上の死産児を検案して異常があると認めたときは，二十四時間以内に所轄警察署にその旨を届け出なければならない（第41条）．

⑤助産録に関する義務：助産師が分娩の介助をしたときは，助産に関する事項を遅滞なく助産録に記載しなければならない（第42条第1項）．助産録は，その病院，診療所または助産所の管理者において，その他の助産に関するものは，その助産師において，5年間これを保存しなければならない（第42条第2項）．

> **＊検案**
> 死体について死亡の事実を医学的に確認すること．

コラム

なぜ保健師助産師看護師法には看護記録は義務づけられていないのか？

　診療に関する諸記録（病院：医療法第21条第9号，地域医療支援病院：第22条第2号，特定機能病院：第22条の2第3号）の1つとして，「看護記録」が規定されている（医療法施行規則第21条の5）．しかし，保健師助産師看護師法では，保健師と看護師には記録の義務がない．それはなぜであろうか．

　2005年「医療安全の確保に向けた保健師助産師看護師法等のあり方に関する検討会」では看護記録についても検討されている．田村やよひ氏は，記録は専門職の基本的責務である[i]と述べている．保健師助産師看護師法制定当時は，医師に診療録の作成・保存義務をかけているので，看護師には記録の義務をかける必要がないと考えられたようである．検討会では，外来や社会福祉施設などでの看護記録の実態が把握できないため，すべての看護師に記録を義務づけることは難しいということになったそうである．義務とすれば，記録をしなかった場合，罰則がかかることから慎重に対応する必要があったのである．しかしながら，医療の質の向上，情報提供などが求められる今日，何もしないわけにもいかなかった．そこで，医療法施行規則にすべての一般病院においても看護記録を保管することになったそうである．

●**引用文献**

i）田村やよひ：私たちの拠りどころ　保健師助産師看護師法，日本看護協会出版会，p.145，2015

C その他の医療職・関連職種の身分法

1 その他の医療職・関連職種の概要

　これまで看護職の身分を規定する法律をみてきた．同じように，その他の医療関連職種においても，おおむね，その身分を規定する法律がある．法律名には，その職種名が必ず含まれている．ここでは，医師，歯科医師，薬剤師，臨床検査技師，理学療法士，作業療法士，言語聴覚士，臨床工学技士，診療放射線技師，救急救命士，公認心理師，精神保健福祉士，社会福祉士，介護福祉士について解説する．他にも視能訓練士，義肢装具士，柔道整復師などさまざまな医療関連職種があるが，ここではすべてをあげることはできないため，他書を参考にされたい．

　各法律の解説の前に，これから取り上げる職種について，看護職において解説した内容が他の職種ではどのようになっているのか，以下に概要をまとめた．

- すべて厚生労働省の管轄（公認心理師試験は文部科学省との共同所管）の国家試験による国家資格である．准看護師が都道府県知事試験による資格であることの特異性がわかる．
- 受験資格が大学卒に限定されているのは，医師，歯科医師，薬剤師だけである．
- 免許制と登録制があり，登録制は精神保健福祉士，公認心理師，社会福祉士，介護福祉士である．
- 欠格事由について，絶対的欠格事由があるのは医師，歯科医師，薬剤師，公認心理師，精神保健福祉士，社会福祉士，介護福祉士である．
- ここであげる職種は，すべて名称独占が与えられているが，業務独占は，医師，歯科医師，薬剤師，診療放射線技師にのみ与えられている．
- 他の医療職との連携について，法律上で明記されているのは臨床工学技士，診療放射線技師，救急救命士，公認心理師，精神保健福祉士，社会福祉士，介護福祉士，言語聴覚士である．
- すべての職種において守秘義務がある．応招義務があるのは医師，歯科医師，薬剤師，助産師である．

> **メモ**
> 国家資格であるあん摩マッサージ指圧師，はり師，きゅう師，柔道整復師には名称独占がない．

　それでは，以下に，各職種の身分法について解説する．

2 医師法 （昭和23年法律第201号）

a 医師の任務と免許

1）医師の任務

　医師は，医療および保健指導を掌（つかさど）ることによって公衆衛生の向上および増

進に寄与し，もって国民の健康な生活を確保するものとする（第1条）．

2) 医師の要件と免許

医師になろうとする者は，医師国家試験に合格し，厚生労働大臣の免許を受けなければならない（第2条）．免許は，未成年者（20歳未満の者）には与えない（第3条）として，絶対的欠格事由を定めている．さらに①心身の障害により医師の業務を適正に行うことができない者，②麻薬，大麻またはあへんの中毒者，③罰金以上の刑に処せられた者，④医事に関し犯罪または不正の行為のあった者には与えないことがある（第4条），として相対的欠格事由を定めている．相対的欠格事由に該当した場合，または医師としての品位を損するような行為のあったとき厚生労働大臣は，①戒告，②3年以内の医業の停止，③免許の取消しの処分をすることができる（第7条）．

b　届け出

医師は，厚生労働省令で定める2年ごとの年の12月31日現在における氏名，住所（医業に従事する者については，さらにその場所）その他厚生労働省令で定める事項を，当該年の翌年1月15日までに，厚生労働大臣に届け出なければならない（第6条第3項）．

c　試験の実施と受験資格

1) 試験の実施

医師国家試験は，毎年少なくとも一回，厚生労働大臣によって（第10条第1項），臨床上必要な医学および公衆衛生に関して，医師として具有すべき知識および技能について行う（第9条）．

2) 受験資格

①大学において，医学の正規の課程を修めて卒業した者，②医師国家試験予備試験に合格した者で，合格した後1年以上の診療および公衆衛生に関する実地修練を経たもの，③外国の医学校を卒業し，または外国で医師免許を得た者で，厚生労働大臣が①②に掲げる者と同等以上の学力および技能を有し，かつ，適当と認定したもの（第11条）．

d　医師国家試験予備試験

医師国家試験予備試験は，毎年少なくとも一回，厚生労働大臣によって行われ（第10条），外国の医学校を卒業し，または外国で医師免許を得た者のうち，医師国家試験受験資格に該当しない者であって，厚生労働大臣が適当と認定したものでなければ受けることができない（第12条）．

e　臨床研修

診療に従事しようとする医師は，2年以上，医学を履修する課程を置く大学に附属する病院または厚生労働大臣の指定する病院において，臨床研修を受けなければならない（第16条の2第1項）．

f　業務独占と名称独占

医師でなければ，医業をなしてはならない（第17条）．また，医師でなけ

> **コラム** **応招義務（医師・歯科医師の応招義務に関する医政局長通知（2019年12月25日）の要約のポイント）**
>
> - 医師法第19条第1項及び歯科医師法第19条第1項の応招義務は医師または歯科医師が個人として国に対して負担する公法上の義務であり，医師または歯科医師の患者に対する私法上の義務ではない．（国に対する義務であって，患者個人に対し"応招義務"を負っているわけではない）
> - 労使協定，労働契約の範囲を超えた診療指示については，使用者と勤務医の労働関係法令上の問題であり，応招義務の問題ではない．（診療外時間・勤務外時間に診療を使用者から命じられた場合，応急処置をとること，救急対応の医療機関に対応を依頼するのが望ましいが，原則，公法・私法上の責任を問われることはない）
> - 診療の求めに応じないことが正当化される例として，緊急対応が必要でない場合において，患者の迷惑行為（診療内容と関係のないクレームを繰り返すなど）があるなどにより，診療の基礎となる信頼関係が喪失している場合をあげている．

れば，医師またはこれに紛らわしい名称を用いてはならない（第18条）として，医師の業務独占，名称独占が規定されている．

g 義 務

1）応招義務

　診療に従事する医師は，診察治療の求めがあった場合には，正当な事由がなければ，これを拒んではならない（第19条第1項）として，応招義務がある．

2）証明文書に関する義務

　診察もしくは検案をし，または出産に立ち会った医師は，診断書もしくは検案書または出生証明書もしくは死産証書の交付の求めがあった場合には，正当の事由がなければ，これを拒んではならない（第19条第2項）．

3）無診察治療の禁止

　医師は，自ら診察しないで治療をし，もしくは診断書もしくは処方箋を交付し，自ら出産に立ち会わないで出生証明書もしくは死産証書を交付し，または自ら検案をしないで検案書を交付してはならない．ただし，診療中の患者が受診後二十四時間以内に死亡した場合に交付する死亡診断書については，この限りでない（第20条）．

4）異状死の警察への届け出

　医師は，死体または妊娠四月以上の死産児を検案して異状があると認めたときは，二十四時間以内に所轄警察署に届け出なければならない（第21条）．

5）処方箋交付の義務

　医師は，患者に対し治療上薬剤を調剤して投与する必要があると認めた場合には，患者または現にその看護にあたっている者に対して処方箋を交付し

なければならない（第22条）．ただし，次の場合には交付しなくてもよい．

①暗示的効果を期待する場合において（p.68側注参照），処方箋を交付することがその目的の達成を妨げるおそれがある場合
②処方箋を交付することが診療または疾病の予後について患者に不安を与え，その疾病の治療を困難にするおそれがある場合
③病状の短時間ごとの変化に即応して薬剤を投与する場合
④診断または治療方法の決定していない場合
⑤治療上必要な応急の措置として薬剤を投与する場合
⑥安静を要する患者以外に薬剤の交付を受けることができる者がいない場合
⑦覚醒剤を投与する場合
⑧薬剤師が乗り組んでいない船舶内において薬剤を投与する場合

6）保健指導の義務

医師は，診療をしたときは，本人またはその保護者に対し，療養の方法その他保健の向上に必要な事項の指導をしなければならない（第23条）．

7）診療録に記載する義務

医師は，診療をしたときは，遅滞なく診療に関する事項を診療録に記載しなければならない（第24条第1項）．また，これら診療録は，病院または診療所に勤務する医師の診療に関するものはその病院または診療所の管理者において，その他の診療に関するものは，その医師において，5年間これを保存しなければならない（第24条第2項）．

8）守秘義務

医師は正当な理由なく，業務上取り扱った人の秘密を漏らしてはいけない．医師の守秘義務は，助産師と同様，刑法第134条に規定されている．

③　歯科医師法（昭和23年法律第202号）

ⓐ 歯科医師の任務と免許

1）歯科医師の任務

歯科医師は，歯科医療および保健指導を掌ることによって，公衆衛生の向上および増進に寄与し，もって国民の健康な生活を確保するものとする（第1条）．

2）歯科医師の要件と免許

歯科医師になろうとする者は，歯科医師国家試験に合格し，厚生労働大臣の免許を受けなければならない（第2条）．

3）欠格事由

未成年者には，免許を与えない（第3条）として，絶対的欠格事由を定め

ている．そして，医師と同様に①心身の障害により歯科医師の業務を適正に行うことができない者，②麻薬，大麻またはあへんの中毒者，③罰金以上の刑に処せられた者，④医事に関し犯罪または不正の行為のあった者は免許を与えないことがある（第4条）として，相対的欠格事由を定めている．そのような状況になった場合に，厚生労働大臣が①戒告，②3年以内の歯科医業の停止，③免許の取消しなどの処分をすることも医師法と同様である．

b 届け出

歯科医師は，厚生労働省令で定める2年ごとの年の12月31日現在における氏名，住所（歯科医業に従事する者については，さらにその場所）その他厚生労働省令で定める事項を，当該年の翌年1月15日までに，その住所地の都道府県知事を経由して厚生労働大臣に届け出なければならない．

c 試験の実施と受験資格

1）試験の実施

歯科医師国家試験は，臨床上必要な歯科医学および口腔衛生に関して，歯科医師として具有すべき知識および技能について（第9条），毎年少なくとも一回，厚生労働大臣が行う（第10条第1項）．

2）受験資格

歯科医師国家試験は，①大学において，歯学の正規の課程を修めて卒業した者，②歯科医師国家試験予備試験に合格した者で，合格した後1年以上の診療および口腔衛生に関する実地修練を経たもの，または③外国の歯科医学校を卒業し，または外国で歯科医師免許を得た者で，厚生労働大臣が①②に掲げる者と同等以上の学力および技能を有し，かつ，適当と認定したものでなければ受けることができない（第11条）．

d 臨床研修

診療に従事しようとする歯科医師は，1年以上，歯学もしくは医学を履修する課程を置く大学に附属する病院，または厚生労働大臣の指定する病院もしくは診療所において，臨床研修を受けなければならない．

e 業務独占と名称独占

歯科医師でなければ，歯科医業をなしてはならない（第17条）．また，歯科医師でなければ，歯科医師またはこれに紛らわしい名称を用いてはならない（第18条）として，業務独占，名称独占が規定されている．

f 義 務

1）応招義務

診療に従事する歯科医師は，診察治療の求めがあった場合には，正当な事由がなければ，これを拒んではならない（第19条第1項）として，応招義務がある．

2）診断書の交付義務

診療をなした歯科医師は，診断書の交付の求めがあった場合は，正当な事

由がなければ，これを拒んではならない（第19条第2項）．

3）無診察による治療・処方箋交付の禁止

　歯科医師は，自ら診察しないで治療をし，または診断書もしくは処方箋を交付してはならない（第20条）．

4）処方箋交付の義務

　歯科医師は，患者に対し治療上薬剤を調剤して投与する必要があると認めた場合には，患者または看護にあたっている者に対して処方箋を交付しなければならない（第21条）．ただし，以下の場合はこの限りではない．

①患者または看護にあたっている者が処方箋の交付を必要としない旨を申し出た場合

②プラシーボ効果*のように暗示的効果を期待する場合において，処方箋を交付することがその目的の達成を妨げるおそれがある場合

③処方箋の交付が患者に不安を与え，その疾病の治療を困難にするおそれがある場合

④病状の短時間ごとの変化に即応して薬剤を投与する場合

⑤診断または治療方法の決定していない場合

⑥治療上必要な応急の措置として薬剤を投与する場合

⑦安静を要する患者以外に薬剤の交付を受けることができる者がいない場合

⑧薬剤師が乗り組んでいない船舶内において，薬剤を投与する場合

> **＊プラシーボ効果**
> 偽薬効果ともいわれる．薬理作用によらない暗示的治癒効果を示すもので，一般的には，内服では乳糖，注射では生理食塩水などが使われる．

5）保健指導の義務

　歯科医師は，診療をしたときは，本人またはその保護者に対し，療養の方法その他保健の向上に必要な事項の指導をしなければならない（第22条）．

6）診療録の記載とその保管義務

　歯科医師は，診療をしたときは，遅滞なく診療に関する事項を診療録に記載しなければならない（第23条第1項）．また，診療録は，病院または診療所に勤務する歯科医師の診療に関するものはその病院または診療所の管理者において，その他の診療に関するものは，その歯科医師において，5年間これを保存しなければならない（第23条第2項）．

7）守秘義務

　医師，助産師と同様に正当な理由なく業務上取り扱った人の秘密をもらしてはいけないこととなっており，刑法第134条で規定されている．

4　薬剤師法（昭和35年法律第146号）

a　任　務

　薬剤師は，調剤，医薬品の供給その他薬事衛生を司ることによって，公衆衛生の向上および増進に寄与し，もって国民の健康な生活を確保するものと

する（第1条）.

b 免許と要件

1）薬剤師の免許

薬剤師の免許は，薬剤師国家試験に合格した者に対して与える（第3条）.

2）欠格事由

未成年者には，免許を与えない（第4条）として絶対的欠格事由が規定されている．また，①心身の障害により薬剤師の業務を適正に行うことができない者，②麻薬，大麻またはあへんの中毒者，③罰金以上の刑に処せられた者，④薬事に関し犯罪または不正の行為があった者は，免許を与えないことがある，として相対的欠格事由が定められている（第5条）.

c 試験の実施と受験資格

試験は，毎年少なくとも一回，厚生労働大臣が行う（第12条第1項）．受験資格は，①大学において，薬学の正規の課程を修めて卒業した者，②外国の薬学校を卒業し，または外国の薬剤師免許を受けた者で，厚生労働大臣が①に掲げる者と同等以上の学力および技能を有すると認定したもの（第15条）である.

d 業務独占と名称独占

薬剤師でない者は，販売または授与の目的で調剤してはならない（第19条）として業務独占が規定されている．ただし，医師，歯科医師，獣医師が自己の処方箋により自ら調剤するときは，この限りでない．さらに，薬剤師でなければ，薬剤師またはこれに紛らわしい名称を用いてはならない（第20条）として名称独占が規定されている.

e 義 務

1）調剤の求めに応じる義務

調剤に従事する薬剤師が，調剤の求めがあった場合には，正当な理由がなければ，これを拒んではならない（第21条）として，応招義務がある.

2）薬局以外での調剤の禁止

薬剤師は，医師または歯科医師が交付した処方箋により，医療を受ける者の居宅等において調剤の業務を行う場合を除き，原則として薬局以外の場所で，販売または授与の目的で調剤してはならない（第22条）.

3）処方箋によらない調剤の禁止

薬剤師は，医師，歯科医師または獣医師の処方箋によらなければ，販売または授与の目的で調剤してはならない（第23条第1項）.

4）処方箋に関する疑義

薬剤師は，処方箋中に疑わしい点があるときは，その処方箋を交付した医師，歯科医師または獣医師に問い合わせ，疑わしい点を確かめた後でなければ，調剤してはならない（第24条）.

5）調剤した薬剤への用法等の表記

薬剤師は，調剤した薬剤の容器または被包に，処方箋に記載された患者の氏名，用法，用量などを記載しなければならない（第25条）.

6）薬剤に対する情報提供と指導

薬剤師は，調剤した薬剤の適正な使用のため，調剤したときは，患者または看護にあたっている者に対し，必要な情報の提供，薬学的知見に基づく指導を行わなければならない（第25条の2）.

7）調剤した処方箋への署名等

薬剤師は，調剤したときは，その処方箋に，調剤済みの旨，調剤年月日などを記入し，かつ，記名押印，または署名しなければならない（第26条）.

8）調剤した処方箋の保存

薬局開設者は，当該薬局で調剤済みとなった処方箋を，調剤済みとなった日から3年間，保存しなければならない（第27条）.

9）調剤録の整備

薬局開設者は，薬局に調剤録を備えなければならない．調剤録を，最終の記入の日から3年間，保存しなければならない（第28条第1項，第28条第3項）.

10）守秘義務

医師，助産師と同様に正当な理由なく業務上取り扱った人の秘密をもらしてはいけないこととなっており，刑法第134条で規定されている.

5 臨床検査技師等に関する法律（昭和33年法律第76号）

a 定 義

臨床検査技師とは，厚生労働大臣の免許を受けて，臨床検査技師の名称を用いて，医師または歯科医師の指示の下に，人体から排出され，又は採取された検体の検査として厚生労働省会で定めるもの（以下，検体検査という）および厚生労働省令で定める生理学的検査を行うことを業とする者をいう（第2条）. 具体的には，微生物学的検査，免疫学的検査，血液学的検査，病理学的検査，尿・糞便等一般検査，生化学的検査，遺伝子関連，染色体検査などがある.

b 免許とその要件

1）免 許

臨床検査技師の免許は，臨床検査技師国家試験に合格した者に対して与える（第3条）.

2）欠格事由

相対的欠格事由があり，①心身の障害により業務を適正に行うことができない者，②麻薬，あへんまたは大麻の中毒者，③検査の業務に関し，犯罪または不正の行為があった者には免許を与えないことができる（第4条）, とし

ている.

c　業務独占と名称独占

臨床検査技師でない者は，臨床検査技師という名称またはこれに紛らわしい名称を使用してはならない（第20条）とされ，名称独占である．業務独占の規定はない.

d　診療の補助業務

臨床検査技師は，保健師助産師看護師法の規定にかかわらず，診療の補助として採血および医師または歯科医師の具体的な指示を受けて行う検体採取，生理学的検査を行うことができる（第20条の2第1項）.

e　義　務

1）信用失墜行為の禁止

臨床検査技師は，臨床検査技師の信用を傷つけるような行為をしてはならない（第18条）.

2）守秘義務

看護師と同様，守秘義務があり臨床検査技師は，正当な理由がなく業務上取り扱ったことについて知り得た秘密を他に漏らしてはならない．臨床検査技師でなくなった後においても，同様とする（第19条）.

6 | 理学療法士及び作業療法士法（昭和40年法律第137号）

a　定　義

①理学療法とは：身体に障害のある者に対し，主としてその基本的動作能力の回復を図るため，治療体操その他の運動を行わせ，および電気刺激，マッサージ，温熱その他の物理的手段を加えることをいう（第2条第1項）.

②作業療法とは：身体または精神に障害のある者に対し，主としてその応用的動作能力または社会的適応能力の回復を図るため，手芸，工作その他の作業を行わせることをいう（第2条第2項）.

③理学療法士とは：厚生労働大臣の免許を受けて，理学療法士の名称を用いて，医師の指示の下に，理学療法を行うことを業とする者をいう（第2条第3項）.

④作業療法士とは：厚生労働大臣の免許を受けて，作業療法士の名称を用いて，医師の指示の下に，作業療法を行うことを業とする者をいう（第2条第4項）.

b　免許とその要件

1）免　許

理学療法士または作業療法士になろうとする者は，理学療法士国家試験または作業療法士国家試験に合格し，厚生労働大臣の免許を受けなければならない（第3条）.

2）欠格事由

　相対的欠格事由があり，①罰金以上の刑に処せられた者，②理学療法士または作業療法士の業務に関し犯罪または不正の行為があった者，③心身の障害により業務を適正に行うことができない者，④麻薬，大麻またはあへんの中毒者には免許を与えないことがある（第4条）．

c 業務独占と名称独占

　理学療法士でない者，作業療法士でない者は，理学療法士・作業療法士という名称またはその他紛らわしい名称を使用してはならない（第17条第1項，第17条第2項）とされ，名称独占である．業務独占の規定はない．

d 診療の補助業務

　理学療法士または作業療法士は，保健師助産師看護師法の規定にかかわらず，診療の補助として理学療法または作業療法を行うことができる（第15条第1項）．また，理学療法士が，病院もしくは診療所において，または医師の具体的な指示を受けて，理学療法として行うマッサージについては，あん摩マッサージ指圧師，はり師，きゅう師等に関する法律の規定は，適用しない（第15条第2項），として，あん摩マッサージ指圧師が業務独占としているマッサージをすることができる．

e 守秘義務

　理学療法士または作業療法士は，正当な理由がある場合を除き，その業務上知り得た人の秘密を他に漏らしてはならない．理学療法士または作業療法士でなくなった後においても，同様とする（第16条）．

7 言語聴覚士法（平成9年法律第132号）

　脳梗塞等の疾病発症に伴う失語症や聴覚障害，言葉の発達の遅れなどの問題の原因や対処法を見出すために検査訓練，指導，助言等を行う専門職が言語聴覚士である．

a 定義

　言語聴覚士は厚生労働大臣の免許を受けて，言語聴覚士の名称を用いて，音声機能，言語機能または聴覚に障害のある者についてその機能の維持向上を図るため，言語訓練その他の訓練，これに必要な検査および助言，指導その他の援助を行うことを業とする者をいう（第2条）．

b 免許と登録

　言語聴覚士になろうとする者は，言語聴覚士国家試験に合格し（第3条），免許は言語聴覚士名簿に登録することによって行われる（第6条）．

c 欠格事由

　相対的欠格事由があり，①罰金以上の刑に処せられた者，②言語聴覚士の業務に関し犯罪または不正の行為があった者，③心身の障害により言語聴覚士の業務を適正に行うことができない者として厚生労働省令で定めるもの，

④麻薬，大麻またはあへんの中毒者には免許を与えないことがある（第4条）．

d 業務

言語聴覚士は保健師助産師看護師法の規定にかかわらず，診療の補助として医師，歯科医師の指示の下に嚥下訓練，人工内耳の調整，機器を用いる聴力検査等厚生労働省令で定める行為を行うことを業とすることができる（第42条）．したがって業務独占ではない．

また，業務を行うにあたっては，医師，歯科医師その他の医療従事者と緊密な連携を図り適正な医療の確保に努めなければならず，音声機能，言語機能または聴覚に障害がある者に主治の医師，歯科医師があるときはその指導を受けなければならない（第43条）．

e 守秘義務

言語聴覚士は正当な理由がなく，その業務上知り得た人の秘密を漏らしてはならない．言語聴覚士でなくなった後においても，同様とする（第44条）．

f 名称独占

言語聴覚士でない者は，言語聴覚士またはこれに紛らわしい名称を用いてはならない（第45条）．

8 臨床工学技士法（昭和62年法律第60号）

a 定義

①生命維持管理装置とは：人の呼吸，循環または代謝の機能の一部を代替し，または補助することが目的とされている装置をいう（第2条第1項）．

②臨床工学技士とは：厚生労働大臣の免許を受けて，臨床工学技士の名称を用いて，医師の指示の下に，生命維持管理装置の操作および保守点検を行う者をいう（第2条第2項）．

b 免許と要件

1）免許

臨床工学技士になろうとする者は，臨床工学技士国家試験に合格し，厚生労働大臣の免許を受けなければならない（第3条）．

2）欠格事由

相対的欠格事由があり，①罰金以上の刑に処せられた者，②臨床工学技士の業務に関し犯罪または不正の行為があった者，③心身の障害により業務を適正に行うことができない者，④麻薬，大麻またはあへんの中毒者には免許を与えないことがある（第4条）．

c 業務独占と名称独占

臨床工学技士でない者は，臨床工学技士またはこれに紛らわしい名称を使用してはならない（第41条）とされ，名称独占である．業務独占の規定はない．

d 業　務

1）診療の補助業務

　臨床工学技士は，保健師助産師看護師法の規定にかかわらず，診療の補助として生命維持管理装置の操作を行うことを業とすることができる（第37条第1項）．

2）特定行為の制限

　臨床工学技士は，医師の具体的な指示を受けなければ，厚生労働省令で定める生命維持管理装置の操作を行ってはならない（第38条）．

e 義　務

1）他の医療職種との連携

　臨床工学技士は，その業務を行うにあたっては，医師その他の医療関係者との緊密な連携を図り，適正な医療の確保に努めなければならない（第39条）．

2）守秘義務

　臨床工学技士は，正当な理由がなく，その業務上知り得た人の秘密を漏らしてはならない．臨床工学技士でなくなった後においても，同様とする（第40条）．

9　診療放射線技師法（昭和26年法律第226号）

a 定　義

1）放射線とは

　次に掲げる電磁波または粒子線をいう．①アルファ線およびベータ線，②ガンマ線，③100万電子ボルト以上のエネルギーを有する電子線，④エックス線，⑤その他政令で定める電磁波または粒子線（陽子線および重イオン線，中性子線）（第2条第1項）

2）診療放射線技師とは

　厚生労働大臣の免許を受けて，医師または歯科医師の指示の下に，放射線を人体に対して照射することを業とする者をいう（第2条第2項）．

b 免許と要件

1）免　許

　診療放射線技師になろうとする者は，診療放射線技師国家試験に合格し，厚生労働大臣の免許を受けなければならない（第3条）．

2）欠格事由

　相対的欠格事由があり，①心身の障害により診療放射線技師の業務を適正に行うことができない者，②業務に関して犯罪または不正の行為があった者には免許を与えないことがある（第4条）．

c 業務独占と名称独占

　医師，歯科医師または診療放射線技師でなければ，放射線を人体に照射す

ることをしてはならない（第24条），として業務独占が規定されている．また，診療放射線技師でなければ，診療放射線技師という名称またはこれに紛らわしい名称を用いてはならない（第25条），として名称独占が規定されている．

d 業 務

1）画像診断装置を用いた検査業務等

診療放射線技師は，診療の補助として，①医師または歯科医師の指示の下で，磁気共鳴画像診断装置その他の画像による診断を行うための装置を用いた検査を行うこと，②検査に関連する行為として，医師または歯科医師の具体的な指示を受けて，政令で定めるもの（磁気共鳴画像診断装置，超音波診断装置，眼底写真撮影装置，核医学診断装置を用いた検査）を行うことができる（第24条の2）．

さらに厚生労働省令で具体的な指示をうけた場合には，①静脈路に造影剤注入装置を接続し，操作，抜針，止血する行為，②下部消化管検査のために肛門にカテーテルを挿入する行為，カテーテルから造影剤，および空気を注入する行為，③画像誘導放射線治療のために肛門にカテーテルを挿入する行為，カテーテルから空気を吸引する行為ができる．

2）業務上の制限

診療放射線技師は，医師または歯科医師の具体的な指示を受けなければ，放射線を人体に対して照射してはならない（第26条第1項）．

また，診療放射線技師は，病院または診療所以外の場所において業務を行ってはならない．ただし，①医師または歯科医師が診察した患者について，その医師または歯科医師の指示を受け，出張して100万電子ボルト未満のエネルギーを有するエックス線を照射する場合，②多数の者の健康診断を行う場合で，胸部エックス線検査，その他の厚生労働省令で定める検査のため100万電子ボルト未満のエネルギーを有するエックス線を照射するとき，③多数の者の健康診断を行う場合で，医師または歯科医師の立会いの下に100万電子ボルト未満のエネルギーを有するエックス線を照射するとき（②に掲げる場合を除く．）はこの限りではない（第26条第2項）．

e 義 務

1）他の医療関係者との連携

診療放射線技師は，その業務を行うにあたっては，医師その他の医療関係者との緊密な連携を図り，適正な医療の確保に努めなければならない（第27条）．

2）照射録の作成義務

診療放射線技師は，放射線を人体に対して照射したときは，遅滞なく厚生労働省令で定める事項を記載した照射録を作成し，その照射について指示をした医師または歯科医師の署名を受けなければならない（第28条第1項）．

3）守秘義務

　診療放射線技師は，正当な理由がなく，その業務上知り得た人の秘密を漏らしてはならない．診療放射線技師でなくなった後においても，同様とする（第29条）．

10 救急救命士法（平成3年法律第36号）

a 定 義

1）救急救命処置とは

　その症状が著しく悪化するおそれがあり，もしくはその生命が危険な状態にある傷病者が病院もしくは診療所に搬送されるまでの間または重度傷病者が病院もしくは診療所に到着し当該病院もしくは診療所に入院するまでの間に，当該重度傷病者に対して行われる気道の確保，心拍の回復その他の処置であって，当該重度傷病者の症状の著しい悪化を防止し，またはその生命の危険を回避するために緊急に必要なものをいう（第2条第1項）．

2）救急救命士とは

　厚生労働大臣の免許を受けて，救急救命士の名称を用いて，医師の指示の下に，救急救命処置を行うことを業とする者（第2条第2項）をいう．

b 免許と要件

1）免 許

　救急救命士になろうとする者は，救急救命士国家試験に合格し，厚生労働大臣の免許を受けなければならない（第3条）．

2）欠格事由

　相対的欠格事由があり，①罰金以上の刑に処せられた者，②救急救命士の業務に関し犯罪または不正の行為があった者，③心身の障害により業務を適正に行うことができない者，④麻薬，大麻またはあへんの中毒者には免許を与えないことがある（第4条）．

c 業務独占と名称独占

　救急救命士でない者は，救急救命士またはこれに紛らわしい名称を使用してはならない（第48条）とされ，名称独占である．業務独占の規定はない．

d 業 務

1）診療の補助業務

　救急救命士は，保健師助産師看護師法の規定にかかわらず，診療の補助として救急救命処置を行うことを業とすることができる（第43条第1項）．

2）特定行為の制限

　救急救命士は，医師の具体的な指示を受けなければ，厚生労働省令で定める救急救命処置を行ってはならない（第44条第1項）．また，救急救命士は，救急用自動車その他の重度傷病者を搬送するための救急用自動車等以外の場所においてその業務を行ってはならない．ただし，病院または診療所への搬

送のため重度傷病者を救急用自動車等に乗せるまでの間において救急救命処置を行うことが必要と認められる場合は, この限りでない（第44条第2項）.

e 義　務

1）他の医療職種との連携

救急救命士は, その業務を行うにあたっては, 医師その他の医療関係者との緊密な連携を図り, 適正な医療の確保に努めなければならない（第45条）.

2）救急救命処置録の記載と保存

救急救命士は, 救急救命処置を行ったときは, 遅滞なく厚生労働省令で定める事項を救急救命処置録に記載し（第46条第1項）, 救急救命士が勤務する機関, あるいは救急救命士が5年間保存しなければならない（第46条第2項）.

3）守秘義務

救急救命士は, 正当な理由がなく, その業務上知り得た人の秘密を漏らしてはならない. 救急救命士でなくなった後においても, 同様とする（第47条）.

11 公認心理師法（平成27年法律第68号）

これまで臨床心理士や臨床発達心理士などの心理専門職は国家資格ではなかった. 心の問題に対するニーズは日常生活だけでなく災害時などでも必要性が高まっている.

a 定義・業務

公認心理師とは, 公認心理師の名称を用いて, 保健医療, 福祉, 教育その他の分野において, 心理学に関する専門的知識および技術をもって, ①心理に関する支援を要する者の心理状態を観察し, その結果を分析すること, ②心理に関する支援を要する者に対し, その心理に関する相談に応じ, 助言, 指導その他の援助を行うこと, ③心理に関する支援を要する者の関係者に対し, その相談に応じ, 助言, 指導その他の援助を行うこと, ④心の健康に関する知識の普及を図るための教育および情報の提供を行う者をいう（第2条）.

b 欠格事由

絶対的欠格事由があり, 次のいずれかに該当する者は, 公認心理師となることができない. ①心身の故障により公認心理師の業務を適正に行うことができない者として文部科学省令・厚生労働省令で定めるもの, ②禁錮以上の刑に処せられ, その執行を終わり, または執行を受けることがなくなった日から起算して2年を経過しない者, ③この法律の規定その他保健医療, 福祉または教育に関する法律の規定であって政令で定めるものにより, 罰金の刑に処せられ, その執行を終わり, または執行を受けることがなくなった日から起算して2年を経過しない者, ④信用失墜行為や虚偽または不正の事実に基づいて登録を受けた場合などにより登録を取り消され, その取消しの日か

ら起算して2年を経過しない者（第3条，第32条第2号，第32条第2項ほか）．

c 登録

1）登録の手続き

公認心理師となる資格を有する者が公認心理師となるには，公認心理師登録簿に，氏名，生年月日その他文部科学省令・厚生労働省令で定める事項の登録を受けなければならない（第28条）．

2）公認心理師登録証の交付

文部科学大臣および厚生労働大臣は，公認心理師の登録をしたときは，申請者に第28条に規定する事項を記載した公認心理師登録証を交付する（第30条）．

d 名称独占

公認心理師でない者は，公認心理師という名称を使用してはならない．また，公認心理師でない者は，その名称中に心理師という文字を用いてはならない（第44条第1項，第2項）とされ，名称独占である．業務独占の規定はない．

e 義務

1）信用失墜行為の禁止

公認心理師は，公認心理師の信用を傷つけるような行為をしてはならない（第40条）．

2）守秘義務

公認心理師は，正当な理由がなく，その業務に関して知り得た人の秘密を漏らしてはならない．公認心理師でなくなった後においても，同様とする（第41条）．

3）他の保健医療・福祉・教育職にある者との連携

公認心理師は，その業務を行うにあたっては，その担当する者に対し，保健医療，福祉，教育等が密接な連携の下で総合的かつ適切に提供されるよう，これらを提供する者その他の関係者等との連携を保たなければならない（第42条第1項）．

4）主治医の指示に従う義務

公認心理師は，その業務を行うにあたって心理に関する支援を要する者に当該支援に係る主治の医師があるときは，その指示を受けなければならない（第42条第2項）．

5）自己研鑽の努力義務

公認心理師は，国民の心の健康を取り巻く環境の変化による業務の内容の変化に適応するため，第2条各号に掲げる行為に関する知識および技能の向上に努めなければならない（第43条）．

12 精神保健福祉士法 （平成9年法律第131号）

a 定 義

精神保健福祉士とは，精神保健福祉士登録簿に，氏名，生年月日などを登録され（第28条），その上で精神保健福祉士の名称を用いて，精神障害者の保健および福祉に関する専門的知識および技術をもって，精神科病院その他の医療施設において精神障害の医療を受け，もしくは精神障害者の社会復帰の促進を図ることを目的とする施設を利用している者の地域相談支援の利用に関する相談その他の社会復帰に関する相談に応じ，助言，指導，日常生活への適応のために必要な訓練その他の援助を行うこと（相談援助）を業とする者をいう（第2条）．

b 欠格事由

絶対的欠格事由があり，①心身の故障により精神保健福祉士の業務を適正に行うことができない者として厚生労働省令で定めるもの，②禁錮以上の刑に処せられ，その執行を終わり，または執行を受けることがなくなった日から起算して2年を経過しない者，③法律の規定その他精神障害者の保健または福祉に関する法律の規定で定めるものにより，罰金の刑に処せられ，その執行を終わり，または執行を受けることがなくなった日から起算して2年を経過しない者，④登録を取り消され，その取消しの日から起算して2年を経過しない者，これらいずれかに該当する者は，精神保健福祉士となることができない（第3条）．

c 名称独占

精神保健福祉士でない者は，精神保健福祉士という名称を使用してはならない（第42条）とされており，名称独占である．業務独占の規定はない．

d 義 務

1）誠実義務

精神保健福祉士は，その担当する者が個人の尊厳を保持し，自立した生活を営むことができるよう，常にその者の立場に立って，誠実にその業務を行わなければならない（第38条の2）．

2）信用失墜行為の禁止

精神保健福祉士は，精神保健福祉士の信用を傷つけるような行為をしてはならない（第39条）．

3）守秘義務

精神保健福祉士は，正当な理由がなく，その業務に関して知り得た人の秘密を漏らしてはならない．精神保健福祉士でなくなった後においても，同様とする（第40条）．

4）保健医療関係者との連携

精神保健福祉士は，業務を行うにあたっては，保健医療サービス，障害福

祉サービス，地域相談支援に関するサービスその他のサービスが密接な連携の下で総合的かつ適切に提供されるよう，これらの関係者等との連携を保たなければならない（第41条第1項）．

5）主治医の指導を受ける義務

精神保健福祉士は，その業務を行うにあたって精神障害者に主治の医師があるときは，その指導を受けなければならない（第41条第2項）．

6）資質向上の責務

精神保健福祉士は，精神保健および精神障害者の福祉を取り巻く環境の変化による業務の内容の変化に適応するため，相談援助に関する知識および技能の向上に努めなければならない（第41条の2）．

13 社会福祉士及び介護福祉士法（昭和62年法律第30号）

a 定 義

1）社会福祉士とは

社会福祉士の登録を受け，社会福祉士の名称を用いて，専門的知識および技術をもって，身体上もしくは精神上の障害があることまたは環境上の理由により日常生活を営むのに支障がある者の福祉に関する相談に応じ，福祉サービス関係者等との連絡および調整その他の援助を行うことを業とする者をいう（第2条第1項）．

2）介護福祉士とは

介護福祉士の登録を受け，介護福祉士の名称を用いて，専門的知識および技術をもって，身体上または精神上の障害があることにより日常生活を営むのに支障がある者につき心身の状況に応じた介護を行い，ならびにその者およびその介護者に対して介護に関する指導を行うことを業とする者をいう（第2条第2項）．

b 欠格事由

絶対的欠格事由があり，次のいずれかに該当する者は，社会福祉士または介護福祉士となることができない．①心身の故障により社会福祉士または介護福祉士の業務を適正に行うことができない者として厚生労働省令で定めるもの，②禁錮以上の刑に処せられ，その執行を終わり，または執行を受けることがなくなった日から起算して2年を経過しない者，③この法律の規定その他社会福祉または保健医療に関する法律の規定で定めるもので罰金の刑に処せられ，その執行を終わり，または執行を受けることがなくなった日から起算して2年を経過しない者，④登録を取消され，その取消しの日から起算して2年を経過しない者（第3条）．

c 名称独占

社会福祉士でない者は社会福祉士という名称を使用してはならない（第48条第1項），また，介護福祉士でない者は介護福祉士という名称を使用しては

ならない（第48条第2項）とされ，名称独占である．業務独占の規定はない．

d 例外的な業務

2011年に社会福祉士及び介護福祉士法が改正され，介護福祉士は，保健師助産師看護師法の規定にかかわらず，診療の補助として喀痰吸引等を行うことを業とすることができる（第48条の2第1項）とされた（p.145参照）．

e 義 務

1）誠実義務

社会福祉士及び介護福祉士は，その担当する者が個人の尊厳を保持し，自立した日常生活を営むことができるよう，常にその者の立場に立って，誠実にその業務を行わなければならない（第44条の2）．

2）信用失墜行為の禁止

社会福祉士または介護福祉士は，社会福祉士または介護福祉士の信用を傷つけるような行為をしてはならない（第45条）．

3）守秘義務

社会福祉士または介護福祉士は，正当な理由がなく，その業務に関して知り得た人の秘密を漏らしてはならない．社会福祉士または介護福祉士でなくなった後においても，同様とする（第46条）．

4）保健医療福祉関係者等との連携

社会福祉士は，その業務を行うにあたっては，その担当する者に，福祉サービスおよびこれに関連する保健医療サービスその他のサービスが総合的かつ適切に提供されるよう，地域に即した創意と工夫を行いつつ，福祉サービス関係者等との連携を保たなければならない（第47条第1項）．また，介護福祉士は，その業務を行うにあたっては，その担当する者に，認知症であること等の心身の状況その他の状況に応じて，福祉サービス等が総合的かつ適切に提供されるよう，福祉サービス関係者等との連携を保たなければならない（第47条第2項）．

5）資質向上の責務

社会福祉士または介護福祉士は，社会福祉および介護を取り巻く環境の変化による業務の内容の変化に適応するため，相談援助または介護等に関する知識および技能の向上に努めなければならない（第47条の2）．

> **コラム**　**国家資格以外の医療関連職種**
>
> 　本節では，国家資格として，法律によってその身分が規定される医療職・関連職種について解説してきた．一方で医療施設では，国家資格以外にも，学会が認定する資格など，多岐にわたる職種が医療に携わっている．下記ではそのいくつかを取り上げて解説する．
>
> ● 医療ソーシャルワーカー（medical social worker：MSW）
> 　病院や保健所，あるいは地域の医療連携において，社会福祉の立場から患者や家族の抱える問題の解決にあたる専門職である．業務としては，①療養中の心理的・社会的問題解決，調整援助，②退院援助，③社会復帰援助，④受診・受療援助，⑤経済的問題の解決，調整援助，⑥地域援助に分類されている．ほとんどの医療ソーシャルワーカーは国家資格である「社会福祉士」「精神保健福祉士」の資格を所持している[i]．
>
> ● 医療クラーク
> 　病院では診療以外の事務的業務を行う事務部門があり，その中でも医療クラークは病院勤務医の負担軽減策として 2008 年に医師事務作業補助体制加算として診療報酬で評価された専門職である．主な業務は診療録や各種診断書，証明書，処方箋等の医療文書作成を医師に代行して行うことである．6 ヵ月の研修が必要とされ，その研修期間のうち基礎知識の習得を目的に 32 時間以上の基礎研修を行うことが定められている[ii]．
>
> ● 臨床心理士
> 　臨床心理士とは，公益財団法人日本臨床心理士資格認定協会が実施する資格認定試験に合格した者に与えられる資格である．臨床心理士は，臨床心理学に関する知識や技術を用いて人間の心の問題にアプローチする．臨床心理士になるには，臨床心理学に関する指定大学院（1 種・2 種），専門職大学院を修了していることを基本モデルとし，医師免許取得者で，取得後，心理臨床経験 2 年以上を有する者などである．専門的資質の維持・向上の観点から 5 年ごとの資格更新が義務づけられている．2023 年 4 月現在，40,749 人の臨床心理士が認定されている[iii]．
>
> ● 認定遺伝カウンセラー®（Certified Genetic Counselor：CGC）
> 　認定遺伝カウンセラー（以下，CGC）とは，質の高い臨床遺伝医療を提供するために臨床遺伝専門医と連携し，遺伝に関する問題に悩むクライエントを援助するとともに，その権利を守る専門家である．CGC になるには，日本遺伝カウンセリング学会と日本人類遺伝学会が共同で制定した認定遺伝カウンセラー制度委員会による認定試験に合格することによって両学会に認定される．認定試験の受験には，同制度委員会が認定した遺伝カウンセラー養成課程にて修士号の学位を取得していること，受験時に日本遺伝カウンセリング学会あるいは日本人類遺伝学会に入会して 2 年以上経過していることなどの条件がある[iv]．
>
> **● 参考文献**
> ⅰ）今中雄一：MSW の役割．「病院」の教科書，第 2 版，p.185，医学書院，2023
> ⅱ）今中雄一：事務部門．「病院」の教科書，第 2 版，p.185，医学書院，2023
> ⅲ）公益財団法人日本臨床心理士資格認定協会：臨床心理士とは，〔http://fjcbcp.or.jp〕（最終確認：2023 年 11 月 6 日）
> ⅳ）日本認定遺伝カウンセラー協会：認定遺伝カウンセラー®，〔https://jacgc.jp/medical/counselor.html〕（最終確認：2023 年 11 月 6 日）

D | 看護師等の人材確保の促進に関する法律
（平成 4 年法律第 86 号）

1 | 看護師等の人材確保の促進に関する法律の目的

　看護師等の人材確保の促進に関する法律（看護師等人材確保法）は，日本における急速な高齢化の進展および保健医療を取り巻く環境の変化等に伴い，看護師等の確保の重要性が著しく増大していることから，看護師等の確保を促進するための措置に関する基本指針を定めるとともに，看護師等の養成，処遇の改善，資質の向上，就業の促進等を，図るための措置を講ずることにより，病院等，看護を受ける者の居宅等看護が提供される場所に，高度な専門知識と技能を有する看護師等を確保し，国民の保健医療の向上に資することを目的としている（第 1 条）.

2 | 背景や成立過程

　保健師助産師看護師法制定以来，看護職員の不足は常に看護問題の中心課題であった. 1960 年代高度成長期においても看護力の増強につながるような効果的な政策は打ち出されなかった. そうしたなか，1968 年新潟県立病院で始まったニッパチ闘争は全国に広まった.

コラム　ニッパチ闘争とは

　1961 年に国民皆保険制度（第 Ⅱ 章第 3 節参照）となり，医療へのフリーアクセスが可能となり，医療・看護へのニーズが増大した. これに加えて麻酔や抗生物質，心電図モニターなど科学技術が進化する中で，夜間の看護処置も増えていき，1960 年代になると夜勤問題が大きく取り上げられるようになった. 1 人夜勤では患者の急変時や急患があった場合に他の患者に十分な看護ができなくなるとの思いから全日本国立医療労働組合（以下，全医労）は夜勤闘争を始めた. 1965 年に看護婦の夜勤は 2 人以上の複数夜勤, 月に 8 回以内とする人事院判定が出されたが，看護婦不足が解消されないために状況は変わらず，ニッパチ闘争（2 人以上の複数夜勤，月に 8 回以内の夜勤を求める運動）が全国に波及した. 看護職員確保問題は，深刻な厚生行政の課題になった. ニッパチ闘争はその後の本格的な看護職員確保対策を進めるきっかけになった.
　看護婦（師）の教育と労働環境の改善は，法の整備と同時に看護婦（師）の質の高い看護がしたい，という考え方で進められてきたといえる.

---

*駆け込み増床
1985 年に医療法が改正され，2 年後に都道府県は医療計画を策定することとなった. 医療計画により必要病床数（現：基準病床数）が都道府県の二次・三次医療圏で決められることとなった. 以降，病院の経営者の裁量で病床数を勝手に増やすことができなくなり，法が施行される前に，駆け込みで増床する状況が，1987 年ごろから社会問題になった.

　1985 年の医療法改正では各都道府県で医療計画を策定することとなった（前述第 Ⅱ 章第 1 節参照）. それによって 1987 年頃より駆け込み増床が社会問題となり看護婦不足はさらに悪化した. その上，1989 年に政府は高齢者保健福祉推進十か年戦略（ゴールドプラン）*を策定し，保健婦や看護婦等の在宅介護要員を 2 万人確保することが必要となり，看護職員確保は政治的課題

表Ⅱ-13　厚生労働大臣および文部科学大臣の定めるべき基本指針

①看護師等の就業の動向に関する事項
②看護師等の養成に関する事項
③病院等に勤務する看護師等の処遇の改善に関する事項
④研修等による看護師等の資質の向上に関する事項
⑤看護師等の就業の促進に関する事項
⑥新興感染症等への対応に係る看護師等の確保
⑦その他看護師等の確保の促進に関する重要事項

になっていった.

　1990年8月,政府は厚生省に保健医療福祉マンパワー対策本部を設置し,立法化が進められた.1992年3月7日に法案が提出された.4月21日,参議院厚生委員会で日本看護協会長の有田幸子氏,日本医師会副会長の坂上正道氏が参考人として意見を求められた[14].有田氏は,深刻な看護婦不足の現状,夜勤回数の多さ,給与等待遇の問題,そしてとくに看護教育のレベルアップの必要性を訴えた.一方坂上氏は,医師・看護婦等が同じ立場に立ってチームとしての意思決定をする上での看護教育の高度化が必要であること,決して看護婦を志望する女子が少ないわけではないこと,看護学(つまり大学)で看護系の教授を集めることが大変至難のわざであることが説明された.同年6月19日,看護師等人材確保法は成立した.

3 看護師等人材確保法の立法による看護系大学の増加への影響

　1992年3月31日,参議院本会議[15]の法案説明において山下徳夫厚生大臣は,看護サービスが診療報酬上適切に評価されるようにすること,1991年度予算,1992年度予算等において看護婦等養成所への助成を大幅に増額したことなどを説明した.鳩山邦夫文部大臣は,指導者育成のために看護系大学が必要であること,国立大学に看護系の大学の設置に必要な予算を計上していること,公立大学については地方公共団体が看護系の大学を設置する際に整備費として起債を認め,その償還を交付金で処理することとしたこと,私立大学については設置認可申請において積極的に指導をしていくことを説明した.このような背景から看護師などの人材確保の促進に関する法律の立法化は,政府省庁の看護教育への予算化や看護系大学の増加につながった.

4 厚生労働大臣と文部大臣の基本指針の策定

　厚生労働大臣および文部科学大臣は,看護師等の確保を促進するための措置に関する基本的な指針(**表Ⅱ-13**)を定める義務があり,国や地方自治体は必要な措置や国民・住民に対する啓発活動等に努める義務がある.
　2023年には,30年ぶりに看護師等確保の基本指針が改定され,新興感染症

等への対応に係る看護師等の確保などが新たに掲げられた.

5 国および地方公共団体の責務

a 国の責務

　国は，看護師等の養成，研修等による資質の向上，就業の促進，病院等に勤務する看護師等の処遇の改善，その他看護師等の確保の促進のために必要な財政上および金融上の措置など，処遇の改善に努める病院等の健全な経営が確保されることなどに努めなければならない．また，国は，広報活動，啓発活動等を通じて，看護の重要性に対する国民の関心と理解を深め，看護に親しむ活動への国民の参加を促進することなどに努めなければならない（第4条第1項〜第3項）.

b 地方公共団体の責務

　地方公共団体は，看護に対する住民の関心と理解を深めるとともに，看護師等の確保を促進するために必要な措置を講ずるよう努めなければならない（第4条第4項）.

6 病院等開設者の責務

　病院等の開設者等は，病院等に勤務する看護師等の処遇の改善，新たに業務に従事する看護師等に対する臨床研修その他の研修の実施，看護師等が自ら研修を受ける機会を確保できるように努めなければならない（第5条第1項）. さらに病院等の開設者等は，看護に親しむ活動への国民の参加を促進するために必要な協力を行うよう努めなければならない（第5条第2項）, として新たに業務に従事する看護師の研修が努力義務化された.

7 看護師等の責務（自己研鑽）

　看護師等は，保健医療の重要な担い手としての自覚の下に，高度化し，かつ，多様化する国民の保健医療サービスへの需要に対応し，研修を受ける等自ら進んでその能力の開発および向上を図るとともに，自信と誇りを持ってこれを看護業務に発揮するよう努めなければならない（第6条）として，看護師の自己研鑽が努力義務化された.

8 人材確保のための措置

a 国および都道府県の指導・助言

　国および都道府県は，看護師等の確保を図るため必要時，病院等の開設者等に対し，基本指針に定める事項について必要な指導および助言を行うものとする（第8条）.

b 公共職業安定所の職業紹介

　公共職業安定所は，就業を希望する看護師等のすみやかな就職を促進する

ため，雇用情報の提供，職業指導および就職のあっせんを行う等必要な措置を講ずるものとする（第10条）.

9 看護師等就業協力員の委嘱

都道府県は，社会的信望があり，かつ，看護師等の業務について識見を有する者に対し，看護師等就業協力員を委嘱することができる．看護師等就業協力員は，看護師等の就業の促進，看護師等の確保に関する施策および看護に対する住民の関心と理解の増進に関する施策への協力その他の活動を行う．（第11条）

10 看護師等確保推進者の設置

①看護師等の数が，医療法に基づく員数に満たない病院，②看護師等の確保が著しく困難な状況にあると認められる病院（厚生労働省令で定める）の開設者は，病院に看護師等確保推進者を置かなければならない．看護師等確保推進者は，病院の管理者の補佐，看護師等の配置および業務の改善に関する計画の策定その他看護師等の確保に関する事項を処理しなければならない（第12条第1項，第2項）.

11 都道府県ナースセンター

a 都道府県ナースセンターの設置

都道府県知事は，看護師等の就業の促進その他の看護師等の確保を図るための活動を行うことにより保健医療の向上に資することを目的とする一般社団法人または一般財団法人に対して，都道府県ごとに一個に限り，都道府県ナースセンターとして指定することができる（第14条第1項）.

b 都道府県ナースセンターの業務

1）業 務

都道府県ナースセンターの業務（第15条）は**表Ⅱ-14**に示すように多岐にわたる.

2）地方公共団体，公共職業安定所等との連携

都道府県ナースセンターは，地方公共団体，公共職業安定所その他の関係機関との密接な連携の下に前条第5号および第6号に掲げる業務を行わなければならない（第16条）.

3）秘密保持の義務

都道府県ナースセンターの役員もしくは職員またはこれらの者であった者は，正当な理由がなく，業務に関して知り得た秘密を漏らしてはならない（第16条の4）.

表Ⅱ-14 都道府県ナースセンターの業務

①病院等における看護師等の確保の動向，就業を希望する看護師等の状況に関する調査
②看護についての知識および技能に関する看護師等への研修
③看護師等に対する看護についての知識・技能に関する情報の提供，相談その他の援助
④病院等の開設者，管理者，看護師等確保推進者等に対する看護師等の確保に関する情報の提供，相談その他の援助
⑤看護師等について，無料の職業紹介事業
⑥看護師等に対する就業の促進に関する情報の提供，相談その他の援助
⑦看護に関する啓発活動
⑧その他看護師等の確保を図るために必要な業務を行うこと

12 離職した看護師の届け出

　看護師等は，病院等を離職した場合その他の厚生労働省令で定める場合には，住所，氏名その他の厚生労働省令で定める事項を，厚生労働省令で定めるところにより，都道府県ナースセンターに届け出るよう努めなければならない（第16条の3第1項）．看護師等の免許を受けた後に進学するなどしてすぐには就職しない場合や，看護師等として社会福祉施設や事業所等の病院等以外の施設において就業し離職した場合も，届け出るよう努めなければならない．

13 中央ナースセンター

a 中央ナースセンターの設置

　厚生労働大臣は，全国の都道府県ナースセンターをとりまとめる業務を担う中央ナースセンターを，全国で一施設だけ指定することができる（第20条）．

b 業務（第21条）

①都道府県ナースセンターの業務に関する啓発活動
②都道府県ナースセンターの業務に関する連絡調整，指導その他の援助
③都道府県ナースセンターの業務に関する情報，資料の収集，ならびにこれを都道府県ナースセンターその他の関係者に提供すること
④都道府県の区域における看護に関する啓発活動
⑤その他，都道府県ナースセンターの健全な発展および看護師等の確保を図るために必要な業務

●引用文献

1) 木下安子：近代日本看護史，メヂカルフレンド社，p.9，1971 年
2) 高橋政子：写真でみる日本近代看護の歴史　先駆者を訪ねて，医学書院，p.116，1984 年
3) 金子光：初期の看護行政　看護の灯たかくかかげて，日本看護協会出版会，p.7，1992 年
4) 田中幸子：占領期における保健婦助産婦看護婦法の立法過程．神奈川法学 **34**(2)：136-137，2001
5) ライダー島崎玲子：看護政策の実施．看護教育 **31**(8)：430，1990
6) 前掲 3)，p.13
7) 日本医師会編：日本医師会雑誌 **24**(8)：16，1950
8) 田中幸子：占領期における保健婦助産婦看護婦法の改正過程—法律第 147 号と法律第 258 号の立法過程—．日本看護歴史学会誌 第 13・14 合併号，p.77-78，2001
9) 前掲 4)，p.163，GHQ/RECORDS."Welfare Ministry Suggestion to the Diet Welfare Committee Plan the Revision of the Law No.203" March 16 1951.国会図書館
10) 前掲 4)，p.166
11) 前掲 4)，p.166
12) 前掲 4)，p.168–170
13) 厚生労働省：特定行為に係る看護師の研修制度について，〔https://www.mhlw.go.jp/stf/seisakunitsuite/bunya/0000077077.html〕（最終確認：2023 年 6 月 10 日）
14) 第 123 回国会参議院厚生委員会議録，1992 年 4 月 21 日，〔https://kokkai.ndl.go.jp/SENTAKU/sangiin/123/1210/12304211210007.pdf〕（最終確認：2023 年 10 月 16 日）
15) 官報号外，平成 4 年 3 月 31 日（第 123 回国会参議院会議録第 8 号），〔https://kokkai.ndl.go.jp/SENTAKU/sangiin/123/0010/12303310010008.pdf〕（最終確認：2023 年 10 月 16 日）

3 | 社会保険制度に関する法・制度を理解する

A 医療保険制度

　医療制度は，狭義には医療施設や医療人材などの医療提供体制を示し，広義には医療保険制度も含めて，医療提供の仕組みと医療費に関する制度をいう（図Ⅱ-2）．

　日本では，国民皆保険制度によりそれぞれが何らかの保険に加入し，相互扶助の精神をもとに病気やけがに備えて収入に応じた保険料を納付している．そして，医療を受けたとき（労災や美容整形などを除く）に，保険者（保険を運営する機関）から保険医療機関または保険薬局などに患者が支払う一部負担金を除く医療費を払う仕組みがある．これが医療保険制度である．

　医療保険には大きく被用者保険と地域保険があり，被用者保険には健康保

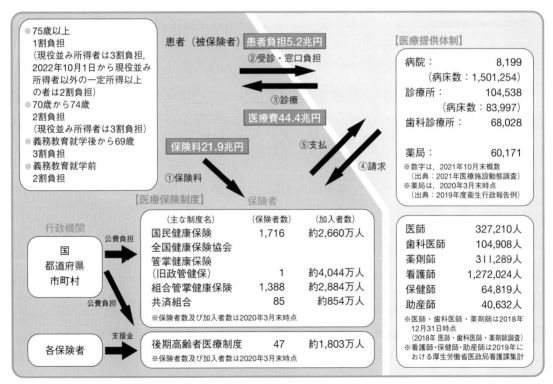

図Ⅱ-2　日本の医療制度の概要
［厚生労働省：我が国の医療制度の概要，〔https://www.mhlw.go.jp/stf/seisakunitsuite/bunya/kenkou_iryou/iryouhoken/iryouhoken01/index.html〕（最終確認：2023年8月16日）より引用］

険，協会けんぽ，共済組合があり，地域保険には国民健康保険（市町村国保，国保組合）がある．さらに，2008年には75歳以上を対象とした後期高齢者医療制度が始まり，大きく3つに分けることができる．健康保険の保険者は，被保険者数700人以上の1企業により組織された単一組合と，同種同業の事業主などで組織された総合組合とがある．また，協会けんぽは自ら健康保険組合の設立が困難である中小・小規模事業所の従業員とその家族が加入する保険者であり，共済組合は国家公務員や地方公務員，私立学校教職員などを対象とした保険者である．国民健康保険は自営業者，年金生活者，非正規雇用者などが加入している保険であり，市町村もしくは国保組合が保険者となっている．

　これらの保険は，被保険者の保険料のほか，国庫補助（国からの補助金）を受けて運用されており，保険の種類により国の補助率が決まっている．医療費の増加により国の負担額は増えることになり，医療費の高騰は国の財政を圧迫することにつながるのである．

　後期高齢者医療制度は都道府県の広域連合*が保険者となり，75歳以上の高齢者が対象となる保険制度である．保険の財源は，高齢者も自ら保険料の支払いはあるが，さらに，各医療保険より後期高齢者支援金が拠出され，このほか公費として国・都道府県・市町村より拠出されて制度が運用されている．これらの割合は，公費50%（国4：都道府県1：市町村1），高齢者の保険料10%，後期高齢者支援金40%となっている．

＊広域連合
後期高齢者医療の事務を処理するために，都道府県の区域ごとに当該区域内のすべての市町村が加入する後期高齢者医療制度を進めるための保険者のことであり，各都道府県に1団体で，全国に47団体ある．

B　診療報酬制度

1　概　要

　患者（被保険者）が病院や診療所等の保険医療機関にかかり，診療を受けると，その受けた診療に応じた報酬（診療報酬）が請求される．患者は窓口でその費用の一部を支払い（これを一部負担金，窓口負担という），残りは医療機関が審査支払機関に請求し，審査が通ると，患者が加入する保険者に請求され，保険者が支払いを行う．この仕組みが診療報酬制度である（図Ⅱ-3）．

2　法的位置づけ

　療養の給付については，健康保険法第63条，国民健康保険法第36条，高齢者の医療の確保に関する法律第64条に記載されており，「診察」「薬剤又は治療材料の支給」「処置，手術その他の治療」「居宅における療養上の管理及びその療養に伴う世話その他の看護」「病院又は診療所への入院及びその療養に伴う世話その他の看護」となっており，看護に関する対価が支払われることが明記されている．また，診療報酬に関する事項としては【療養の給付に

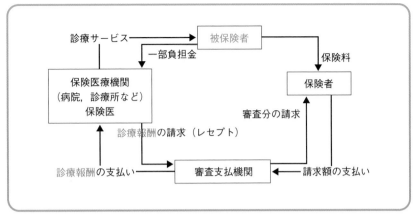

図Ⅱ-3　保険診療の流れ

関する費用】として健康保険法第76条第1項に療養にかかった費用は被保険者が支払った一部負担金を除き，保険者が保険医療機関または保険薬局に支払うことが明確に記されている．さらに，第76条第2項には「前項の療養の給付に要する費用の額は，厚生労働大臣が定めるところにより，算定するものとする」とされており，診療報酬の額は厚生労働大臣が定めることが法律上示されている．

　診療報酬制度により，国が医療における価格を設定するため，全国どこでもどのような医療者が医療を行っても同じ行為であれば同じ価格となる．これは医療を受ける人への平等の原則によるものである．

3 ｜ 診療報酬の科目

　診療報酬には，医療者が提供する専門的知識や技術に基づく診療行為やケアを評価した「技術・サービスの評価」と，カテーテルや気管チューブ，手術材料などの特定保険医療材料や医薬品を評価した「物の価格評価」とがある．また，「技術・サービスの評価」は，外来にかかったり入院したりした全患者が対象となる「基本診療料」と個々の治療内容（療養指導や検査，手術など）によって算定される「特掲診療料」とに分かれている．「基本診療料」には外来受診時にかかる「初診料」「再診料」，入院医療にかかる「入院料等」があり，「入院料等」のなかに「入院基本料」「入院基本料等加算」「特定入院料」「短期滞在手術等基本料」がある．

　診療報酬は，算定する項目についてそれぞれ要件が決まっており，要件に合っていることを地方社会保険事務局に届けて受理されることで，おのおのの診療報酬点数を算定することができる．なお，医療費の明細には，診療報酬は点数で記されており，1点は10円である．

4 診療報酬の改定

診療報酬の改定はおおむね2年に1回行われている.

5 算定方法

診療報酬の算定方法には，個々の診療行為についてそれぞれ診療報酬を算定しその合計額を支払う「出来高払い方式」と，複数の診療行為についてその実施回数にかかわらず定額を支払う「包括払い方式」の2つの方法がある.また，2003年以降「診断群分類（DPC：diagnosis procedure combination）別包括評価」が加わった.

6 看護における診療報酬の評価

看護における診療報酬上の評価は，療養上の世話に相当するケアについては，入院基本料，入院基本料等加算，特定入院料において評価されており，特別な療養指導や管理，チームでの取り組みについては別途，診療報酬が設けられている.

a 入院基本料

看護の療養上の世話に相当する基本的な評価については，1950年の「完全看護」から始まり，1958年には「基準看護」となり看護補助者を含めた看護要員と患者数の割合により点数評価されることになった.その後，1994年には新看護体系として看護職員と患者数との割合による評価となった.ここではじめて看護補助者は評価の枠から外れることになった.2000年には従来の看護料の考え方を踏まえて入院基本料となり，看護補助者の配置については基本的に「加算」による評価となった.

入院基本料を算定する場合には，施設基準を満たしている必要があり，看護体制の1単位をもって病棟とすること，1病棟の病床数がおおむね60床以下であること，看護の勤務体制は交代制勤務であること，看護が看護要員によって行われていること，看護の記録がなされていること，平均在院日数・看護要員数が入院基本料区分を満たしていることなどである.

入院基本料の種類には，一般病棟入院基本料，療養病棟入院基本料，結核病棟入院基本料，精神病棟入院基本料，特定機能病院入院基本料，障害者施設等入院基本料，専門病院入院基本料がある.一般病棟入院基本料は，急性期一般入院料1〜6および地域一般入院料1〜3に区分され，人員配置と平均在院日数，一般病棟用の「重症度，医療・看護必要度」により点数が決められている.さらに，入院期間に応じた加算が設けられている.たとえば，一般病棟入院基本料の場合には14日以内であれば450点が基本の点数に加算される.

人員配置については，2006年の診療報酬改定より「入院患者に療養環境に

係る情報を正しく伝える」観点から，「それぞれの勤務帯で実際に働いている看護職員の数」での表記に変更となった．さらに，2018年度診療報酬改定では，個々の患者の状態に応じて適切に医療資源が投入され，効果的・効率的に質の高い入院医療が提供されることが望ましいという考えにより，基本的な医療の評価部分と診療実績に応じた段階的な評価部分とを合わせた体系に再編された．実績部分の評価の指標は，「重症度，医療・看護必要度」の該当患者割合とされた．

b　入院基本料等加算

医療機関の体制や療養環境を評価した点数として入院基本料等加算がある．これは，専門的な職員の配置や病室の環境などの要件を定め，これに合っていると認められた場合に算定できるものである．

c　特定入院料

救命救急病棟や特定集中治療室，緩和ケア病棟などで算定要件と合っている場合に算定できる．特定入院料は入院基本料に代わるものであり，この点数をとる場合には入院基本料を算定することはできない．

d　特掲診療料

特掲診療料は個々の患者に対して行った指導やケアについて評価したものであり，在宅療養指導料，糖尿病合併症管理料，退院前訪問指導料，退院後訪問指導料などが含まれる．

e　チーム医療における評価

多職種が連携して医療を提供していくチーム医療の考え方が浸透するなか，診療報酬においても適切にチームを組み，活動を行うことに対しての評価が行われるようになった．たとえば，緩和ケア診療加算，精神科リエゾンチーム加算，栄養サポートチーム加算，感染対策向上加算，排尿自立支援加算，認知症ケア加算などである．これらの多くは評価を行うための体制のひとつに看護師の配置が要件としてあげられており，看護師の活動・能力が評価されているといえる．

f　医療技術の評価

質の高い医療が継続的に提供される体制を確保するために，専門性の高い医学的管理などの技術について診療報酬として評価が行われている．看護に関しては糖尿病の合併症のうち糖尿病足病変ハイリスク要因を要する患者に対し，医師の指示に基づき適切な研修を修了した専任の看護師が重点的な指導・管理を行った場合に算定できる「糖尿病合併症管理料」や，リンパ節郭清の範囲が大きい乳がんなどの手術後のリンパ浮腫発症を防止する観点から，医師の指示に基づき看護師がリンパ浮腫予防の指導を行った場合に算定する「リンパ浮腫指導管理料」などがある．

C 健康保険法（大正 11 年法律第 70 号）

　健康保険法の目的は（第 1 条），労働者またはその被扶養者の疾病，負傷もしくは死亡または出産に関して保険給付を行い，生活の安定と福祉の向上に寄与することである．また，基本的理念（第 2 条）には，高齢化の進展，疾病構造の変化，社会経済情勢の変化などに対応し，医療保険の運営の効率化，給付の内容および費用の負担の適正化，ならびに国民が受ける医療の質の向上を総合的に図りつつ実施することが記載されている．

　保険者は組合管掌保険では健康保険組合で全国に 1,389 あり，全国健康保険協会管掌保険は全国健康保険協会（協会けんぽ）で全国の事業所で対応している．

　被保険者とは保険料を支払い，保険事故発生時には支払いを受ける者を指し，被扶養者とは被保険者の妻や子どもなど，被保険者の扶養者にあたる者をいう．

　保険の給付の内容は，「療養の給付並びに入院時食事療養費，入院時生活療養費，保険外併用療養費，療養費，訪問看護療養費及び移送費の支給」「傷病手当金の支給」「埋葬料の支給」「出産育児一時金の支給」「出産手当金の支給」「家族療養費，家族訪問看護療養費及び家族移送費の支給」「家族埋葬料の支給」「家族出産育児一時金の支給」「高額療養費及び高額介護合算療養費の支給」と 9 項目の内容について給付がされることとなっている（健康保険法第 52 条）．

　療養の給付の方法は保険医療機関・保険薬局において現物給付（診療・看護等のサービス自体が対象に提供される方法）され，給付率は 7 割であり，自己負担は 3 割である．ただし，就学前までの乳幼児は給付率 8 割であり，自己負担は 2 割となっている．

　高額療養費制度もあり，自己負担額の月額が年齢や所得により決められた額（上限額）以上に高額な支払いがあった場合には，保険より給付されることとなる．

　訪問看護ステーションからの訪問看護を行った場合の費用として，訪問看護療養費がある．これは居宅において，指定訪問看護事業者よって訪問看護による医療を受けた場合に支給されるものであり，これも現物給付となる．

　このほか，健康保険法第 63 条第 2 項第 5 号に示す選定療養というものがある．これは，混合診療*は禁止されているものの，特別な病室（差額ベッド）の提供や紹介状のない初診時の料金等の厚生労働大臣が定める療養に関しては保険に含まれず，全額自己負担による徴収が可能ということとなっている．

　社会の変化に伴い健康保険法は改正され，2016 年には標準報酬月額の等級区分の改定，「紹介状なし」での大病院受診に定額負担導入，入院中の食事負担額の改定，高齢者医療における後期高齢者支援金の全面総報酬割の実施，

*混合診療
保険適用の診療と，保険適用外の診療を併せて行うこと．

　短時間労働者への適用拡大が行われ，患者個人の負担増加や保険組合からの後期高齢者支援金の増加，多様な働き方の人々への保険対象の拡大などが行われている．

D　国民健康保険法（昭和 33 年法律第 192 号）

　国民健康保険法における国民健康保険の加入者は，他の健康保険に加入していない方々で，たとえば，個人事業主（自営業等），扶養に入っていない学生などとなる．

　国民健康保険法の目的は，国民健康保険事業の健全な運営を確保し，もって社会保障および国民保健の向上に寄与することであり，被保険者の疾病，負傷，出産または死亡に関して必要な保険給付を行うものである．

　国民健康保険の保険者は市町村および都道府県，または国民健康保険組合であり，被保険者は市町村に住所を持つ者で，他の被用者保険の被保険者および被扶養者以外の者および生活保護の受給者以外の者となる．

　給付の範囲は健康保険と同様で，療養の給付，療養費の支給，高額療養費等，入院時食事療養費，訪問看護療養費，移送費となるが，出産育児一時金，葬祭費の支給は義務，傷病手当金は保険者の任意となる．

　少子高齢社会の進展や雇用の不安定さ等，社会情勢が変化するなかでも持続可能な医療保険制度を構築するため，国保をはじめとする医療保険制度の財政基盤の安定化，負担の公平化等の措置を講ずるとして，2015 年 5 月に「持続可能な医療保険制度を構築するための国民健康保険法等の一部を改正する法律」が成立した．これを受けて，国民健康保険の制度は，従来市町村が担ってきた国保運営を都道府県が市町村とともに担うこととし，安定的な財政運営や効率的な事業の実施などを行うことに変更された．そして，市町村の役割は，被保険者の資格の取得および喪失に関する事項，国民健康保険の保険料の徴収，保健事業の実施その他の国民健康保険事業を行うこととなった．

E　高齢者の医療の確保に関する法律（旧老人保健法）（昭和 57 年法律第 80 号）

　2006 年 6 月，「健康保険法等の一部を改正する法律」により老人保健法が改正され「高齢者の医療の確保に関する法律」が成立し，2008 年 4 月から新たに後期高齢者医療制度が創設された．この法律は，国民の高齢期の医療を確保するために，医療費の適正化推進の計画作成および保険者による健康診査などの実施，後期高齢者に対する適切な医療の給付などを行うために必要な制度を設け，国民保健の向上および高齢者の福祉の増進を図ることを目的としている．保険者を通じて国民が医療費用を支えることと健診についても

記載される内容となった.

　基本理念には，自助と連帯の精神として，「自ら加齢に伴つて生ずる心身の変化を自覚して常に健康の保持増進に努める」ことと，「高齢者の医療に要する費用を公平に負担する」こと，「職域若しくは地域又は家庭において，高齢期における健康の保持を図るための適切な保健サービスを受ける機会を与えられる」ことも記載され，特定健診・特定保健指導を含む内容となっていることがわかる．この特定健診・特定保健指導では，40歳以上の被保険者に特定健診が義務付けられ，その結果に応じて保健指導が行われる．保健師および看護師が健診の事業やその後の指導にかかわることとなる.

　後期高齢者医療制度の財源構成は，患者負担分（1割）を除き現役世代からの支援金（4割）および公費（5割）のほか，高齢者からも保険料を徴収することとなっている．このうち公費負担については，国・都道府県・市町村が4対1対1の割合で負担し，保険料の設定については，医療資源が乏しい離島などを除き，広域連合内で均一保険料としている.

4 臓器移植法および人の死に関する法・制度を理解する

A 臓器の移植に関する法律 （平成9年法律第104号）

1 概要

　臓器移植とは，臓器不全の患者に対する最終的な治療法であり，移植の実施には臓器の提供者（以下，ドナー）が不可欠である．ドナーの状態により，匿名の第三者である亡くなった人（死体）から脳死下または心停止下で提供される臓器の移植と，健康な近親者から提供される臓器の移植（生体移植）に分けられる．この臓器移植に関するルールを規定しているのが「臓器の移植に関する法律」（臓器移植法）である．

2 背景や成立過程

　日本の臓器移植のスタートは世界の中でも決して遅くなかったが，国内1例目の心臓移植に対する疑義が日本の臓器移植を大きく停滞させた．1967年の世界初の心臓移植の1年後に，国内1例目の心臓移植が実施された．移植の一時的な成功は当時大きく報道されたが，患者の死亡後は，心臓外科医によるドナーの脳死判定，家族へのインフォームド・コンセントや患者の心臓移植の適応に対する疑義等が生じ，執刀医が殺人罪で告発される事態となった．その結果，社会からの批判や不信感から日本の臓器移植は大きく停滞した．

　一方，国外では1970年代から臓器不全の根治療法として臓器移植が広がった．特に免疫抑制薬の進歩により，臓器移植の成績は大きく向上した．しかし，移植を希望する患者の増加に臓器提供件数が追いつかなかった．その状況は現在も変わりなく，世界各国の解決困難な課題である．

　国外の臓器移植の進展とは異なり，日本では脳死ドナーからの臓器移植は実施することができなかった．そのため，海外に移植を受けに行く患者も現れた．この遅れを解決すべく，国は有識者による「臨時脳死及び臓器移植調査会（脳死臨調）」を設け，臓器移植法制定に向けて検討を始めた．その結果，確実な脳死判定，臓器提供の承諾，移植機会の公平性という原則のもと，脳死ドナーからの臓器移植を容認した．臓器移植法案が国会で審議される中で，社会的合意が欠如しているという理由で，「脳死は人の死ではなく，臓器提供の場合のみ死とみなす」という条件で1997年に臓器移植法が成立した．「臓器提供の場合のみ脳死が人の死」というとらえ方は，2009年の臓器移植

法改正に際しても変更されることはなく，現在も続いている．

1997年成立の臓器移植法における脳死下臓器提供の要件は，世界一厳しいといわれていた．本人の書面による意思表示および家族の書面承諾，脳死下臓器提供可能な医療機関が限られていること，厳格な脳死判定基準等，日本初の心臓移植による社会の不信感の払拭のためであった．厳しい条件の下，脳死下臓器提供件数は増えず，海外に移植を受けにいく患者も後を絶たなかった．そのような中，国際移植学会と国際腎臓学会により2008年に『臓器取引と移植ツーリズムに関するイスタンブール宣言』が出され，臓器提供と臓器移植の自給自足が世界各国の共通原則となった．その結果，日本国内でも臓器移植法改正に向けての動きが高まり，2009年に改正臓器移植法が成立し，2010年に施行された．法改正による承諾要件の緩和，脳死下臓器提供可能な医療機関の拡大や医療機関内の臓器提供体制整備の推進により，現在，脳死下臓器提供件数は増加傾向にある．

コラム   **公益社団法人日本臓器移植ネットワーク（JOT）**

死後の臓器提供の公平・適正なあっせん事業を行う国内唯一の中立な第三者機関である．臓器移植コーディネーターの雇用・育成，移植希望者の登録業務，普及啓発等を担っている．

---

3 規定されている主な内容

a 臓器移植の基本的理念

臓器移植の基本的理念として，臓器移植法第2条に①本人意思の尊重，②任意性の担保，③適切な移植術の実施，④移植機会の公平性が盛り込まれた．これらは，国内初の心臓移植の反省から生じたものである．①②は倫理原則でいう自律であり，臓器提供・移植においては本人の自由意思決定が重要である．③④は適切な患者に公平に臓器が配分されることを規定している．

b 臓器移植の対象となる臓器

心臓，肺，肝臓，腎臓，眼球（第5条），膵臓，小腸（同法施行規則第1条）である．死後の提供において，腎臓，眼球，膵臓は心停止後も提供可能であるが，その他はすべて脳死下となる．心臓と眼球は，生体移植では実施できない．現在，これらすべての臓器移植には医療保険が適用されている．

c 死後の臓器提供の意思表示と承諾要件

第6条により，①本人の書面による意思表示及び家族が拒まないこと，または家族がいない場合，②本人の意思は不明（拒否の意思表示がない場合に限る）で家族の書面承諾がある場合は死後の臓器提供が可能である（**表Ⅱ-15**）．②は法改正により追加された．そのため，改正臓器移植法施行下の

メモ

「生命倫理の4原則」は，①無害，②善行，③自律の尊重，④公平からなる．1970年代にビーチャム（Beauchamp TL）とチルドレス（Childress JF）によって示された[1]．

●引用文献

i）小西恵美子：原則の倫理，NiCE看護倫理，改訂第3版，p.35，南江堂，2021年

表Ⅱ-15　改正臓器移植法における臓器提供の承諾要件

本人の意思表示	家族の承諾	臓器提供
提供したい	あり/家族がいない	可
	なし	不可
不明	あり	可
	なし	不可
提供したくない	－	不可

脳死下臓器提供においては，8割近くが家族承諾事例となっている．

　本人の書面による意思表示は，臓器提供意思表示カード，医療保険の被保険者証（健康保険証），運転免許証，マイナンバーカードに記載できるほか，公益社団法人日本臓器移植ネットワーク（JOT）のホームページでも登録できる（図Ⅱ-4）．記載内容はいつでも変更・取消ができ，署名年月日の一番新しいものが有効である．民法（第961条：遺言能力）に準じて，15歳以上の記載が有効となる．

　死後の臓器提供の承諾をする家族は，原則として配偶者，子，父母，孫，祖父母，同居の親族で，代表者が家族の総意を取りまとめる（臓器移植法ガイドライン第3の1）．上記範囲外の親族から異論が出された場合は，慎重に判断することとなっている．医療者は，個々の事案に即して，総意を得る家族の範囲を見定め，意思決定を支援する必要がある．

d　売買の禁止・あっせんの許可

　臓器移植法は臓器売買を禁止しており（第11条），社会的な医療として臓器移植を遂行することが示されている．臓器のあっせんには厚生労働大臣の許可が必要とされており（第12条），あっせん機関としてJOTが存在している．

　死後提供される臓器の移植にはJOTが中立な第三者機関として関与するが，生体移植は各医療機関で実施される．

e　法的脳死判定

　脳死とは，器質的脳障害（脳血管障害や脳挫傷等による一次的な脳障害及び窒息等による脳虚血から低酸素状態が生じた二次的な脳障害）により，大脳，小脳，脳幹の機能が蘇生限界点を超えて不可逆的になった状態である．自発呼吸は完全に消失するため，人工呼吸器を使用し，昇圧薬等も投与するが，適切な治療を施しても二度と回復せず，いずれ心停止に至る．このような状態を死と判定し，移植のために臓器を提供できるようにするために法的脳死判定基準がつくられた（表Ⅱ-16）．

　脳死判定の前提条件としては，器質的脳障害により深昏睡，無呼吸を呈しており，原疾患が確実に診断されており，現在行いうる適切な治療を行って

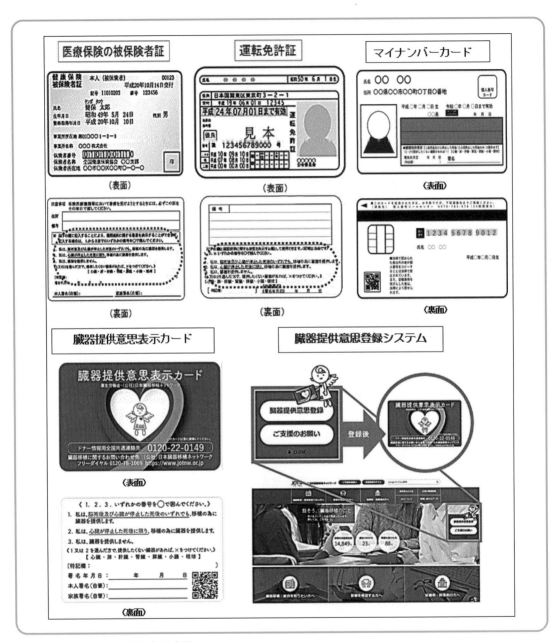

図Ⅱ-4　臓器提供の意思表示書面

[内閣府：令和3年度移植医療に関する世論調査，〔https://survey.gov-online.go.jp/r03/r03-ishoku/3_chosahyo.html〕（最終確認：2023年10月16日）より引用]

も回復の可能性がまったくない症例である．脳死判定は，十分な経験を持ち，かつ移植にはかかわらない2名以上の医師（脳神経外科，神経内科等の学会専門医または認定医）が行うことになっている．2回の法的脳死判定が完了すると患者は死亡と判断される（死亡診断書の発行）．法的脳死判定の除外例としては，脳死類似症例（急性薬物中毒等），被虐待児（疑いも含む），生後

表Ⅱ-16　法的脳死判定の検査方法

法的脳死判定の項目	具体的検査方法	脳内の検査部位と結果
1. 深い昏睡	顔面への疼痛刺激 （ピンで刺激を与えるか，眉毛の下あたりを強く押す）	脳幹（三叉神経）：痛みに対して反応しない 大脳：痛みを感じない
2. 瞳孔の散大と固定	瞳孔に光をあてて観察	脳幹：瞳孔が直径4mm以上で，外からの刺激に変化がない
3. 脳幹反射の消失	のどの刺激 （気管内チューブにカテーテルを入れる）	咳きこまない＝咳反射がない
	角膜を綿で刺激	まばたきしない＝角膜反射がない
	耳の中に冷たい水を入れる	眼が動かない＝前庭反射がない
	瞳孔に光をあてる	瞳孔が小さくならない＝対光反射がない
	のどの奥を刺激する	吐き出すような反応がない＝咽頭反射がない
	顔を左右に振る	眼球が動かない＝眼球頭反射がない（人形の目現象）
	顔面に痛みを与える	瞳孔が大きくならない＝毛様脊髄反射がない
4. 平坦な脳波	脳波の検出	大脳：機能を電気的に最も精度高く測定して脳波が検出されない
5. 自発呼吸の停止	無呼吸テスト （人工呼吸器を外して，一定時間経過観察）	脳幹（呼吸中枢）：自力で呼吸ができない
6. 6時間*以上経過した後の同じ一連の検査（2回目）	上記5種類の検査	状態が変化せず，不可逆的（二度と元に戻らない状態）であることの確認

*生後12週〜6歳未満の小児は24時間以上
［公益社団法人日本臓器移植ネットワーク：法的脳死判定の検査方法，〔https://www.jotnw.or.jp/explanation/03/03/〕（最終確認：2023年8月1日）より引用］

12週未満の者，年齢不相応な収縮期血圧等がある.

f 小児の臓器提供

　改正臓器移植法により，15歳未満（小児）の脳死下臓器提供が家族の承諾で可能となった．改正前の臓器移植法による脳死下臓器提供は，書面意思表示は15歳から有効で，かつ本人の書面意思表示および家族の承諾がある場合のみ可能であった．しかし，法改正により本人意思が不明の場合でも家族の承諾でできるようになったことから，この年齢制限が撤廃され，小児の脳死下臓器提供が可能になった．その結果，小児の脳死下臓器提供件数は2022年12月までに60件となっている．

　しかし，虐待の疑いのある児童（18歳未満）からの臓器提供はできない

（附則第5項）．また，ドナーが未成年の場合は，父母それぞれの意向を慎重かつ丁寧に把握する（臓器移植法ガイドライン第3の1）．

小児の法的脳死判定は，6歳以上の場合は成人の判定基準と同じである．6歳未満の場合は，生後12週未満，低体温（35℃未満）は除外され，2回の判定の間隔は24時間以上あけることになっている．

コラム　国内初6歳未満の脳死下臓器提供（2012年6月15日）　ドナーとレシピエントの両親の言葉

改正臓器移植法により15歳未満の小児の脳死下臓器提供が可能となった．小児の場合はとくに，子に先立たれる親の悲嘆に対応する必要がある．父母，祖父母，きょうだい等の心情に配慮し，臓器提供の意思決定が子の最善の利益となるよう，看護職は支援する必要がある．国内初の事例のドナーとレシピエントの両親の言葉を紹介する．

ドナーの両親の言葉

本日，息子は私たちのもとから遠くへ飛び立って行きました．このことは私たちにとって大変悲しいことではありますが，大きな希望を残してくれました．息子が誰かのからだの一部となって，長く生きてくれるのではないかと．そしてこのようなことを成しとげる息子を誇りに思っています[i]．

レシピエントの両親の言葉

娘が入院していて，娘と同じように周りのたくさんの苦しんでいる子ども達を見て，ドナーのご家族の「臓器を提供してくださる」というお気持ちが，苦しんでいる子どもの命を救うことにつながるということがわかりました．「ありがとう」という言葉でいいのか……，と同じ親として考えてしまいます．けれど，感謝以外のなにものでもありません[ii]．

●引用文献
i ）朝日新聞　2012年6月15日　朝刊
ii）読売新聞　2012年6月16日　夕刊

---

4 現行法の課題

臓器移植がより盛んな欧米諸国と比較すると，日本の臓器移植の主な特徴は下記の通りである．

①脳死は臓器提供をするときのみ人の死とされる．
②死後の臓器提供件数が少ないため，生体移植件数が圧倒的に多い．

①は，臓器移植法第6条を根拠とする．本来，脳死は蘇生限界点であり，諸外国では臓器提供と関係なく人の死となるが，日本では国内初の心臓移植事例により脳死に対する社会の不信感が生じたため，臓器移植法成立の際，臓器提供の場合に限り脳死が人の死とされた．これは，現状においても変わっていない．従って，日本で脳死下臓器提供を行う際，意思決定をする家

族は，臓器提供をすることと同時に，脳死で人の死とすることも決めなければならず，非常に重い意思決定であると言えよう．

②については，健康なドナーの身体を傷つけていいのか，親族という関係上任意の自己決定が担保されるのかという倫理的問題がある．しかし，死後提供される臓器が少なく代替手段もないため，通常医療として行われている．また，ドナーと移植を受ける患者（レシピエント）が身近な親族であることから，心理的・社会的な問題が生じる可能性もある．このような倫理的問題を避けるため，死体からの臓器移植の推進が望ましいが，日本では提供件数が少ないことが最大の課題である．人口百万当たりの件数は，アメリカ（41.6），スペイン（40.8），イギリス（19.8），韓国（8.56）に比べ，日本は 0.62（2021 年）である[1]．

臓器提供件数の多い国では，臓器提供の可能性のある患者のあっせん機関への通報制度，オプトアウト制度*がとられている．日本にはこのような通報制度もなく，脳死は臓器提供の場合に限り人の死とみなされ，脳死下臓器提供が可能な医療機関も限定されている（大学附属病院，救命救急センター等）．臓器提供件数の確保は，臓器移植が通常医療として定着する根幹である．

2021 年の内閣府世論調査によると，「家族が，脳死下または心臓が停止した死後における臓器提供の意思を表示していた場合，その意思を尊重する」人は 90.9％である．一方「意思を表示していなかった場合，臓器提供の承諾をすることを負担に感じる」人は 85.6％と報告されている．すなわち，本人の意思表示の有無が家族の意思決定の根拠になることから，一般市民に対する普及啓発と臓器提供意思表示の推進が今後の臓器移植の発展の要となる．また，医療機関内の臓器提供体制整備や医療者に対する普及啓発も必要である．

> **＊オプトアウト制度**
> 本人が生前拒否の意思表示をしないかぎり臓器提供に同意するものとみなす制度．

5 看護職との関係

a 脳死下臓器提供における看護師の主な役割と看護実践のポイント

1）家族の意思決定支援

看護師の役割としてドナー家族の臓器提供の意思決定支援や代弁（擁護）がある．前述したとおり，脳死の原因は重篤な脳障害である．患者は生命の危機状態にあり，家族は精神的危機状態にある．そのような中，家族が患者本人らしい最期の迎え方をどのように考え，限られた時間の中でどのように患者を看取ることができるかが重要である．

患者・家族に最も身近な存在である看護師は，精神的危機状態の家族を支え，家族にとって最適な意思決定ができるよう支援する．家族の意思決定に必要な情報を提供し，患者の状況や喪失を受け止められるよう精神的支援をし，臓器移植コーディネーター（以下，コーディネーター）と連携して家族ケアを行う．家族が総意で意思決定することが重要となるため，家族関係やパワーバランス，真のキーパーソンに注目し，時には発言し難い家族の気持

ちを看護師が代弁（擁護）することもある．

　本人意思不明の場合，家族が代理意思決定を行うが，本人意思を推定し，本人を中心に考えた意思決定が重要である．看護師は，家族と丁寧に対話し，家族のニーズを把握し気持ちを表出できるようにする．臓器提供をしないという意思決定をしても，患者に対する治療や看護は適切に行われることを言葉と姿勢で示し，家族にとって最良の看取りができるよう支援する．

コラム　臓器移植コーディネーター

　臓器提供について説明を聞きたいという家族に対して，具体的な説明と承諾手続きを行う．承諾書作成後，家族の精神的ケア，臓器提供関連検査の手配，レシピエント選定，移植施設への連絡，臓器搬送の調整，レシピエントの経過報告等を行う．ドナーの入院医療機関のスタッフは，コーディネーターと連携し，家族のケアや臓器提供が円滑に進むよう院内の調整を行う．

　コーディネーターになるには，看護師，臨床検査技師等の医療国家資格またはこれと同等の知識を有することが条件となる．JOT の採用試験を受けるか，都道府県内の医療機関や移植推進財団に所属する都道府県臓器移植コーディネーターとして雇用され，JOT の委嘱を受ける．また，医療機関の職員として院内移植コーディネーターとして活躍する道もある．

　また，小児の臓器提供では，とくに子を失う親の心情に寄り添う必要がある．小児の主な死因は外因死で，突然で最重症の場合が多い．子の突然の受傷で混乱や悲嘆の中にある両親や家族へのかかわりは難しいが，丁寧に対話する中で子にとっての最善の選択をともに考えることが肝要である．両親の意思決定においては，父親，母親双方の意向を確認する必要があるため，看護師はその機会を設け，それぞれが本心を語れるような環境を整える必要がある．

2）家族ケア

　ドナーの家族看護は，基本的にはクリティカル領域における終末期患者の家族に対するケアと同じである．日本ではまだ臓器提供はレアケースであるが，大切な人を亡くす家族のケアという意味では同様だと心得る．ICU 等限られた環境下であるが，家族が患者と最期を過ごせるような看取りの環境整備，家族の感情表出とその受け止め，家族の意思決定に対する精神的支援，臓器提供後のエンゼルケア等，看護師ができるケアは多い．

　患者の入院から脳死下臓器提供が終了するまで 1 週間程度である．限られた時間の中で，家族は患者の病状の理解，臓器提供の意思決定，看取りを行うため，看護師によるグリーフケアは重要である．看護師は，家族が死別の喪失から回復でき，故人のいない世界に再適応できるよう，医療機関内で行うグリーフケアが出発点になることを意識する．臓器提供後，コーディネーターから家族にレシピエントの経過報告があることも知識として得ておく．

3）多職種連携

　法的脳死判定から臓器摘出に至るまでに院内外の多職種がかかわるため，看護師には関係者同士をつなぐ役割も求められる．脳死判定医，臓器摘出医，臨床検査技師，事務職，コーディネーター等，日常的に関係する職種を大きく超えて連携・協働する．看護師は，患者・家族に最も身近で情報も持ち合わせているため，多職種連携の中心となり，適切な家族支援，脳死判定・臓器提供の遂行を支援する必要がある．

b レシピエントに対する看護師の主な役割と看護実践のポイント

　臓器不全の患者に対し，治療法の一つとして臓器移植の選択肢が提示される．看護師は，レシピエントの移植の意思決定や生体移植の場合ではドナーの意思決定を支援する役割を担う．医師からの適切かつ十分な情報提供の機会を保障し，レシピエントや生体ドナーの理解を確認し，レシピエントや生体ドナーにとって最善の意思決定となるよう支援する．

　院内にレシピエント移植コーディネーターがいる場合，外来看護師や病棟看護師は連携して臓器移植看護を行う．移植前・周手術期・移植後の継続ケアの実践，移植前後のセルフケアの獲得支援，退院指導，移植後の社会復帰等，臓器移植看護実践は多岐にわたる．多職種連携のうえ，最良の看護ができるよう，看護師は臓器移植についての知識を修得する必要がある．

コラム　ドナー家族とレシピエントの交流

　ドナー家族とレシピエントは匿名であることが条件であるため，お互いの個人情報が伝えられることはない．しかし，レシピエントやその家族が移植後にお礼の気持ちや近況報告を手紙（サンクスレター）に書くことがある．その手紙は，コーディネーターによりドナー家族に届けられる．また，コーディネーターはドナー家族の希望に応じて，レシピエントの経過報告も行う．

B 死体解剖保存法（昭和 24 年法律第 204 号）

1 概要

　この法律は，死体（妊娠 4 ヵ月以上の死胎を含む）の解剖や死体の一部（標本）保存，死因調査を適正に行い，公衆衛生の向上，医歯学の教育・研究に資することを目的とする．日本人の遺体に対する敬虔感情に配慮しつつ，死体損壊罪（刑法第 190 条）の違法性阻却*となるように設置された法である．

＊違法性阻却
ある行為が犯罪や不法行為になるように見えても，法律上その行為を正当とする理由があるために違法性がなくなること

2 規定されている主な内容

　本法で規定される解剖には，正常解剖（身体の正常な構造を明らかにする

ための学問上行われる解剖)，病理解剖(剖検：病因解明を目的とする解剖)，行政解剖（伝染病・中毒・災害により死亡した疑いがある死体や死因の明らかでない死体に対し，監察医により行われる解剖）がある．一方，司法解剖は刑事訴訟法や死因身元調査法による犯罪と関係のある死体の解剖を指す．

　本法により，解剖を行う者は原則遺族の承諾を得る（第7条）．解剖を行えるのは保健所長の許可を受けた者，解剖の学識技能を有する医師・歯科医師等，医学に関する大学の解剖学・病理学・法医学の教授・准教授，監察医である（第2条）．解剖は特に設けた解剖室で行われる（第9条）．正常解剖は医学に関する大学で実施される（第10条）．解剖及び保存を行う者は死体の取扱に際して礼意の保持が求められる（第20条）．通常，正常解剖は医学に関する大学の解剖学教室で，病理解剖は病院で実施される．

　最近では，遺体を用いた手術手技実習（サージカルトレーニング）も行われている．死体解剖保存法の規定外であるが，日本外科学会・日本解剖学会が「臨床医学の教育及び研究における死体解剖のガイドライン」を定めている．医療安全の向上と国民福祉への貢献を目的とし，実施に際しては大学の倫理委員会等の承認を得ることとなっている．

> **コラム　献体法**
>
> 　正常解剖に用いられる死体（遺体）には，献体法も関係する．献体は，医歯学の教育のため，死後に自己の身体を提供する意思により成り立ち（第2条），その意思は尊重されなければならない（第3条）．解剖を行う大学の学校長は記録の作成・保存義務を有する（第6条）．

3　看護職との関係

　看護師は，正常解剖（献体）・病理解剖に関与する可能性がある．献体はあらかじめ本人が献体を扱う機関に登録する必要がある．入院中に献体登録済みであることを把握した場合は，登録機関に死後電話連絡をするよう遺族に伝える．献体後，遺骨が遺族に戻るには数年かかること，慰霊祭が行われていることも理解する．病理解剖については，死因の究明や医療の発展に役立ててほしい等の理由で遺族が承諾することが多い．看護師としては，献体や病理解剖の崇高な意思を尊重し，礼意を持って接するべきである．

●引用文献
1) IRODat：Worldwide Actual Deceased Organ Donors Rate 2021，〔https://www.irodat.org/?p=datebase〕（最終確認：2023 年 11 月 13 日）

第Ⅲ章 薬剤に関する法・制度を理解する

1 | 医薬品の取り扱いに関する法・制度を理解する

A　医薬品医療機器等法（昭和 35 年法律第 145 号）

1 | 目的と対象

医薬品は生命関連製品であることから種々の法的規制を受ける．その中で最も重要な法律が，「医薬品，医療機器等の品質，有効性及び安全性の確保等に関する法律」である（2014 年に「薬事法」から法律名が変更された）．正式な略称は「医薬品医療機器等法」であるが，「薬機法」と略されることも多い．法律の目的は，次のとおりである．

＜医薬品医療機器等法の目的（第 1 条）＞
- 医薬品，医薬部外品，化粧品，医療機器および再生医療等製品の品質，有効性および安全性を確保すること
- これらの使用による保健衛生上の危害の発生および拡大の防止のための必要な規制をすること
- 指定薬物の規制に関する措置を講ずること
- 医薬品，医療機器，再生医療等製品の研究開発の促進のために必要な措置を講ずること
- これらにより，公衆衛生の向上を図ること

表Ⅲ-1 に，この法律の規制対象である医薬品，医薬部外品，化粧品，医療機器，再生医療等製品および指定薬物の具体例を掲げる．

2 | 医薬品等の定義

a 医薬品

医薬品は以下の①〜③のいずれかに該当するものと定義されている（第 2 条）．

① 日本薬局方*に収められているもの
② 人または動物の疾病の診断，治療または予防に使用することが目的とされているもので，機器器具等でないもの（医薬部外品および再生医療等製品を除く）
③ 人または動物の構造または機能に影響を及ぼすことを目的とされているもので，機械器具等でないもの（医薬部外品，化粧品および再生医療等製品を除く）

＊日本薬局方
医薬品の性状および品質の適正を図るため，厚生労働大臣が薬事・食品衛生審議会の意見を聴いて定めた医薬品の規格基準書．第 18 改訂（2021 年公示）では，日本で繁用されている医薬品を中心に 2,033 品目が収載されている．

表Ⅲ-1 医薬品医療機器等法の規制対象とその例示

対象	区分	例示
医薬品	処方箋医薬品	医療用医薬品の一部（放射性医薬品，麻薬，向精神薬，覚醒剤，覚醒剤原料，特定生物由来製品，注射薬はすべて処方箋医薬品）
	上記以外	体外診断用医薬品，処方箋医薬品以外の医療用医薬品，要指導医薬品，一般用医薬品（第1〜3類医薬品），薬局製造販売医薬品
医薬部外品		● 口中清涼薬，腋臭防止薬，てんか粉薬，育毛薬（養毛薬），除毛薬，忌避薬，殺虫薬，殺鼠薬，衛生綿類，ソフトコンタクトレンズ消毒薬，薬用化粧品類，薬用歯みがき類，染毛剤，パーマネント・ウェーブ用剤，浴用剤 ● 厚生労働大臣が指定するもの（きず消毒保護薬，ひび・あかぎれ用薬，ビタミン剤，カルシウム剤，含嗽薬，健胃薬，コンタクトレンズ装着液など）
化粧品		化粧品類（薬用化粧品など被包に「医薬部外品」と表示されているものは，化粧品ではなく医薬部外品に該当する．）
医療機器	一般医療機器	経腸栄養注入セット，ネブライザ，X線フィルム，血液ガス分析装置，手術用不織布など
	管理医療機器	X線撮影装置，心電計，超音波診断装置，注射針，採血針，真空採血管，輸液ポンプ用輸液セット，フォーリーカテーテル，吸引カテーテル，補聴器，家庭用マッサージ器，コンドームなど
	高度管理医療機器	ペースメーカー，冠動脈ステント，人工血管，PTCAカテーテル，中心静脈カテーテル，吸収性体内固定用ボルト，粒子線治療装置，人工透析器，硬膜外用カテーテル，輸液ポンプ，自動腹膜灌流用装置，人工骨，人工心肺装置，多人数用透析液供給装置，成分採血装置，人工呼吸器など
再生医療等製品		ヒト（同種）骨髄由来間葉系幹細胞，ヒト（自己）骨格筋由来細胞シート，ヒト（自己）表皮由来細胞シートなど
指定薬物		亜硝酸イソブチル，亜硝酸イソプロピルなど

　①の日本薬局方には精製水など薬理作用がないものが含まれるが，いずれも医薬品である．また，②，③の定義は「目的とするもの」となっていることから，効果の有無ではなく目的として標榜しているものは医薬品として規制を受けることになる．

b 医薬部外品

　医薬部外品は以下の①〜③に該当するものである（第2条第2項）．定義では，医薬品と同じように使用目的が具体的に示されているが，「人体に対する作用が緩和なもの」とされている．

①次のイ〜ハに掲げる目的のために使用されるものであって機械器具等でないもの
　イ　吐きけその他の不快感または口臭もしくは体臭の防止
　ロ　あせも，ただれ等の防止

　　ハ　脱毛の防止，育毛または除毛

②防除用医薬部外品

　　人または動物の保健のためにするねずみ，はえ，蚊，のみその他こ
れらに類する生物の防除の目的のために使用されるものであって機械
器具等でないもの

③a. 医薬品の②③と使用目的は同じだが，厚生労働大臣が医薬部外品に
指定するもの（「新指定医薬部外品」「新範囲医薬部外品」が該当する）

c　化粧品

　化粧品は，人の身体を清潔にし，美化し，魅力を増し，容貌を変え，また
は皮膚もしくは毛髪を健やかに保つために，身体に塗擦，散布その他これら
に類似する方法で使用されることが目的とされているもので，人体に対する
作用が緩和なものをいう（医薬品および医薬部外品を除く）（第2条第3項）．

d　医療機器

　医療機器は，「人若しくは動物の疾病の診断，治療若しくは予防に使用され
ること，又は人若しくは動物の身体の構造若しくは機能に影響を及ぼすこと
が目的とされている機械器具等（再生医療等製品を除く.）であつて政令で定
めるもの」と定義されており（第2条第4項），医薬品と異なり，目的とされ
たものであっても政令で定められたもの以外は医療機器に該当しない．な
お，医療機器は，副作用または機能の障害が生じた場合に人の生命および健
康に影響を与えるリスクに応じて，リスクが高いほうから，高度管理医療機
器，管理医療機器，一般医療機器のいずれかに分類される．また，医療機器
のうち特定保守管理医療機器は，保守点検・修理など適正な管理が行われな
ければ疾病の診断・治療・予防に重大な影響を与えるおそれがあるものとし
て，厚生労働大臣が指定するものである．

e　再生医療等製品

　再生医療等製品とは，以下の①・②に該当するもの（医薬部外品および化
粧品を除く）であって，政令で定めるものである（第2条第9項）．

①次に掲げる医療または獣医療に使用されることが目的とされているも
ののうち，人または動物の細胞に培養その他の加工を施したもの
　　イ　人または動物の身体の構造または機能の再建，修復または形成
　　ロ　人または動物の疾病の治療または予防
②人または動物の疾病の治療に使用されることが目的とされているもの
のうち，人または動物の細胞に導入され，これらの体内で発現する遺
伝子を含有させたもの

f　指定薬物

　指定薬物は，「中枢神経系の興奮若しくは抑制又は幻覚の作用（当該作用の

維持又は強化の作用を含む．以下「精神毒性」という．）を有する蓋然性が高く，かつ，人の身体に使用された場合に保健衛生上の危害が発生するおそれがある物…（中略）…として，厚生労働大臣が薬事・食品衛生審議会の意見を聴いて指定するもの」と定義されている（第2条第15項）．

指定薬物は，麻薬等と同じような作用を有しながら，法律で麻薬等に指定されていないために取り締まりが難しい薬物を取り締まるために医薬品医療機器等法に設けられた定義である．そのため，麻薬，向精神薬，覚醒剤，あへん，シンナーなど別の法律で規制されているものは除かれる．

3 薬局と医薬品販売業

a 薬 局

1）調剤の場所

薬局は，「薬剤師が販売又は授与の目的で調剤の業務並びに薬剤及び医薬品の適正な使用に必要な情報の提供及び薬学的知見に基づく指導の業務を行う場所（その開設者が併せ行う医薬品の販売業に必要な場所を含む）」と定義されている（第2条第12項）．医療機関の調剤所は薬局とよばれることがあるが，法律上の薬局には該当しない．販売・授与の目的で調剤を行う場所は原則として薬局に限られるが，病院，診療所，動物診療施設における調剤は，例外として認められている（薬剤師法）．ただし，その病院や診療所で診察を行っている医師・歯科医師・獣医師の処方箋についての調剤に限られる．なお，災害その他の特別な理由により薬局で調剤できない場合は薬局以外の場所で調剤することができる．また，医療を受ける者の居宅においても調剤の一部を行うことが認められている．

2）調剤（薬剤師法）

調剤は，処方箋に基づかなければならず，原則，薬剤師でなければできない．薬剤師は，処方箋がなければ調剤できず，処方箋に疑わしい点があるときは，処方箋を交付*した医師，歯科医師，獣医師に問合せをして，疑わしい点を解決してからでなければ調剤することができない．

b 医薬品の販売業

医薬品の製造販売業者（製薬企業）が自社製品を販売する場合等を除き，薬局以外で医薬品を販売するためには，医薬品の販売業の許可が必要である．医薬品の販売業には，店舗販売業，配置販売業，卸売販売業の3つの種類があり，これら3つをさして医薬品販売業という．種類によって取り扱える医薬品の種類や販売方法が異なり，医療用医薬品を販売・授与できるのは卸売販売業だけである（医療機関，薬局等への販売・授与に限られる）．

薬局と医薬品販売業の取扱品目等は表Ⅲ-2のとおりである．薬局で取り扱う医薬品のうち，要指導医薬品と一般用医薬品以外の医薬品は，薬局医薬品と定義されている．要指導医薬品と一般用医薬品は，表Ⅲ-3に掲げるよう

> **メモ**
> 一定の要件を満たし，都道府県知事の認定を受けた薬局は，地域連携薬局または専門医療機関連携薬局と称することができる。また，一定の要件を満たし，かかりつけ薬局としての基本的機能を有する薬局として届け出た薬局は健康サポート薬局である旨を表示できる。

> ＊交付
> 手渡す行為のこと．

表Ⅲ-2　薬局と医薬品販売業

区分		管理者	取扱品目
薬局		薬剤師	要指導医薬品，一般用医薬品 薬局医薬品（処方箋医薬品，処方箋医薬品以外の医療用医薬品，薬局製造販売医薬品）
医薬品の販売業	店舗販売業	薬剤師 登録販売者	要指導医薬品，一般用医薬品（薬剤師がいない場合は要指導・第1類区分を除く）
	卸売販売業	薬剤師（原則）	要指導医薬品，一般用医薬品 医療用医薬品
	配置販売業	薬剤師 登録販売者	取扱品目は店舗販売業と同等であるが，経年変化が起こりにくいなど，厚生労働大臣が定める配置販売品目基準に該当するものに限定される

表Ⅲ-3　要指導医薬品と一般用医薬品の販売方法等

		対面販売	適正使用のための情報提供	情報提供者	相談応需
要指導医薬品		要	義務（書面等）	薬剤師	義務
一般用医薬品	第1類医薬品	－	義務（書面等）	薬剤師	
	第2類医薬品	－	努力義務	薬剤師，登録販売者	
	第3類医薬品	－	－	薬剤師，登録販売者	

に，販売方法，情報提供方法の規定が異なり，要指導医薬品は，郵便やインターネットによる販売はできない．

4　とくに注意が必要な医薬品等

a　毒薬および劇薬

　医薬品の中には，毒薬や劇薬*に指定されているものがある（表Ⅲ-4）．これらは，毒性または劇性が強いものとして厚生労働大臣が薬事・食品衛生審議会の意見を聴いて指定する．毒薬・劇薬の直接の容器または被包には，それを見た人がわかるような表示が義務づけられている（毒薬は，黒地に白枠，白字で品名と「毒」の文字．劇薬は，白地に赤枠，赤字で品名と「劇」の文字）（第44条第1項，第2項）．

　毒薬・劇薬は，14歳未満の者や安全な取り扱いをすることに不安のある者に手渡すことが禁じられている（第47条）．毒薬・劇薬を業務上取り扱う者（医療機関を含む）は，毒薬・劇薬を他のものと区別して貯蔵・陳列しなければならず（第48条第1項），毒薬については，貯蔵・陳列する場所に，鍵を

*毒薬・劇薬
毒薬と劇薬は，急性毒性によるマウスの致死量（50%致死量）で区別される．毒物・劇物も毒性や劇性がある物質だが，毒薬・劇薬は医薬品であるのに対し，毒物・劇物は医薬品と医薬部外品は含まない．例えば塩酸は劇薬に該当するものと，劇物に該当するものがあるが，劇薬の塩酸は医薬品である．

表Ⅲ-4 毒薬・劇薬の例示（名称は一般名で表記）

毒薬	劇薬
①内服薬の例示 　アミオダロン（抗不整脈薬） 　メルファラン（抗悪性腫瘍薬） 　ジスチグミン（コリンエステラーゼ阻害薬） ②静注・注射薬の例示 　ガンシクロビル（抗ウイルス薬） 　アムホテリシンB（抗真菌薬） 　シスプラチン（抗悪性腫瘍薬） 　パクリタキセル（抗悪性腫瘍薬） 　A型ボツリヌス毒素（眼科用剤）	①内服薬の例示 　アセトアミノフェン（解熱鎮痛薬） 　グリメピリド（糖尿病治療薬） 　アムホテリシンB（抗真菌薬） ②静注・注射薬の例示 　アミオダロン（抗不整脈薬） 　インターフェロン（肝炎等治療薬） 　オンダンセトロン（制吐薬） 　ドパミン（急性循環不全改善薬） 　モルヒネ（鎮痛鎮静薬）

（注）同じ有効成分であっても製品により規制区分が異なるものがある.

表Ⅲ-5 生物由来製品と特定生物由来製品

	製品の例	医療機関・薬局の義務
生物由来製品	ワクチン, トキソイド, 遺伝子組換え製剤, 動物成分抽出製剤, 動物由来心臓弁等	● 感染症等が発生した場合, 厚生労働省に報告
特定生物由来製品	輸血用血液製剤（血液凝固因子, 人血清アルブミン, 人免疫グロブリンなど）, 人胎盤抽出物等	● 患者への適切な説明（製品のリスクとベネフィット） ● 使用記録の作成・保管（使用日から20年間） ● 感染症等が発生した場合, 厚生労働省に報告

施さなければならない.

b 生物由来製品

　生物由来製品は, 人や生物（植物を除く）に由来するものを原材料として製造される医薬品, 医薬部外品, 化粧品, 医療機器のうち, 保健衛生上特別な注意を要するものとして, 厚生労働大臣が薬事・食品衛生審議会の意見を聴いて指定したものである（第2条第10項）（表Ⅲ-5）. 生物由来製品が法律で規定された背景には, 非加熱血液製剤による薬害エイズ事件, ヒト乾燥硬膜によるクロイツフェルト・ヤコブ病といった薬害事件があり（p.123参照）, その製品を誰に使用したのかがわかる仕組み（トレーサビリティの確保）と, 原料に混入していた可能性があるウイルス等に関する研究に注意する仕組みが設けられた. 生物由来製品を使用する医療機関や薬局では, 感染症が発生した場合は厚生労働省に報告しなければならない. さらに, 生物由来製品のうち, 血液製剤などは, 感染症等の発生・拡大を防止する観点から

特定生物由来製品に指定されており，患者への適切な説明，使用記録の作成・保管が求められる.

B 麻薬及び向精神薬取締法（昭和28年法律第14号）

1 目的と規制対象

麻薬及び向精神薬取締法は，麻薬および向精神薬の輸入，輸出，製造，製剤，譲渡等について必要な取締りと，麻薬中毒者について必要な医療等を行うことで，麻薬および向精神薬の濫用による保健衛生上の危害を防止し，公共の福祉の増進を図ることを目的としている（第1条）.「麻向法」と略されることがある. 規制対象となる麻薬と向精神薬は，法律に別表で具体的に示されている（表Ⅲ-6）. これらの中には，医薬品として使用されるものとそうでないものがある. 向精神薬は，濫用のおそれあるいは濫用された場合の有害作用の程度により，第1種から第3種に分類されている.

2 麻薬の取扱い

a 免許

麻薬を取り扱うためには免許が必要である. 表Ⅲ-7に，医療機関や薬局で

表Ⅲ-6 麻薬及び向精神薬取締法の規制対象とその例示

対象		例示（一般名）
麻薬	アヘン系麻薬	モルヒネ，オキシコドン，コデイン※，ヘロイン等
	コカイン	コカイン等
	合成麻薬等	フェンタニル，ペチジン，メサドン，MDMA，LSD，2-CB等
向精神薬	睡眠薬	ゾルピデム（第3種），トリアゾラム（第3種），ペントバルビタール（第2種）等
	精神安定薬	ジアゼパム（第3種），クロルジアゼポキシド（第3種）等
	食欲抑制薬	マジンドール（第3種）等
	鎮痛薬	ペンタゾシン（第2種），ブプレノルフィン（第2種）等
	中枢神経興奮薬	メチルフェニデート（第1種）等
麻薬原料植物		コカ，マジックマッシュルーム等
麻薬向精神薬原料		サフロール，無水酢酸，エルゴタミン，リゼルギン酸等

※1,000分の10以下のコデイン，ジヒドロコデインまたはこれらの塩類を含有し，これら以外の麻薬を含有しないものは「家庭麻薬」に該当し，麻薬として取り扱われない.

表Ⅲ-7　**主な麻薬取扱者の概要**

免許の種類	定義	資格要件
麻薬施用者	疾病治療の目的で，業務上麻薬を施用し，もしくは施用のため交付し，または麻薬を記載した処方箋を交付する者	医師，歯科医師，獣医師
麻薬管理者	麻薬診療施設で施用され，または施用のため交付される麻薬を業務上管理する者	医師，歯科医師，獣医師，薬剤師
麻薬卸売業者	麻薬小売業者，麻薬診療施設の開設者または麻薬研究施設の設置者に麻薬を譲り渡すことを業とする者	薬局，医薬品の販売業
麻薬小売業者	麻薬施用者の麻薬を記載した処方箋（麻薬処方箋）により調剤された麻薬を譲り渡すことを業とする者	薬局

　麻薬を取り扱う者にかかわる主な免許とその資格要件をまとめた．いずれも都道府県知事に免許を申請する．なお，麻薬施用者が診療に従事する病院，診療所または飼育動物診療施設のことを麻薬診療施設という．

b　麻薬処方箋

　麻薬を含む薬剤が記載された処方箋を麻薬処方箋という（第2条第17項）．麻薬処方箋は，都道府県知事から麻薬施用者の免許を受けた医師，歯科医師，獣医師が交付し，これを持参した者以外に麻薬を調剤することはできない．麻薬処方箋には，通常の処方箋の記載事項のほかに，患者の住所や麻薬施用者の免許証番号を記載しなければならないが，病院や診療所の中で調剤する場合は，患者の住所は記載しなくてもよいことになっている．

c　医療機関における麻薬の管理

　麻薬診療施設における麻薬の譲渡・譲受は，原則として，①麻薬卸売業者からの譲受，②施用のための交付，③患者または家族等から返却された調剤済麻薬の譲受，④麻薬譲渡許可を得て行う譲渡（治験薬の譲渡，不良品の返品等の場合の事前許可），⑤麻薬業務の廃止に伴う譲渡・譲受に限られる（第24条～第26条）．他の麻薬診療施設（医療機関），麻薬小売業者（薬局）等との貸し借りや麻薬卸売業者に返品することはできない．

　麻薬施用者が2人以上診療に従事する麻薬診療施設には，麻薬管理者を置かなければならない（第33条第1項）．麻薬管理者がいない麻薬診療施設では，麻薬施用者が麻薬管理者となる（第33条第2項）．麻薬診療施設で管理する麻薬は，当該施設内に設けた，鍵をかけた堅固な設備に保管しなければならない（第34条第2項）．この保管庫には，麻薬以外の医薬品（覚醒剤を除く）や医薬品以外のものを一緒に入れてはならない．麻薬管理者は，麻薬診療施設に帳簿を備え，譲受，譲渡，廃棄した麻薬の品名，数量およびその年月日等を記載しなければならない（第37条第1項）．この帳簿は，最終記載の日から2年間保存しなければならない（第37条第2項）．

表Ⅲ-8　覚醒剤取締法の対象

対象	薬物名
覚醒剤	フェニルアミノプロパン（アンフェタミン），フェニルアミノメチルプロパン（メタンフェタミン）およびその塩類
覚醒剤原料	エフェドリン※，メチルエフェドリン※，セレギリン等 ※濃度が10%以下のものは覚醒剤原料に該当しない

d　廃　棄

　期限切れの麻薬，変質・汚染・破損等で使用しなくなった麻薬，不要になった麻薬などを廃棄するためには，廃棄する前に，麻薬診療施設の開設者が都道府県知事（許可権者）に麻薬廃棄届を届け出て，当該職員の立ち会いの下に廃棄しなければならない（第29条）．一方，患者に調剤されたものの，使用中止や使用されずに残った麻薬，患者や家族から返却された麻薬は，麻薬管理者が当該施設の他の職員の立ち会いの下に，焼却，放流等，麻薬の回収が困難な方法で廃棄する．

e　事故への対応

　麻薬管理者または麻薬施用者が管理している麻薬が盗まれたり，所在不明その他の事故があった場合には，すみやかにその麻薬の品名，数量，その他事故の状況を明らかにするため必要な事項を都道府県知事（許可権者）に届け出なければならない（第50条の22）．

3　向精神薬の取扱い

　向精神薬についても，医療機関で取り扱う場合の譲渡・譲受，保管，廃棄，事故，記録等が規定されている．譲り受けた向精神薬は，病院・診療所の施設内に保管し，医療従事者が盗難の防止に必要な注意をしている場合以外は，鍵をかけた設備内に保管しなければならない．また，第3種向精神薬以外は，譲渡・譲受の記録，廃棄の記録が必要であり，最終記載の日から2年間保存しなければならない（第50条の23）．なお，向精神薬の中には，医薬品が承認された時の条件に基づいて，特別な流通管理が求められているもの*があるため注意が必要である．

*特別な流通管理が必要な向精神薬
メチルフェニデート塩酸塩製剤（商品名：リタリン，コンサータ），ブプレノルフィン経皮吸収型製剤（ノルスパンテープ）など．

C　覚醒剤取締法（昭和26年法律第252号）

　覚醒剤取締法は，覚醒剤の濫用による保健衛生上の危害を防止するため，覚醒剤および覚醒剤原料（表Ⅲ-8）の輸入，輸出，所持，製造，譲渡，譲受および使用に関して必要な取締りを行うことを目的としている．医薬品である覚醒剤原料は，医師等が交付することができる．病院，診療所において，

業務のために医薬品である覚醒剤原料を所持できる者は，開設者，管理者，医師，歯科医師，薬剤師，これらの者の業務上の補助者（看護師，事務職員等）である．また，医師等から施用のために医薬品である覚醒剤原料の交付を受けた場合や，処方箋により調剤された医薬品である覚醒剤原料の交付を受けた者やその看護者（死亡した場合は相続人等），郵便・運送業者等も所持することができる（第 30 条の 7）．医薬品である覚醒剤原料を病院・診療所で保管する場合は，鍵をかけた場所でなければならない（第 30 条の 12 第 2 項）．

D 大麻取締法 （昭和 23 年法律第 124 号）

大麻取締法は，大麻の不正取引および不正使用を防ぐため，大麻を取り扱う者を免許制とし，免許を受けた者以外の者が大麻を取り扱うことを禁じている．規制対象は大麻草（カンナビス・サティバ・エル）およびその製品であるが，大麻草の成熟した茎およびその製品（樹脂を除く），大麻草の種子およびその製品は除外される（第 1 条）．大麻草の主成分はカンナビノイドであり，その主な成分はテトラヒドロカンナビノール（THC）である．

大麻の取り扱いは，大麻栽培者（免許を受けて繊維もしくは種子を採取する目的で大麻草を栽培する者）と大麻研究者（免許を受けて大麻を研究する目的で大麻草を栽培または使用する者）であり，それ以外の者が大麻を所持，栽培，譲受，譲渡，研究のための使用をすることは禁止されている．大麻から製造された医薬品の施用，施用のための交付，施用を受けること，大麻の輸出入，医薬関係者等以外に対する広告は，いずれも禁止されている．大麻取締法には，不正栽培，不正な輸出入，所持，譲受，譲渡に対する罰則が規定されている．

E あへん法 （昭和 29 年法律第 71 号）

あへんとは「けしの液汁が凝固したもの及びこれに加工を施したもの（医薬品として加工を施したものを除く）」（第 3 条第 2 項）と定義され，その原料はけし（パパヴェル・ソムニフェルム・エル及びパパヴェル・セティゲルム・ディーシー）である．あへんは，あへん系麻薬（アヘン末，モルヒネ，コデイン等）の製造の出発原料となることから，けしの栽培やあへんの採取，あへんおよびけしがら（けしの麻薬を抽出することができる部分（種子を除く））の輸出入，所持等は，あへん法で厳しく規制されている．輸入・輸出・買取り・売渡しは国の独占事業とされており，けしの栽培は，許可を受けた者（けし栽培者）以外は禁止されている．また，あへんおよびけしがらの譲渡・譲受，所持，廃棄についても，禁止が解除される者が限定されている．

　なお，あへんおよびけしがらの吸食は全面的に禁止されている．あへんに関する罰則は，あへん法において，不正栽培，不正なあへん・けしがらの取引・所持，種子の不正な提供・運搬等に対する罰則が規定されているが，刑法においても，あへん煙の不正所持・吸引・吸食の器具所持の罰則が規定されている．

F　毒物及び劇物取締法 （昭和25年法律第303号）

1　目的と対象

　毒物及び劇物取締法は，毒物および劇物について保健衛生上の見地から必要な取締りを行うことを目的としている．この法律の対象となる毒物・劇物の主なものは表Ⅲ-9のとおりである．特定毒物とは，毒物の中でも毒性がきわめて強く，人への危害の可能性の高いものとして指定されたものであり，使用者が制限されている．毒物・劇物の中には，医薬品や医薬部外品と同じ成分のものが含まれているが，同じ成分であっても，医薬品や医薬部外品であるものは毒物・劇物には該当しない（第2条第1項，第2項）．

2　毒物・劇物の販売

　毒物・劇物の販売業は，店舗ごとに都道府県知事に申請し，登録を受けなければならない（第4条の3）．毒物・劇物は，18歳未満の者，毒物・劇物による保健衛生上の危害の防止措置を適正に行う際に必要な認知・判断および意思疎通ができない者，麻薬・大麻・あへんまたは覚醒剤の中毒者のいずれかに該当する場合は，販売することはできない（第8条第2項）．

　毒物または劇物を他の販売業者に販売等した場合には，販売した毒物・劇物の名称と数量，販売・授与した年月日，販売した相手の氏名・職業・住所を表示書面に記載しておかなければならない（第14条第1項）．また，一般の人に販売・授与した場合も，同じ事項を書面に記載し押印したものを提出してもらい，いずれも書面は5年間保存することになっている（第15条第2

表Ⅲ-9　毒物及び劇物取締法の対象

対象	例示
毒物	黄燐，四アルキル鉛*，シアン化水素，ジエチルパラニトロフェニルチオホスフェイト（別名パラチオン）*，水銀，砒素（ヒ素），モノフルオール酢酸等*
劇物	アクロレイン，アンモニア，塩化水素，水酸化ナトリウム，ジメチル-2・2-ジクロロビニルホスフェイト（別名DDVP），硫酸等

*の付く薬物は特定毒物

項～第 4 項）．

3 ｜ 毒物・劇物の取り扱い

a 表示義務

　毒物・劇物は，容器と被包に「医薬用外」の文字と，毒物については赤地に白字で「毒物」，劇物については白地に赤字で「劇物」と表示しなければならない（第 12 条第 1 項）．毒物・劇物の業務上取扱者は，毒物・劇物を貯蔵または陳列する場所にも，「医薬用外」の文字および毒物については「毒物」，劇物については「劇物」の文字を表示する必要がある（第 12 条第 3 項）．医療機関，学校など毒物または劇物を使用する者は，業務上取扱者（届出を必要としない）に該当するため，この表示義務を行う必要がある．また，届出を必要としない業務上取扱者は，毒物劇物取扱責任者の設置義務はないが，毒物や劇物の盗難や紛失を防ぐための措置（第 11 条），盗難などの際の対応（第 17 条），立入検査（第 18 条）などが求められる．

b 容器・廃棄

　毒物・劇物や，毒物・劇物を含有するもので，政令で定めるものを廃棄する場合は，中和，加水分解，酸化，還元，希釈その他の方法により，保健衛生上危害を生じるおそれがない方法で処理し，毒物・劇物に該当しないものにしなければならない（第 15 条の 2）．また，廃棄する場合は，下水道法，水質汚濁防止法，大気汚染防止法などで規定される基準を満たす必要がある．

　誤飲誤食による事故防止のため，すべての毒物・劇物は，その容器として，飲食用の容器を使用することが禁じられている（第 11 条第 4 項）．これらは，すべての者に対して適応される．

4 ｜ 特別な規制を受ける毒物・劇物

a 興奮，幻覚，麻酔の作用を有する毒物・劇物

　①トルエン，ならびに，②酢酸エチル，トルエンまたはメタノールを含有するシンナー*，接着剤，塗料および閉そく用またはシーリング用の充てん料は，興奮，幻覚または麻酔の作用を有する毒物または劇物（これらを含有するものを含む）として政令で定められている．これらは，みだりに摂取，吸入したり，これらの目的で所持したりしてはならない．

b 引火性，発火性，爆発性のある毒物・劇物

　亜塩素酸ナトリウムおよびこれを含有する製剤（亜塩素酸ナトリウム 30%以上を含有するものに限る．），塩素酸塩類およびこれを含有する製剤（塩素酸塩類 35% 以上を含有するものに限る．），ナトリウムならびにピクリン酸は，引火性，発火性，爆発性のある毒物・劇物として政令で定められている．これらは，業務その他正当な理由による場合を除いては所持してはならない（第 3 条の 4）．また，毒物劇物営業者は，交付を受ける者の氏名・住所を身

> **＊シンナー**
> 塗料の粘度を減少させるために使用される有機溶剤のこと．

分証明書等により確認した後でなければ交付してはならない（第15条第2項）.

c 一般消費者の生活で使用される劇物

　塩化水素または硫酸を含有する製剤である劇薬（住宅用の洗浄剤で液体状のものに限る），ジメチル−2・2−ジクロロビニルホスフェイト（別名DDVP）を含有する製剤（衣料用の防虫剤に限る）は，毒薬・劇薬のうち主として一般消費者の生活で使用されるものとして政令で定められている. これらについては，その成分の含量または容器もしくは被包について政令で定める基準に適合するものでなければ販売・授与してはならない（第13条の2）.

G 看護師が医薬品を取り扱うにあたって

　医療機関において取り扱う医薬品には，陳列，保管，記録，廃棄，事故の場合の届出などを法律に従って行わなければならないものがある. また，法的な取り扱いだけでなく，医療事故防止の観点からの取り扱いも重要である. ヒヤリ・ハット事例の多くは薬剤がかかわっており，取り扱う者が扱い方を誤ることが医療事故に結びつく. 医薬品には名称が似ているもの，商品名が同じでも有効成分の含量が異なるものや投与経路が異なるものなどがあり，処方する医師，調剤する薬剤師，投与する看護師が，それぞれの場で医薬品名の誤りに気づかなかったことで，医療事故につながった事例が毎年のように報告されている. 医療事故を最小限にするためには，医薬品を取り扱う者が，各段階での確認を怠らないことが重要である.

　また，医薬品を適正に取り扱うためには，医薬品の容器や被包に記載されている事項と添付文書（医薬品の外箱につけられたバーコードまたは二次元コードから閲覧可能）に従うことが求められるが，それらの情報は容器・被包に表示が義務づけられた，いわば最低限の情報である. 医薬品インタビューフォームなどの添付文書を補完する情報，医薬品医療機器総合機構（PMDA, p.124参照）のホームページで提供される医薬品リスク計画（RMP）などの情報も，有効性，安全性確保のために活用する必要がある. これらの医薬品情報は，専門知識がないと解釈できない場合があるため，利用する際には，医薬品情報室や病棟にいる薬剤師，専門領域の医師などと連携，協力することも必要である.

| コラム | 医薬品と DX |

　社会にデジタル化が浸透する中で，医療においても DX（デジタル・トランスフォーメーション）化への舵が切られている．すでに大部分の医療機関や薬局に「オンライン資格確認」のシステムが導入されているが，このシステムでは，患者の直近の資格情報等（加入している医療保険や自己負担限度額等）の確認や特定健診・診療/薬剤の情報等が閲覧できる．また，2023 年 1 月から「電子処方箋」の運用が始まった．電子処方箋の導入によってリアルタイムの処方・調剤情報の共有が可能となり，重複投薬を防ぐことなどが期待されている．これらは，ペーパーレス化や業務の効率化など，医療機関や保険者側のメリットと捉えられがちだが，それだけではない．今後，マイナンバーで個人の健康医療情報が電子的に管理できるようになると，医療機関等でその情報に基づいた適切な医療サービスが提供しやすくなるとともに，国民一人一人がマイナポータル上で自分の健康医療情報を閲覧できるようになる．スマートフォンで自分の健康医療情報が確認でき，その情報をもとにして健康管理に活用できるようになれば，個人がメリットを実感できるようになるだろう．

2 | 薬害被害者の救済に関する法・制度を理解する

A | 薬害と被害者の救済

1 | 薬害とは

　医薬品には少なからず目的とする作用以外の作用（副作用）が伴い，適正に使用したとしても健康被害の発生が避けられない場合があるが，薬害とは，一般にいう副作用とは異なる概念で用いられる言葉である．薬害とは，医薬品の有害性に関する情報が十分認識されずに医薬品が使用された結果生じた健康被害のうち，社会問題化したものをさしており，医薬品そのものの有害性だけではなく，それを使用する段階で，安全性等に関する認識の低さや，安全性確保の仕組みに問題があることにより引き起こされた健康被害といえる．残念なことに，日本では薬害が繰り返し起こっている．日本で起こった薬害事件のいくつかを以下に記述する．

　なお，後述する副作用被害救済制度は，薬害が契機となって創設された制度であるが，副作用等の原因となった製品の製造販売業者等の責任が明らかとなった場合には，以降の救済給付は行われない．製造販売業者等の責任が訴訟により明確になった場合には，賠償による救済，和解の成立による救済が行われることになる．

2 | 日本で起こった代表的な薬害

a サリドマイドによる胎児の障害

　サリドマイドは 1957 年に西ドイツ（当時）で開発され，安全性が高い精神安定薬・睡眠薬として，処方箋薬および一般用医薬品として西ドイツをはじめとした各国で販売された（米国では承認されなかった）．その後，四肢の全部あるいは一部が短いなどの奇形を持つ新生児が多数誕生し，1961 年にサリドマイドとの関連性が西ドイツの医師により指摘され，同国ではその年の 11 月に販売中止・製品回収が行われた．この間に西ドイツでは 3,049 人のサリドマイド被害児が誕生した．日本においては 1958 年に販売が開始され，1961 年 12 月に西ドイツの製薬会社から勧告を受けたものの，1962 年 5 月まで出荷され，出荷後の製品は 9 月にようやく回収措置にいたった．日本では 309 人の被害児が誕生した．その 3 分の 1 は，サリドマイドの危険性が公表されて以後に発生したものである．この薬害事件が契機となり，世界各国で医薬品開発における安全性試験が大きく改善されることになった．

b キノホルム製剤によるスモンの発生

スモン（SMON）とは，亜急性・脊髄・視神経・末梢神経障害の略である．症状は，腹部膨満感のあと激しい腹痛を伴う下痢が起こり，その後，足から上部に向かって痛み・痺れが拡がり，ときに視力障害を起こし失明にいたることがある疾患である．スモンは1955年から報告され，1964年半ばには患者数が約1万人にまで増加したといわれる．原因は当初はわからず，奇病と呼ばれたり，ウイルス感染説などが報道されたりして，患者に苦痛を与えた．1969年に国が原因究明に乗り出し，疫学調査を実施した結果，キノホルム中毒が原因であるという説が出され，1970年9月にキノホルムの使用販売中止の措置がとられた．その後，1972年にキノホルムが原因であることが確定された．キノホルムは1900年にスイスで販売された殺菌薬である．当初は外用薬（殺菌薬）として慎重に使用されていたが，第二次世界大戦後に日本では大腸炎等に適応症が拡大され，1939年には日本薬局方に収載されて多くの医薬品に配合されるなど，安易に使用されるようになった．スモンは患者数において世界最大の薬害事件となり，これが1979年の薬事法（現在の医薬品医療機器等法）改正による医薬品副作用被害救済制度の創設の契機となった（p.124参照）．

c 非加熱製剤による薬害エイズ

エイズ（AIDS）とは，後天性免疫不全症候群の略であり，HIV（ヒト免疫不全ウイルス）への感染により身体の免疫機能が損なわれ，日和見感染*や悪性腫瘍が発生する疾患である．この疾患が報告された当初は適切な治療法はなく，発症した人の多くが死亡した．1982年に米国で血友病患者がエイズを発症し，血液製剤による感染が疑われ，米国政府はHIV感染の可能性がある血液製剤を使わないように勧告するとともに，肝炎ウイルス対策として開発されていた加熱処理した血液製剤への切り替えを行った．当時の日本は，濃縮製剤の原料となる原料血漿と血液製剤の大部分を米国からの輸入に頼り，加熱血液製剤は承認されていなかったため，1985年に国内で加熱血液製剤が承認されるまで非加熱血液製剤が販売され続けた．その結果，非加熱血液製剤によるHIV感染が多数発生した．被害者は，疾患の苦痛に加えて，感染症であることから生まれた差別に苦しむことになった．

d ヒト乾燥硬膜によるクロイツフェルト・ヤコブ病

クロイツフェルト・ヤコブ病は，脳内における異常プリオンの蓄積が原因となり，行動異常，性格変化や認知症，視覚異常，歩行障害などを発症する．数ヵ月以内に認知症が急速に進行し，発病より半年以内に自発運動はほとんどなくなり寝たきりの状態となる．原因不明のもの，遺伝性のものの他，感染によるものがあり，感染理由のひとつに硬膜移植がある．国内では1989年にヒト乾燥硬膜の移植を受けた患者が1996年にクロイツフェルト・ヤコブ病を発症したことによる訴訟を契機として，1997年にヒト乾燥硬膜の販売が

*日和見感染
健康な人には感染症を起こさない微生物が原因菌となり発症する感染症のこと．

中止・回収された．脳硬膜の移植後，発症までの期間が長いことから因果関係の解明が困難であったことだけでなく，医療用具による被害であったため，当時の医薬品副作用被害救済・研究振興調査機構法による救済給付の対象ではなかったことも問題となった．その後，ヒト由来を含めた生物製剤を使用する場合の検査の厳格化，ドナー記録の保存の必要性が示され，薬事法（現在の医薬品医療機器等法）における生物由来製品の安全性確保体制が強化された．

e　薬害C型肝炎

　C型肝炎ウイルスは血液を介して感染し，感染後に治療をしない場合，肝炎を発症・慢性化して肝臓がんを発症する割合が高い．薬害C型肝炎は，血液製剤によって感染したものである．C型肝炎ウイルスに汚染された血液で作られたフィブリノゲンなどの濃縮血液製剤は，手術，出産時，歯科治療時などで幅広く使用され，1980年から2001年末までに28万人以上に投与された．血液製剤によるC型肝炎感染者は1万人以上と推定される．フィブリノゲン製剤が誰に使用されたかを把握することは難しいとされたが，一部の特定できる患者に対しても投与が告知されなかったことで，適切な治療を早期に受けることができなかったことが問題となった．国家賠償を求めた複数のC型肝炎訴訟後，2008年1月に「特定フィブリノゲン製剤及び特定血液凝固第Ⅸ因子製剤によるC型肝炎感染被害者を救済するための給付金の支給に関する特別措置法」が施行され，国と原告団・弁護団との間で基本合意書が締結された．この法により，対象薬剤によるC型肝炎感染被害者を救済するための給付金の支給が行われるようになった．

B　健康被害救済制度

1　背景や成立過程

　サリドマイド事件，薬害スモン事件の発生を契機として，医薬品の承認制度のあり方，安全対策の厳格化に加えて，健康被害者の迅速な救済を行うために，1979年に薬事法（現在の医薬品医療機器等法）が改正され，翌年から医薬品副作用被害救済業務が開始された．2002年には，独立行政法人医薬品医療機器総合機構法が制定され，2004年から医薬品副作用被害救済制度として救済業務を同法人が担うことになった．また，非加熱製剤によるHIV感染，ヒト乾燥硬膜によるクロイツフェルト・ヤコブ病の発生を契機として，生物由来製品感染等被害救済制度が創設された．

　独立行政法人医薬品医療機器総合機構法においては，独立行政法人医薬品医療機器総合機構（PMDA）の目的のひとつに，許可医薬品等の副作用や許可生物由来製品等を介した感染等による健康被害の迅速な救済を図ること

と規定されている（第3条）．第16条第1項では，副作用救済給付は，副作用救済給付を受けようとする者の請求に基づき医薬品医療機器総合機構が支給を決定すること，給付には，請求者医療費および医療手当，障害年金，障害児養育年金，遺族年金または遺族一時金，葬祭料があることが規定されている．また，第16条第3項では，副作用救済給付の額，請求の期限，支給方法その他副作用救済給付に関し必要な事項が規定されている．副作用救済給付に要する費用の拠出については第19条で規定されている．

　なお，生物由来製品感染等被害救済制度における感染救済給付については，副作用救済給付と同様のことが第20条，第21条で規定されている．

2 目 的

　医薬品は適正に使用した場合でも，健康被害の発生を完全に防ぐことはできない．また，ヒトや動物等，生物に由来するものを原料や材料とした医薬品（ワクチン，血液製剤など）や，医療機器である生物由来製品（ブタ心臓弁など），ならびに再生医療等製品については，ウイルスなどの感染の原因となるものが入り込むおそれがあるためさまざまな安全性確保のための措置が講じられているが，最新の科学的な知見に基づいて安全対策が講じられたとしても，生物由来製品等による感染被害を完全になくすことはできない．

　これらの健康被害が誰の過失によるものなのかを立証することは難しく，明確になったとしても立証できるまでには長い年月を要する．また，民法でその賠償責任を追及することが難しい場合があることや，たとえ追及することができても解決には多大な労力と時間を費やすことになる．健康被害救済制度は，このような医薬品，医療機器，再生医療等製品の特殊性を背景として，これらを適正に使用したにもかかわらず発生した副作用や感染症の健康被害者の迅速な救済を図るための制度である．

3 概 要

a 対象品目

　救済給付の対象となるのは，許可医薬品，許可再生医療等製品，許可生物由来製品を使用した場合の健康被害である．これらはいずれも医薬品医療機器等法に基づいて正規に製造販売されたものをさす．許可医薬品等から除外されるものは，抗悪性腫瘍薬および免疫抑制薬など重篤な副作用が予測される医薬品，人体に直接使用されないもの（体外診断用医薬品，殺虫剤，殺鼠剤等），薬理作用のないもの（精製水，酸素，ワセリン等）などである．また，許可生物由来製品は，法令上，医薬品と医療機器のほかに，医薬部外品と化粧品が該当するが，現時点では医薬部外品と化粧品に該当するものはない．

b 救済給付の内容

　医薬品副作用被害救済制度，生物由来製品感染等被害救済制度は，ともに，適正に医薬品および再生医療等製品の副作用または生物由来製品および再生医療等製品を介した感染等による健康被害が救済給付の対象となる．対象となる健康被害の程度は，入院を要する程度以上とされており，救済内容は金銭の支給である．入院した場合は，医療費，医療手当，日常生活が著しく制限される程度の障害の場合は障害年金または障害児養育年金，死亡の場合は遺族年金または遺族一時金および葬祭料が支給される．

c 救済給付の手続き

　救済給付の手続きは，まず，給付を受けようとする者（健康被害を受けた者または遺族等）が直接，所定様式に医師の作成した診断書等を添えて，医薬品医療機器総合機構（PMDA）に請求を申請する．請求があった場合，PMDAは内容に応じて給付を行うが，その際，医学・薬学的判断を要する場合は厚生労働大臣に判定を申し出て，薬事・食品衛生審議会の意見に基づいて判定が行われる（**図Ⅲ-1**）．なお，支給可否の決定に対して不服がある場

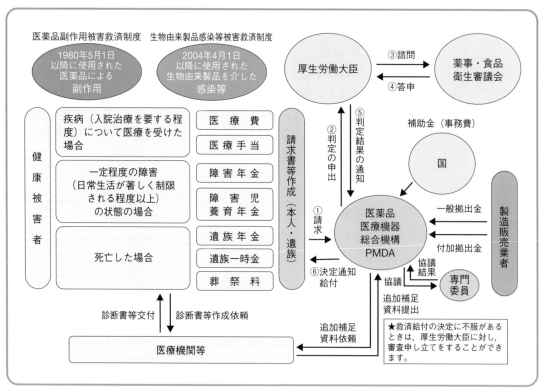

図Ⅲ-1　健康被害救済制度の仕組みと請求の流れ

［独立行政法人医薬品医療機器総合機構：医薬品副作用被害救済制度の概要と救済事例にみる医薬品情報の重要性，p.10，2016，〔https://www.pmda.go.jp/files/000214659.pdf〕（最終確認：2023年10月16日）より引用］

合，請求者は厚生労働大臣に対して審査を申し立てることができる．

d 拠出金

　PMDA は，救済給付に要する費用をあらかじめ関係業者（許可医薬品，許可生物由来製品，許可再生医療等製品等の製造販売業者等）から拠出金として徴収し，それにより給付が行われる．拠出金は，前年度の出荷数量に応じて製造販売会社が負担するもの（一般拠出金）と，副作用等の原因となった製品の製造販売会社が負担するもの（付加拠出金）がある．なお，生物由来製品感染等被害救済制度に係る PMDA の事務費の 1/2 相当額については，国からの補助金により賄われている．

第IV章 地域で看護を提供する際に必要な法・制度を理解する

1 訪問看護に関する法・制度を理解する

A 訪問看護制度

1 概要

　訪問看護は，在宅療養者が生活の質を確保しつつ，できる限り住み慣れた地域で生活することを支援することを目的としており，医師の指示の下，訪問看護ステーションや医療機関から看護師等が在宅療養者を訪問し，看護サービスを提供する制度である．

　訪問看護制度は，介護保険法，健康保険法，高齢者の医療の確保に関する法律それぞれに規定されている制度で，介護保険法の介護報酬による訪問看護は訪問看護ステーションから，また健康保険法の診療報酬による訪問看護は病院または診療所から行われる（図Ⅳ-1）．つまり，訪問看護活動の内容は同様であるが，支払いの仕組みが法令により若干異なっており複雑なため，訪問看護制度の全体像を理解することは難しい．

　このような制度となった理由を制度の成立過程からみていきたい．

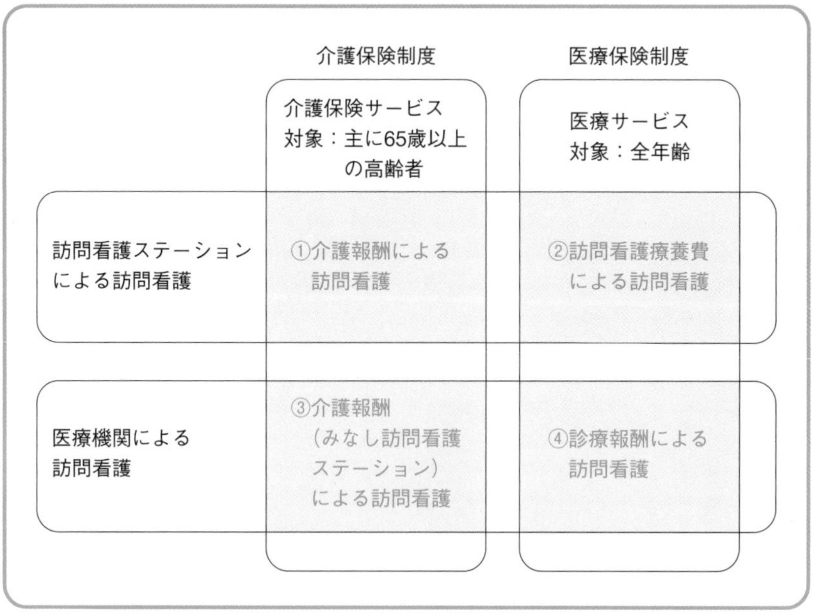

	介護保険制度	医療保険制度
	介護保険サービス 対象：主に65歳以上 の高齢者	医療サービス 対象：全年齢
訪問看護ステーション による訪問看護	①介護報酬による 訪問看護	②訪問看護療養費 による訪問看護
医療機関による 訪問看護	③介護報酬 （みなし訪問看護 ステーション） による訪問看護	④診療報酬による 訪問看護

図Ⅳ-1　訪問看護を行う施設とサービス給付する保険の組み合わせ
訪問看護は，看護サービスを提供する施設と支払われる保険によって4つのパターンに分けられる．

2 背景や成立過程

　日本の訪問看護のルーツは1888年から始まった派出看護と考えられるが，現行の訪問看護が制度化されたのは1983年で，先進国の中で最も遅れて制度化されている．ちなみに英国では1948年から，またカナダは1950年代，米国は1965年から開始されているが，これらの国とは約30年の開きがある．

　日本の訪問看護が制度化された背景は，寝たきり高齢者の増加が予測され，加えて核家族化の進行などと相まって，在宅における寝たきり老人の問題が社会問題化していったことがある．このような中で1970年代に先進的な自治体や病院で訪問看護事業が行われ，1982年には老人保健法による訪問指導として全国の市町村が寝たきり老人に対して訪問を行う体制となった．一方，1965年から病院でも往診に加えて訪問看護が実施され，1980年には150を超える病院が訪問看護を行っていた．このような先行的な活動を受けて，1983年に老人診療報酬において「退院患者継続看護・指導料」が設定され訪問看護が制度化された．

　その後，市町村の訪問指導や医療機関の訪問看護では，訪問回数や対象者が限定されるなどの問題点が指摘され，3年間のモデル事業を行った後，1992年の老人保健法改正により，老人訪問看護制度（訪問看護ステーションが行う訪問看護）が創設された．この時点では対象者は高齢者等のみであったが，1994年に健康保険法が改正され訪問看護療養費がつくられたことから，訪問看護制度は全年齢を対象とするものとなった．このように少しずつ訪問看護制度は充実していったのである．

　その後，高齢化の急速な進行と合わせてその対策として介護保険法が創設され，老人保健法で規定していた訪問看護制度は介護保険法に移行し，介護保険制度の枠組みの中で訪問看護が行われることとなった．一方，医療機関が行う訪問看護は診療報酬制度の中で継続して行われており，在宅医療を推進するための重要な機能として訪問看護は充実していった．そして2008年の後期高齢者医療制度の創設に伴い，この制度にも訪問看護が規定され，訪問看護制度は3つの法令に基づいて行われている．

　訪問看護制度はこのように複雑であることから，本節では，まず，介護保険法に規定されている訪問看護制度について解説し，その後に健康保険法の診療報酬に位置づけられている訪問看護の仕組みを説明する．その後，介護保険法の創設の経緯や主な内容について解説を加える．

3 介護保険法に規定されている訪問看護制度

　介護保険法による訪問看護制度は，介護保険サービスの一部となっていることから，ここでは介護保険の仕組みを押さえつつ，訪問看護制度を解説する．

　介護保険制度の仕組みは図Ⅳ-2のとおりである．この図の基本型は，「保

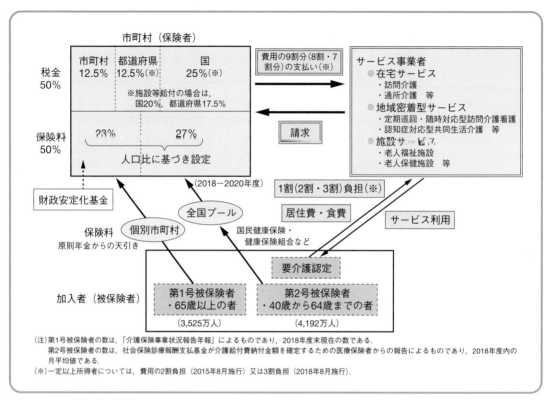

図Ⅳ-2　介護保険制度の仕組み
[厚生労働省：介護保険制度の仕組み，〔https://www.mhlw.go.jp/content/000801559.pdf〕（最終確認：2023年8月16日）より引用]

　険者（市町村）」と「被保険者（加入者）」と「サービスを提供する事業者」の三角形の構図である．この図は，三者について詳細な内容が書かれているので複雑になって理解しにくいが，ポイントは，三者の役割とそれぞれの関係を理解することである．訪問看護制度の仕組みも基本的には同様である．なお，介護保険法の目的，理念，責務については「B　介護保険制度」に記載している．

a 介護保険法による訪問看護の定義

　訪問看護の定義は介護保険法第8条第4項に書かれている．これによると，訪問看護とは，居宅要介護者（主治の医師がその治療の必要の程度につき厚生労働省令で定める基準（病状が安定期）に適合していると認めた者に限る．）について，その者の居宅において看護師その他厚生労働省令で定める者（保健師，准看護師，理学療法士，作業療法士，言語聴覚士）により行われる療養上の世話または必要な診療の補助をいうと規定されている．

　この定義を押さえた上で，介護保険法の訪問看護の仕組みを見ていこう．

b 保険者（市町村）

　介護保険の保険者は市町村および特別区（以下「市町村」という）である．市町村は保険者として介護保険事業（要介護・要支援の認定，保険給付，第1号被保険者の保険料徴収等）を実施し，それに加えて市町村介護保険事業計画の策定を行う．

c 加入者（被保険者）

　介護保険では，該当者は強制的に被保険者として適用され，第1号被保険者は市町村の区域内に住所を有する65歳以上の者で，第2号被保険者は，市町村の区域内に住所を有する40歳以上65歳未満の医療保険加入者である．これらの被保険者から徴収される保険料は，介護保険財源の5割を占めている．被保険者のうち要介護認定等を受けて認定された者が，介護保険サービスの対象者となる．

d 利用者（対象者）

　介護保険の利用者は，被保険者のうちの65歳以上で，①身体上または精神上の障害等により自力で日常生活を送ることが困難で，介護が必要な状態（要介護状態）にある者，また，②寝たきりの予防や自立支援につながるような虚弱で，要介護になるおそれがある状態の者（要支援状態）が対象となる．また，65歳未満の者については，脳血管障害，初老期認知症*などの加齢に伴って生ずる心身の変化に起因する特定疾病（他に，末期がん，神経難病の一部等，計16の疾病がある）の者が対象となる．

　訪問看護を受けられる対象者は介護保険の利用者と同様であるが，そのうち，主治医が訪問看護の必要を認めた者となっている．

> **＊初老期認知症**
> 40歳から64歳に発症した認知症のこと．18歳から39歳までに発症した場合を若年期認知症といい，初老期認知症と若年期認知症を併せて若年性認知症という．

e 保険給付（サービスの提供）

　保険給付とは要介護状態等になった時に支給されるサービスのことである．保険給付として行われるサービスには，大きく分けて居宅サービスと施設サービスがあり，また，保険給付の種類としては，介護給付と予防給付がある．また，これらのサービスを行う事業所の指定・監督は都道府県であるが，地域密着型介護サービスは市町村となっている．これらを整理したものが図Ⅳ-3である．

　訪問看護サービスは，居宅サービスの1つと位置づけられている．また，看護小規模多機能型居宅介護や介護予防訪問看護は，訪問看護と活動形態は異なるが，看護職が行うサービスである．

f サービス事業者

　保険給付（サービスの提供）が行える事業者は，介護保険法の厚生労働省令で規定されている人員基準，運営基準を満たし，都道府県知事が「指定居宅サービス事業者」と指定した者で，その要件は法人格を有する者とされている．

　訪問看護を行う事業者には，医療法人，社会福祉法人，市町村，医師会，

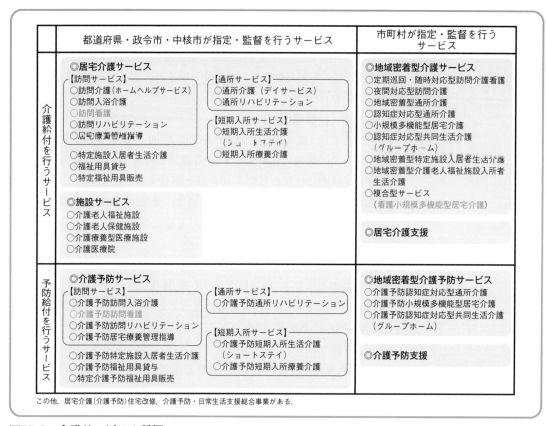

図Ⅳ-3　介護サービスの種類

［厚生労働省：介護保険制度の仕組み，〔https://www.mhlw.go.jp/content/000801559.pdf〕（最終確認：2023 年 8 月 16 日）より引用］

看護協会，営利法人，非営利法人（NPO 法人）などがあり，指定はサービスの種類ごとに，また，事業所ごとに行われる．

　なお，介護保険法の指定を受けた事業所が介護保険法の対象者以外，たとえば小児などの訪問看護を行うためには，地方厚生局から健康保険法の事業所の指定を受ける必要があり，これにより医療保険による訪問看護を行うことができる．また，医療機関が行う訪問看護は，介護保険法による指定事業所とみなされ（みなし訪問看護ステーション，**図Ⅳ-1** 参照），介護保険の訪問看護を行うことができるとされている．

g　介護報酬

　介護保険サービスを提供するためには，従事者の人件費や設備費，事業の管理運営費などの経費が発生する．この経費については，サービスの対価として報酬が支払われる．この介護サービスの報酬の額は，厚生労働大臣が定める基準により算定することになっており，この報酬算定の基準を「介護報酬」といっている．

　図Ⅳ-2の介護保険制度の仕組みで見ると，指定を受けた事業者（訪問看護ステーション）が，訪問看護サービスを提供した場合に，その対価を介護報酬により算定して，市町村から給付（訪問看護費）を受け，またサービスの利用者から利用者負担分（「i．利用者負担」参照）の支払いを受けることになる．

　保険給付（介護報酬）の訪問看護費には，訪問1回あたりの報酬が設定されており，時間単位のサービス（所要時間が20分未満，30分未満，1時間未満，1時間半未満の4つに区分）と，各種の加算（夜間，早朝の訪問，複数の看護師等による訪問，サテライトからの訪問看護，緊急時訪問看護体制，特別な管理，ターミナルケアなど）があり，対象者のさまざまな状況に対応した介護報酬が設定されている．これらの介護報酬は3年ごとに改定が行われている．

h 支給限度額

　介護保険制度では，要介護度に応じて保険で支払うことのできる限度額が設けられており，介護の程度ごとに区分支給限度基準額（支給限度額）が設定されている（下記コラム参照）．保険給付はそれぞれの支給限度額の範囲内でサービスを利用することとなっており，その範囲を超える場合のサービスは，利用者の全額負担となる．この支給限度額の管理は，後述する介護支援専門員（ケアマネジャー）が行う仕組みとなっており，訪問看護も介護サービスの1つであるので，各利用者の支給限度額内でケアマネジャーにより作成されたケアプランに訪問看護が組み込まれる必要がある．

　なお，医療保険の訪問看護は"医療"であるので，このような支給限度額という考え方はない．また，福祉用具購入費や住宅改修費については，経費の性格上，支給限度額以外として，別途限度額が設定されている．

コラム　**介護保険制度における区分支給限度基準額（支給限度額）について**

　介護保険が提供するサービスは，介護というサービスの特性から，必要以上に手厚い介護を求めることへの歯止めをかけることは難しいと考えられ，モラルハザード（道徳的なルールが守られない状態のこと）が起きやすいといわれている．このため，介護保険制度の公平・公正なサービス利用を進めるためには，客観的な調査等に基づいた要介護認定を行い，介護の必要性に見合った標準的なサービス利用形態をふまえて支給限度額を設けることとしている．

---

i 利用者負担

　利用者負担は，利用者が受けた介護サービスに要した費用のうち1割（または世帯の所得により2割または3割）を負担することになっている．利用者負担の考え方は，サービスを利用する者と利用しない者との間の公平な負

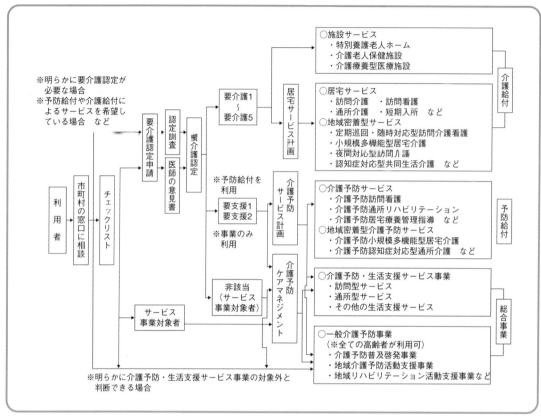

図Ⅳ-4　介護サービスの利用手続き

［厚生労働省：介護予防・日常生活支援総合事業−介護予防・日常生活支援総合事業のガイドライン，p.62，〔http://www.mhlw.go.jp/file/06-Seisakujouhou-12300000-Roukenkyoku/0000205730.pdf〕（最終確認：2023年10月16日）より引用］

担を確保すること，また，負担を通して要介護状態の重度化，リハビリテーション等への自覚を促すことが背景とされている．なお，利用者負担の合計額が一定の上限額を超えた場合には，**高額療養費制度**により高額介護サービス費が市町村から払い戻される．

j 訪問看護サービス提供の手順

　訪問看護サービスが提供されるまでの手順は，**図Ⅳ-4**のようになっている．この手順に沿って解説する．

1）要介護認定を受ける

　利用者が介護保険サービスを受けることを希望する場合，まず保険者である市町村の窓口に相談し，**要介護認定**の申請を行う．市町村は，申請者に対して，専門家による認定調査を行い，また，申請者のかかりつけ医師から意見書をもらって，**認定審査委員会**で，要介護状態であるかの認定を行う．ここで要介護，要支援，非該当（介護保険の対象外）かの判断を行い，対象者に通知する．要介護と認定された者は，介護支援専門員（ケアマネジャー）

を選定し，ケアプランの作成を依頼する．

2) ケアプランの作成

　利用者から依頼を受けたケアマネジャーは，利用者と家族を訪問し必要なサービスを相談して，ケアプランを作成する．ただし，要介護度ごとに利用するサービスの支給限度額が決められていることから，ケアマネジャーはその範囲内で，利用者が希望するサービスを組み合わせてケアプランを作成する．このケアプランに訪問看護サービスが含まれないと訪問看護は行われない．ケアプランの中に訪問看護がある場合は，対象者の主治医から訪問看護の指示書を出してもらい，訪問看護サービスを提供する訪問看護ステーションが決まる．訪問看護ステーションの看護師は，医師の指示書をふまえ，訪問看護計画を立ててこれを主治医に提出し，訪問看護が開始される．

k 訪問看護ステーションの基準

　訪問看護サービスを行う事業者（訪問看護ステーション）の人員，設備，運営については，厚生労働省令でその基準が定められている．この基準では訪問看護サービスの基本方針を示しており，「利用者が可能な限りその居宅において，その有する能力に応じ自立した日常生活を営むことができるよう，その療養生活を支援し，心身の機能の維持回復を目指すものでなければならない」とされている．そして訪問看護ステーションの人員は看護職員が常勤換算で2.5人以上と最低基準が定められており，管理者は専任で常勤の保健師または看護師としている．運営基準には，サービス提供困難時の対応，居宅介護支援事業者等との連携，訪問看護の基本取扱方針，主治医との関係，訪問看護計画書・報告書の作成，運営規程，記録の整備などが定められている．

4 健康保険法（診療報酬）に規定されている訪問看護制度

　医療保険制度に基づく訪問看護は，健康保険法および高齢者の医療の確保に関する法律の規定を根拠として提供されているものであるが，ここでは健康保険法に基づく診療報酬に規定されている訪問看護制度について解説する．

　なお，健康保険法第88条には「訪問看護療養費」の規定があり，訪問看護ステーションが介護保険の対象以外の者，たとえば小児や精神障害者等に訪問看護を提供した場合，この療養費によって対価が支払われる仕組みとなっている．この仕組みについては，介護保険と類似しているので，ここでは割愛する．

　まず，医療保険制度により医療を提供する仕組みは，図Ⅳ-2で示した介護保険制度の構造と類似している．介護保険制度と異なる部分は，医療保険制度は保険者が健康保険組合などの医療保険者で，審査支払機関を経由してサービス提供機関である医療機関に報酬を直接支払う仕組みとしていることである（p.90参照）．医療機関が行う訪問看護は医療サービスであるので，医

療費の支払いと同様の仕組みで行われている．介護保険では，サービスの支給限度額が設定されており，介護支援専門員（ケアマネジャー）が管理するなどの仕組みがあるが，医療機関の訪問看護にはこのような仕組みはない．

次に訪問看護制度の規定であるが，これは診療報酬の点数表の「特掲診療料」の1項目である「在宅医療」の中に「在宅患者訪問看護・指導料」として掲載されており，また，別項目である「精神科専門療法」の中に「精神科訪問看護・指導料」が掲載されている．

a 健康保険法による訪問看護の定義

「在宅患者訪問看護・指導料」は，在宅医療の一環として，通院が困難な在宅療養を行っている患者に対して看護師等が計画的に行った訪問看護を評価したもので，在宅における安定した療養生活を維持するために行うものであるとされている．

また，「精神科訪問看護・指導料」は，在宅医療の一環として，精神障害者である患者またはその家族等の生活する場への訪問看護を行い，療養上必要な指導を行うことで，在宅での療養生活を支援し，社会復帰を促進するためのものであるとしている．

b 訪問看護の対象者

在宅患者訪問看護・指導料では，通院が困難な在宅療養を行っている患者であって，主治医が訪問看護の必要を認めた者が対象となり，介護保険制度のような年齢や疾病による制限はない．また，精神科訪問看護・指導料では，対象者は，上記のように精神障害者である患者またはその家族等とされており，主治医が訪問看護の必要を認めた者で，同様に年齢制限はない．

介護保険の対象者には市町村の要介護認定審査会で要介護と認められた者という仕組みがあるが，診療報酬による訪問看護は，通常の医療サービスのように直接，訪問看護の依頼があった者が対象となる．

c 事業者（病院・診療所）

訪問看護の事業者は，健康保険法の規定により厚生労働大臣の指定を受けた病院，診療所である．なお，病院，診療所が行う訪問看護は介護保険法の事業所としての指定を受けた者とみなされ，介護保険による訪問看護を行うことができる．これを「みなし訪問看護ステーション」と一般的に言っている．

d 訪問看護に関連する診療報酬

在宅患者訪問看護・指導料は，1日単位で算定し，週3日以内を限度としているが，特定疾患等の患者やがん末期の場合は日数制限がなく，また，急性増悪や退院直後で頻回な訪問が必要と医師が認めた場合にも，14日間に限って毎日でも訪問看護が行える．また，通常の訪問看護の他に，1日に2回または3回の訪問看護を行う場合，難病等複数回訪問加算が設定されており，また，長時間訪問看護・指導加算，在宅患者緊急時等カンファレンス加

算などの加算も設定されている．それ以外に，訪問看護の形態をとる退院前訪問指導料，在宅患者訪問褥瘡管理指導料などの報酬も掲載されている．このように在宅療養者のニーズに対応して，さまざまな訪問看護活動が行える仕組みとなっている．

　精神科訪問看護・指導料は，週3回までを限度としているが，退院後3ヵ月までは週5回まで算定できる．また，看護師等が複数名で訪問を行う場合の加算があり，その他にも長時間精神科訪問看護・指導加算や夜間・早朝・深夜に訪問を行った場合の加算，精神科緊急訪問看護加算などが掲載されている．

　なお，訪問看護の指示を行う主治医への対価として，訪問看護指示料が，診療報酬点数表に掲載されている．

　診療報酬と介護報酬では，訪問看護サービスの内容や要件の規定が若干異なっており，その調整が報酬改定時に行われているが，改定の時期が，診療報酬は2年に1回，介護報酬は3年に1回であり，同時改定は6年ごとになるため，一定の時期には相違があるという実態がある．

e　利用者負担

　利用者負担は，基本は訪問看護サービスの費用の3割，乳幼児と70〜74歳の高齢者は2割（現役並みの収入がある70〜74歳は3割）となっている．高額療養費制度もある（p.94参照）．

f　訪問看護サービス提供の手順

　患者の通院が困難等のために訪問看護を依頼する場合，まず，医師の診察を受け，医師が訪問看護の必要を認めると訪問看護指示書が医療機関の訪問看護部門や訪問看護ステーションに出される．それを受けた看護師等が訪問看護計画を立て，訪問看護が開始される．

5　介護保険と医療保険の訪問看護制度の違い

　これまで，それぞれの法令に基づく訪問看護制度を解説してきたが，これらを整理したものが表Ⅳ-1である．この表では，これまでの説明に加えて，医療保険制度の訪問看護療養費（健康保険法第88条で規定）の仕組みについても掲載している．

　なお，訪問看護サービスは介護保険を優先としているが，医療保険による訪問看護もあることから，対象者が介護保険と医療保険にまたがる場合にどちらを優先とするかについての取り決めがある．基本的に，介護保険は医療保険各法の保険給付の調整に規定されているため，介護保険で訪問看護を利用できる場合は，医療保険での訪問看護は利用できないとされている．しかし，末期の悪性腫瘍，一部の神経難病などの厚生労働大臣が定める疾病等（表Ⅳ-2）や，精神科訪問看護の対象者（認知症を除く），主治医より急性増悪等の特別訪問看護指示書が出された場合は，医療保険の訪問看護が利用できる．

表Ⅳ-1　介護保険と医療保険の訪問看護制度の違い

	介護保険制度	医療保険制度	
事業者	法人格を有する者（訪問看護ステーション）	病院，診療所	法人格を有する者（訪問看護ステーション）
サービス	訪問看護	訪問看護	訪問看護
法律	介護保険法	健康保険法，高齢者の医療の確保に関する法律	健康保険法第88条
保険者	市町村	健康保険組合等	健康保険組合等
対象者	65歳以上の要介護者，要支援者	通院困難な患者，精神障害者である患者・家族	疾病または負傷により，居宅において継続して療養を受ける状態にある者
報酬	介護報酬	診療報酬	訪問看護療養費
自己負担	1割（所得により2割または3割）	3割（一部の者は2割）	3割（一部の者は2割）
支給限度額	設定あり	設定なし	設定なし

＊医療機関が行う訪問看護には，介護保険法による訪問看護事業所のみなし規定があり，介護保険の指定訪問看護事業所となる．

表Ⅳ-2　医療保険での訪問看護が利用できると厚生労働大臣が定める疾病

①末期の悪性腫瘍	⑪プリオン病
②多発性硬化症	⑫亜急性硬化性全脳炎
③重症筋無力症	⑬後天性免疫不全症候群
④スモン	⑭頸髄損傷
⑤筋萎縮性側索硬化症	⑮人工呼吸器を使用している状態
⑥脊髄小脳変性症	⑯ライソゾーム病
⑦ハンチントン病	⑰副腎白質ジストロフィー
⑧進行性筋ジストロフィー症	⑱脊髄性筋萎縮症
⑨パーキンソン病関連疾患	⑲球脊髄性筋萎縮症
⑩多系統萎縮症	⑳慢性炎症性脱髄性多発神経炎

B　介護保険制度

　介護保険法は，ここまで述べてきた訪問看護に関することとして，要介護認定や，保険給付対象の介護サービスなどを定めているが，その他にも，後述する介護支援専門員に関することや，地域支援事業，市町村介護保険事業計画，都道府県介護保険事業支援計画など，さまざまなことが規定されている．ここでは，その概要と成立過程について簡単に紹介する．

1　概　要

　介護保険制度は，急速な高齢化が進み介護が必要な高齢者が増加すること

から，社会で要介護高齢者を支える仕組みとして1997年に介護保険法が成立し，2000年に施行されたものである．介護保険法は，加齢に伴う疾病等により要介護状態となり，介護・機能訓練・看護・医療が必要な者について，尊厳を保持し，その能力に応じ自立した日常生活を営むことができるよう必要な保健医療福祉サービスの給付を行うことを目的としている．

基本的理念は，要介護状態・要支援状態の軽減または悪化の防止に資すること，医療との連携に十分な配慮すること，被保険者の選択に基づき適切な保健医療福祉サービスが多様な事業者・施設から，総合的・効率的に提供されるよう配慮すること，要介護状態となった場合でも居宅においてその能力に応じ自立した日常生活を営むことができるよう配慮することとされている．

介護保険は住民の身近な市町村及び特別区が保険者となる社会保険の仕組みをとっており，介護需要が大幅に伸びると想定されたことから，サービスを提供する事業者は法人格を有する者に拡大され，多くの機関が参入できる仕組みとしている．介護保険制度が創設されて以降，13年後には要介護認定者数は2.6倍となり，介護が必要な高齢者の多様なニーズに合わせた施設サービスの種類の増加，そして地域で生活できるための地域包括ケアシステムの構築，介護予防事業を進めるなど，介護・介護予防サービスを充実してきている．

2　背景や成立過程

a　介護保険創設の背景

介護保険制度が創設された背景には，高齢化が急速に進むこと，そして後期高齢者の増加が予測され，寝たきりや認知症高齢者が急増するという人口構成の変化がある．また，産業構造の変化，都市化による核家族化や世帯の小規模化が進行し，高齢者のみの世帯や独居高齢者の増加により，これまで高齢者の介護を支えてきた家族の機能が低下していることが背景にある．介護保険の制度化のきっかけは，寝たきり高齢者の介護負担や介護のための離職が社会問題となったことであり，その対応が老人保健福祉施策に求められ，1985年からその取り組みが始まった．

b　成立過程

介護保険法の成立より前に，まず高齢者対策として，長寿社会対策大綱の作成や，老人福祉法等の一部改正（福祉八法改正），そしてサービスの質を確保するため，福祉分野で初めての国家資格である社会福祉士及び介護福祉士法（p.80参照）が制定された．1989年には高齢者保健福祉推進十か年戦略（ゴールドプラン）が策定され，サービスの緊急整備が行われ，その後，さらなる高齢者介護対策を充実するため1994年に新ゴールドプランが作られた．同年には高齢者の介護保険制度の在り方を検討した「21世紀福祉ビジョン」が取りまとめられ，「高齢者介護・自立支援システム研究会」において，介護

保険制度の骨格となる新しい介護システム（公的介護保険）の創設が提言された．ここで介護保険制度の骨格ができ，1995年の老人保健福祉審議会で同制度が審議され，翌年に国会に提出，1997年に介護保険法は可決・成立した．施行は体制整備に時間を要することから，3年後の2000年4月となった．

c 改正の経緯

　介護保険法は，2005年に最初の法改正が行われ，要介護者が増加し介護給付費が伸びていることから予防を重視し，要支援者への介護予防給付の仕組みを導入した．また，居住費や食費を保険給付から除外するとともに，地域密着型サービスや地域包括ケア体制の整備として地域包括支援センターが創設された（設置主体は市町村）．2008年改正では，大規模な不正請求などがあったことから，介護サービス事業者の監督体制の強化が行われた．また介護保険法改正ではないが，介護人材の不足が深刻化したことから，介護人材の処遇改善に関する法律の制定，および介護報酬の改定等により，介護職員の給与の引き上げが行われた．

　2011年の改正では，地域包括ケアシステムを整備していくため定期巡回・随時対応型訪問介護看護の創設，介護人材の確保や高齢者の住まいの整備推進などが行われ，2014年改正では，介護給付費が予想外に増大したことから，予防給付が見直され，介護予防訪問介護や介護予防通所介護が介護保険の給付から外され，市町村の地域支援事業に移行した．また，特別養護老人ホームの機能を重点化する観点から，原則，入所者は要介護3以上に限定するとされた．そして，低所得者の保険料軽減を拡充するとともに，一定以上の所得のある利用者の自己負担を1割から2割に引き上げるなど，大幅な制度改正が行われた．2017年改正には，市町村の自立支援・重度化予防対策を推進する取り組みや新たな介護保険施設（介護医療院）の創設，そして利用者の2割負担者のうち所得の高い層は3割負担とするなど，介護保険を持続可能な制度とする方向で改正が行われた．

3　規定されている主な内容

a 国，都道府県の責務

　国は，介護保険事業の運営が健全かつ円滑に行われるようサービス提供体制の確保，その他の措置を講ずることとされ，制度の基本的な枠組みや，要介護認定基準，介護報酬の算定基準，事業者や施設の基準の設定，介護サービス基盤の整備，介護保険事業の健全・円滑な運営のための指導・監督・助言を行うことを責務としている．

　また，都道府県は，介護保険事業の運営が健全かつ円滑に行われるように，必要な助言および適切な援助を行うとされており，具体的には，財政安定化基金の設置，事業者の指定，介護支援専門員の登録・試験・研修，都道府県介護保険事業支援計画の策定，その他市町村に対する支援を行うことを責務

としている．なお，介護保険サービスの提供や支払いに関する仕組みは「介護保険法に規定されている訪問看護制度」（p.131）を参照．

4 看護職との関係

介護保険法は，介護が必要となった高齢者のサービス全般を規定しており，地域包括ケアシステムを推進している．看護との関連では，訪問看護制度や介護保険関連の施設，介護予防，地域密着型サービス等，在宅での看護サービスを位置づけている重要な法律である．

C 訪問看護に関連する看護職以外の資格制度

1 介護支援専門員（ケアマネジャー）の仕組み

a 介護支援専門員制度創設の経緯

ケアマネジメントについては，以前より英国での活動が紹介されていたが，日本でその検討が行われたのは，介護保険制度の議論の中であった．

1994年12月に高齢者介護・自立支援システム研究会がまとめた「新たな高齢者介護システムの構築を目指して」の中に，高齢者の生活を支える観点から，保健，医療，福祉といった行政の枠組みにとらわれることのないサービスをパッケージとして提供していくことが求められ，サービス関係者が「ケアチーム」となって支援することが必要となる．そしてこのチームが連携してケアを行うためにはケアプランを策定し実施するシステムとして「ケアマネジメント」が重要であるとされている．この提案を受け，老人保健福祉審議会において介護保険制度の検討が行われ，訪問看護等の介護給付サービスの1つとして，「居宅介護支援」が位置づけられた．

b 介護支援専門員の定義

介護支援専門員は，介護保険法第7条第5項に規定されている資格である．これによると介護支援専門員とは，要介護者等の相談に応じ，要介護者の心身の状況に応じて適切なサービスを利用できるよう，市町村，サービス提供事業者等との連絡調整を行う者であるとしている．

c 介護支援専門員の資格

介護支援専門員の登録ができる者は，保健・医療・福祉分野の有資格者（医師，看護職，社会福祉士，介護福祉士等）で，業務に5年以上の実務経験を有する者が，都道府県が実施する実務研修受講試験に合格し，実務研修を修了した者である．そして，都道府県知事に登録の申請をし，介護支援専門員証の交付を受けた者が業務を行うこととしている．

このように介護支援専門員は，保健・医療・福祉分野の国家資格を持っている者が研修修了に登録する制度で，通常の国家資格の仕組みとは異なって

いる．なお，介護保険法の施行当初は，介護支援専門員の多くが看護職の有資格者であったが，徐々にその割合は減っており，2017年度の実務試験合格者の7割が介護福祉士となっている．

d 介護支援専門員の義務

介護支援専門員は，担当する要介護者の人格を尊重し，常に要介護者の立場に立って，提供されるサービスが特定の種類または特定の事業者や施設に不当に偏ることのないよう，公正かつ誠実に業務を行うこと，また，厚生労働省令の基準に従って業務を行うこと，専門的知識，技術の向上に努めること，秘密の保持などが義務として定められている．

e 介護支援専門員の職務

介護支援専門員の職務は，厚生労働省令の運営基準に定められている．まず，利用者に介護保険サービスについて理解しやすいように説明を行い，地域のサービス事業者やサービス内容について情報提供を行う．そして利用者等と面接して利用者の解決すべき課題を把握し，自立した日常生活支援のための居宅サービス計画（ケアプラン）の原案を作成する．その際には利用者がサービスを選択できるよう適正な情報提供を行う．そして，各サービス事業者の担当者が集まりサービス担当者会議を開催し，利用者の情報を共有し意見交換を行い，作成された居宅サービス計画原案を利用者に説明し，利用者の同意を得る．居宅サービス計画に基づいてサービス提供が開始された後は，サービスの実施状況を把握し，計画の変更や，事業者との連絡調整を行い，また，訪問看護等の医療系サービスを受けている場合は主治医との連携を取ることとされている．

2 介護福祉士の医療的ケア（たんの吸引等）について

介護福祉士の資格は，1987年に制定された「社会福祉士及び介護福祉士法」に規定されている．この法律については本書第Ⅱ章第2節で触れているので，ここでは，2011年に同法が改正されて，介護福祉士の業務に医行為であるたんの吸引等が加わったことについて解説する．

a 背 景

高齢化の進行により医療的ケアが必要な高齢者が増加したことが背景にある．この時代は，医療的ケアが必要な高齢者の多くは医療機関の療養病床に入院していた．しかし，医療制度改革により療養病床を削減する方向が示され，これらのケアが必要な高齢者が在宅や福祉施設で増加していったことから，たんの吸引等を誰が担うかということが問題となった．

一方，医療的ケアを必要とする障害児が学ぶ学校でも同様の問題があり，また，ALS（筋萎縮性側索硬化症）の患者団体から居宅でホームヘルパーにたんの吸引を認めるよう要望書が出されるなどの動きがあった．このような背景から，2008年に厚生労働省が特別養護老人ホームにおける医療的ケアの

実態調査を行い，これをもとに検討が始まった．

b　改正の経緯

　2009年2月から厚生労働省で検討会が開催され，福祉施設の介護従事者が医師や看護師との連携の下で経管栄養や喀痰吸引を，安全性を確保した上で行うことができる仕組みを整備する方向性が示された．そして，2010年から特別養護老人ホームで看護職と介護職の連携によるケアのあり方に関するモデル事業が行われた．その後，これらの報告書をもとに，一定の条件下で在宅と特別養護老人ホームで介護職が医療的ケアを実施することができる（違法性の阻却）とする医政局長通知が発出された．

　しかし，在宅と特別養護老人ホーム以外ではこの通知が適用されなかったことから，同年にたんの吸引等に関する検討会が開催され，法整備を早急に進めるという提言を受け，2011年に，社会福祉士及び介護福祉士法の改正が行われた．

c　たんの吸引等の実施に関する仕組み

　社会福祉士及び介護福祉士法第2条第2項の定義が改正され，介護福祉士の業務として「喀痰吸引その他のその者が日常生活を営むのに必要な行為であつて，医師の指示の下に行われるもの（厚生労働省令で定めるものに限る．以下「喀痰吸引等」という．）を含む．」が追加された．これにより，介護福祉士および一定の研修を受けた介護職員等が，医療や看護との連携による安全確保が図られていること等の一定の条件の下で「喀痰吸引等」（喀痰吸引と経管栄養）を実施できることとされた．実際の運用では，介護福祉士または介護職員等は，一定の要件を満たしている登録事業者が行う研修を修了し，都道府県から修了証を交付された者が，たんの吸引等が行える制度となっている．

　なお，介護福祉士については，カリキュラムの変更が行われ，2012年以降に養成課程で教育を受けて国家試験に合格した者は，上記研修を受けずに都道府県知事に登録し喀痰吸引等を行うことができるとされている．

2 健康の保持・増進に関する法・制度を理解する

A 保健とは

　保健とは，「健康を守り保つこと」（大辞泉，第3版）とされており，公衆衛生とは「地域社会，国など社会一般の人々の健康を保持，増進させるため，公私の機関によって行われる組織的な衛生活動をいう」（ブリタニカ国際大百科事典，初版）とされている．

　保健制度の体系は，大きく区分すると**図Ⅳ-5**のように地域保健，広域的保健，学校保健，職域保健に分かれており，地域保健は，さらに対人保健と対物保健に区分される．保健制度は国民の健康な生活を維持するための基盤となるものも多く，それらに関する法令は明治時代に制度の源がある歴史的な法律である．

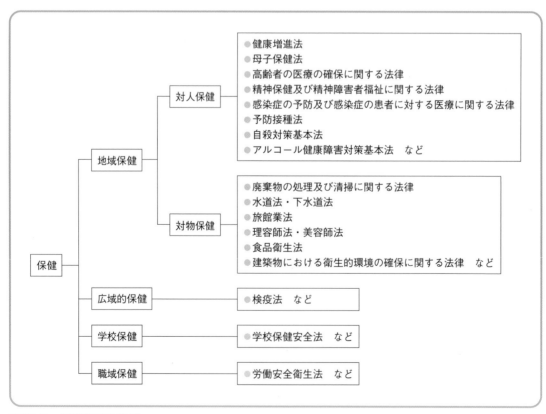

図Ⅳ-5　**保健制度の体系**

　しかし，近年は保健と福祉が一体化した法律や，保健と保険が組み合わされたものなど，保健，医療，福祉が総合化した法律が増えており，保健制度の体系が見えにくくなっている．また，食の安全や環境による健康被害の問題から，対物保健とのかかわりも重要になってきている．

　本項では看護職，とくに保健師活動とかかわりの深い法について述べる．なお，労働安全衛生法については第Ⅴ章で解説している．

B 地域保健法（昭和 22 年法律第 101 号）

1 概要

　地域保健法は，1994 年に保健所法が改正されて法律の名称を変えて創設された法律である．地域保健法は，地域保健対策の推進に関する基本指針や保健所の設置等の地域保健対策推進の基本を定め，母子保健法等の地域保健対策に関する法律が地域において総合的に推進されることを確保し，もって地域住民の健康の保持増進に寄与することを目的としている（第 1 条）．

　基本理念としては，国，地方公共団体が講ずる施策が，急速な高齢化の進展，保健医療を取り巻く環境の変化等に即応して，公衆衛生の向上，増進を図ること，また，地域住民の多様化，高度化する需要に適確に対応できるよう，地域特性および社会福祉等の関連する施策との有機的な連携に配慮して総合的に推進することとしている（第 2 条）．地域保健対策の実施については，市町村，都道府県，国の一貫した体系で実施することとされている（第 3 条）．

2 背景や成立過程

*健民健兵
戦時体制下でとられた政策で，人口を増やし健康な国民や兵隊を育成すること．

　地域保健法の前身である（旧）保健所法は，健民健兵*の思想の下に 1937 年に制定されたが，戦後，国民の生存権の確立，生活の進歩を進めることから 1947 年に新たな保健所法となり，保健所が健康相談，保健指導，食品衛生，環境衛生などの行政機関として，公衆衛生の第一線機関となった．これにより，感染症対策や母子保健対策が進み，衛生行政は国，都道府県を通して充実強化された．

　しかし，高齢化による生活習慣病の増加や，住民のニーズの多様化など個人の視点も重視されるようになり，住民の身近な市町村が保健対策を担うことが求められるようになった．このため，1994 年に法律の名称を改め，「地域保健法」が成立した．これにより，都道府県と市町村の役割が見直され地域保健対策の充実が図られている．保健師は，（旧）保健所法の時代から職員として明記され，衛生行政の重要な担い手として，古くから位置づけられており，現制の地域保健法に引き継がれている．

3 │ 規定されている主な内容

a 国および地方公共団体の責務

地域保健法では衛生行政を担う行政機関の責務とそれぞれの関係を明確に規定している.

国は「地域保健対策の推進に関する基本的な指針」(基本指針) を定めることとされている (第1条).

基本指針には，都道府県等の保健所の設置や業務に関する事項，市町村保健センターの業務に関する事項が規定されている. また，地域保健の人材確保と資質の向上を図ることが明示され，人材確保が困難な町村に対する人材確保支援計画の策定も規定されている. さらに，健康危機への対処を考慮して定めるものとしている.

まず市町村の責務であるが，市町村は，地域保健対策が円滑に実施できるように，必要な施設整備や人材確保および資質の向上に努めることとされており，都道府県の責務は，都道府県が行う地域保健対策が円滑に実施できるよう，施設整備，人材確保，資質向上，調査および研究に努めることとしている. そして都道府県は市町村に対して，その求めに応じて技術的援助を与えるよう努めることなど，都道府県と市町村の関係が明示されている. 最後に，国の責務は，地域保健に関する情報の収集・整理・活用，調査および研究，人材の養成および資質の向上，市町村や都道府県に対する必要な技術的財政的援助を行うとしている.

このように，地域保健施策は国，都道府県，市町村が一貫した体系であり，かつ補完し合う関係が法律で明記されている.

b 基本指針

国が別途定める基本指針は，地域保健対策の柱となっている重要なものである. 基本指針には，地域保健対策の推進の基本的方向，保健所や市町村保健センターの整備・運営，人材確保および資質の向上，人材確保支援計画の策定，調査および研究，社会福祉等との連携などの基本的事項が示されている. 基本指針は厚生労働省の告示として示され，これを受けて健康増進法，介護保険法，医療制度改革，高齢者医療確保法などが制定・改正されている.

c 保健所

保健所は，公衆衛生の拠点といわれている. 保健所の業務として，以下の事項の企画，調整，指導，必要な事業を行うこととされている. また，保健所は都道府県，指定都市，中核市，その他の政令で定める市，特別区が設置することとされている (第5条).

保健所が行う事項には，地域保健の思想の普及・向上，人口動態統計等の統計，栄養改善や食品衛生，環境衛生，医事・薬事，保健師に関すること，公共医療事業の向上・増進，母性・乳幼児・老人の保健，歯科保健，精神保

健，特殊疾病療養者の保健，エイズ・結核・性病・伝染病の予防，衛生上の試験・検査，その他住民の健康保持・増進に関することと14項目の業務が定められている（第6条）.

また，都道府県保健所は，上記以外に所管区域の市町村に対して市町村間の連絡調整，市町村の求めに応じて技術的助言，研修，その他の必要な援助を行うこととされている（第8条）.

d 市町村保健センター

市町村は，市町村保健センターを設置することができるとされ，当該センターは，住民に対する健康相談，保健指導，健康診査，その他必要な事業を行うことを目的とすると規定している（第18条）.

地域保健法は保健所の業務については詳細な規定がされている一方，市町村の業務については住民の身近な自治体として対人サービスを行うことのみとなっているが，住民に身近な保健活動の多くは市町村で実施されている.

e 人材確保の支援に関する計画

都道府県は，当分の間，人材確保・資質の向上を支援する必要がある町村について，町村からの申し出に基づいて人材確保支援計画を定めることができるとされている（第24条）.

4 看護職との関係

地域保健法は種々の保健活動の基盤となる法律であることから，保健師の活動指針は，この法律の基本指針に基づいて健康局長通知で示されているものである．また，保健所，市町村の役割についても地域保健法で規定されていることから，保健師は市町村や保健所などに配置され，それぞれ役割分担，連携，協働しつつ地域保健対策の推進を図っている.

C 母子保健法（昭和40年法律第141号）

1 概要

母子保健法は，母性・乳児・幼児の健康の保持増進を図ることを目的としており（第1条），国，地方公共団体の責務として母子保健に関する施策を講じること，また近年の法改正で乳幼児の虐待予防・早期発見に資するよう配慮することが規定されている（第5条）.

基本理念として，母性はすべての児童が健やかに生まれ育てられる基盤であることから，尊重され，保護されなければならないこと（第2条），そして，乳幼児は心身ともに健全な人として成長していくために，健康が保持され，増進されなければならない（第3条）としている.

母子保健の向上に関する施策としては，知識の普及，保健指導，訪問指導，

健康診査, 母子健康手帳, 母子健康包括支援センターなどが規定されており, また, 未熟児の医療として養育医療が記載されている.

2 背景や成立過程

　母子保健対策の歴史は長く, 1937年の保健所法に妊産婦・乳幼児の衛生に関する事項が書かれたことが始まりである. この時代は, 乳幼児や妊産婦死亡率が高かったことから, 母子保健は重要な対策として, まず, 妊産婦手帳の規定がされ, また保健師による保健指導が積極的に行われた. 戦後, 1947年に厚生省に母子衛生課が設置され, 同年に制定された児童福祉法に母子衛生行政が位置づけられ, その後, これに基づいて妊産婦・乳幼児の保健指導, 育成医療, 未熟児対策, 新生児訪問指導, 3歳児健診などが実施され, 母子保健の水準は向上していった. しかし, 乳児死亡, 妊産婦死亡などの改善が十分ではないことから母子保健法の創設に対する機運が高まり, 1965年に母子保健法が制定された. これにより, 妊産婦になる前の段階の女性の健康管理を含めた一貫した総合的な母子保健対策が推進されることとなった.

　母子保健法成立以降は, 母子保健推進員制度や小児慢性特定疾患治療研究事業, 1歳半健診, 先天性代謝異常のスクリーニング, B型肝炎母子感染防止事業, 思春期クリニック事業などが実施された. そして, 1997年には保健所で行われていた3歳児健診が市町村に移管され, 母子保健活動は市町村が一貫して行う体制となった. 日本の乳児死亡率や妊産婦死亡率は飛躍的に改善し, 世界のトップクラスレベルとなった.

　その後, 社会情勢は大きく変化し, 少子化, 女性の社会進出による母子保健を取り巻く環境の変化, 児童虐待の問題, そして生殖補助医療 (体外受精など), 出産前診断等が行われるなど, 母子保健の課題は大きく変化してきた. 2001年には「健やか親子21」が策定され, 母子保健対策は目標を明確にして行われ, また, 児童虐待の増加を予防する観点から, 妊娠期から子育て期までのさまざまなニーズに対応する「子育て世代包括支援センター」が設置されるようになった. そして2016年には, 母子保健法が改正され, 児童虐待の予防・早期発見に資するための「母子健康包括支援センター」(通称: 子育て世代包括支援センター) の設置が明記された.

3 規定されている主な内容

a 国および地方公共団体の責務

　母子保健法では, 地域保健法のように国や都道府県・市町村を分けて責務を規定しておらず, 行政機関の責務として, 母性・乳幼児の健康保持・増進に努めること, そしてそれに関する施策を講じる際には, 当該施策が乳幼児の虐待予防, 早期発見に資するものであることに留意するとともに, 基本理念が具現化されるよう配慮することとされている. なお, 乳幼児の虐待予

防・早期発見に関する責務は，2016年同法の改正で追記されている．

b　母子保健の向上に関する措置

　母子保健対策として，知識の普及，保健指導，新生児の訪問指導，健康診査，栄養摂取に関する援助，妊娠の届出，母子健康手帳，妊産婦の訪問指導，低体重児の届出，未熟児の訪問指導が規定されており，また，医療対策として，未熟児の養育医療，医療施設の整備が記載されている．以下に看護職による保健活動と関連が深い条文を取り上げ解説する．

1）知識の普及

　都道府県・市町村は，妊娠，出産育児の相談に応じ，個別的または集団的に必要な指導・助言を行い，また地域住民の活動を支援することにより，母子保健に関する知識の普及に努めなければならないと規定しており，市町村が行っている両親学級（母親学級），育児相談，離乳食指導，乳幼児の健康教室などが，これに基づいて行われている．また，市町村は母子保健に関する相談に応じること，支援を必要とする者について支援計画を作成する（第9条）．

2）保健指導

　市町村は，妊娠出産・育児に関し，必要な保健指導を行い，または医師，歯科医師，助産師，保健師の保健指導を受けることを勧奨しなければならないとされている．保健師は自ら保健指導を行うとともに，医師等の保健指導を勧奨することが求められている（第10条）．

3）新生児の訪問指導

　市町村は，新生児（生後28日以内）で育児上必要がある時は，医師，保健師，助産師，その他の職員を訪問させ，必要な指導を行うことが規定され（第11条），多くの市町村では助産師による訪問指導が行われている．

4）健康診査

　市町村は，1歳6ヵ月児，3歳児の健康診査を行わなければならないとされており，これらの健診の実施は義務となっている．それ以外に，必要に応じて妊産婦・乳幼児に健診を行うこと，または受診を勧奨しなければならないとしている（第12条，第13条）．そのため，市町村ではさまざまな月齢の乳児健診などが行われている．

5）栄養の摂取に関する援助

　市町村は，栄養の摂取につき，必要な援助をするよう努めるものとするとされており（第14条），多くの市町村では栄養士による離乳食指導などが行われている．

6）妊産婦の訪問指導等

　健康診査を行った市町村の長は，その結果に基づき，妊産婦の健康状態に応じて，保健指導が必要な妊産婦に医師，保健師等を訪問させ必要な指導を行うこと，また疾病にかかっている疑いがある妊産婦には，受診を勧奨する

ことが規定されている（第17条）.

7）未熟児の訪問指導

市町村長は，未熟児に養育上必要がある時は，訪問して必要な指導を行わせることとされており，これに基づいて医療機関退院後の保健師による訪問指導が行われている（第19条）.

8）養育医療

市町村は，入院が必要な未熟児に対して，養育に必要な医療の給付を行うこととされており，その給付の範囲は，診察，薬剤・治療材料，医学的処置，手術及びその他の治療，看護，移送としている．要するに未熟児の公費負担制度である（第20条）.

C 母子健康包括支援センター

母子保健法では成立当初から母性，乳児および幼児に対する保健事業を行う場として，市町村が「母子保健施設（母子保健センター）」の設置に努めることとされていたが，2016年の同法改正により，この施設を「母子健康包括支援センター」に変更し，当該支援センターの業務を以下のように規定している．なお，その設置は市町村とされており努力義務である.

当該支援センターの業務内容は，必要な実情の把握，母子保健に関する各種相談，保健指導，関係機関との連絡調整，健康診査や助産その他の母子保健に関する事業を行うとされている（第22条）.

なお，2022年の法改正により，「母子健康包括支援センター」の業務は「こども家庭センター」に今後移管される予定である.

4 看護職との関係

母子保健と看護職の歴史は古く，明治，大正時代は乳幼児死亡率や妊産婦死亡率が高かったことから，その対策として保健師による家庭訪問，育児指導等が行われ，乳幼児死亡率は激減していった．このように母子保健法創設以前から保健師の活動として行われていたもので，同法に基づく保健師活動は，現在も重要な母子保健対策として位置づけられている.

D 母体保護法 （昭和23年法律第156号）

1 概要

母体保護法は，戦後につくられた優生保護法を改正した法律であり，改正までの間，さまざまな団体からの意見や法改正の議論が重ねられ，1996年に創設された.

この法律は，不妊手術や人工妊娠中絶に関することを定めることで母性の生命・健康を保護することを目的（第1条）としており，不妊手術や人工妊

娠中絶を実施できる者，そして該当者を定め，そのための同意等について規定している．また，避妊用具を使用する受胎調節の指導ができる者として，都道府県知事の認定講習を修了した看護職について定めている．

2 背景や成立過程

母体保護法は，1948年に戦後の人口が急増し食糧が不足する状況でつくられた優生保護法を，1996年に改正してつくられた法律である．改正されるまでの間，宗教団体や経済団体からの妊娠中絶をめぐる議論や，障害者団体や女性団体からの要望により法律改正の議論が行われていた．1960年代には経口避妊薬ピルが認可され，その後，羊水検査や体外受精などの倫理的問題，またジェンダーフリーの考え方が出されるなどの背景もあり，法改正が行われた．この主な改正内容は，名称を変更したこと，目的として書かれていた「優生上の見地から不良な子孫の出生を防止する」という部分が削除されたこと，そして，優生思想に基づいて規定されていた強制断種等に係る条文が削除され，「優生手術」は「不妊手術」と改められた点である（下記コラム参照）．

> ### コラム 優生思想と強制断種
>
> 優生思想とは，劣った遺伝子を排除し，優れた遺伝子を保護することで，子孫の素質を優れたものにしようとする思想である．強制断種は，旧優生保護法第4条から第11条に「強制優生手術」の規定があり，医師が診断の結果，別表に掲げる疾患（遺伝性精神病・遺伝性精神薄弱・強度かつ悪質な遺伝性身体疾患など）と確認された場合において，本人や配偶者の同意がなくても都道府県優生保護委員会に審査を申請して優生手術（妊娠を不可能にする手術）が適当と決定した場合に，医師が優生手術を行っていたことをさしている[i]．
>
> ●引用文献
> i）岡村美保子：旧優生保護法の歴史と問題−強制不妊手術問題を中心として−，レファレンス 816：3-26，2019

3 規定されている主な内容

a 不妊手術

医師は，下記の該当者に対して，本人の同意および配偶者があるときはその同意を得て，不妊手術を行うことができるとしている．ただし，未成年者はこの限りではない．

1) 妊娠，分娩が母体の生命に危険を及ぼすおそれのあるもの
2) 現に数人の子を有し，かつ，分娩ごとに母体の健康度を著しく低下するおそれのあるもの

　なお，上記の場合，その配偶者についてもこの規定による不妊手術を行うことができる（第3条）．

b 母性保護

　都道府県医師会の指定する医師は，下記の該当者に対して，本人および配偶者の同意を得て，人工妊娠中絶を行うことができるとしている（第14条）．

1) 妊娠の継続または分娩が身体的または経済的理由により母体の健康を著しく害するおそれのあるもの
2) 暴行若しくは脅迫によってまたは抵抗や拒絶することができないうちに姦淫されて妊娠したもの

　なお，配偶者がわからないときやその意思を表示できないとき，妊娠後に配偶者が亡くなったときは本人の同意だけで足りるとされている．

　また，女子に対して避妊用の器具を使用する受胎調節の実地指導は，医師の他，都道府県の指定を受けた者でなければ業として行ってはならない．ただし，子宮腔内に避妊用の器具を挿入する行為は医師でなければ行ってはならないとしている（第15条）．

　都道府県の指定を受けることができる者は，都道府県知事の認定する講習を修了した助産師，保健師，看護師としている（第15条第2項）．そして，届出の特例として，受胎調節指導のために必要な医薬品の販売ができることが規定されている（第39条）．

c 届け出，禁止

　医師は不妊手術または人工妊娠中絶を行った場合は，手術の結果を取りまとめて，理由を記して都道府県知事に届け出なければならない（第25条）．

　何人も，この法律の規定による場合の他，理由なく，生殖を不能にすることを目的として手術やX線照射を行ってはならないと禁止している（第28条）．

4 看護職との関係

　保健師や助産師は思春期保健にかかわり，母性を育むことや，望まない妊娠を避けるための保健指導を行っている．また，受胎調節実地指導員としても活動を行っている．

E 健康増進法（平成14年法律第103号）

1 概要

　健康増進法は，栄養改善法を廃止して2002年に創設された法律で，高齢化の進展や疾病構造の変化に伴い健康増進の重要性が増していることから，健康増進の総合的な推進に関し基本的事項を定め，健康増進の総合的な推進，

栄養の改善等の対策を講じ，国民保健の向上を図ることを目的としている（第1条）．具体的には，健康づくりの総合的な推進を図るための基本方針を定め，また健康診査の指針，国民健康・栄養調査，保健指導，受動喫煙の防止，特定給食施設の規定などを定めている．

2 背景や成立過程

健康増進法の前身となった栄養改善法は，戦後，1952年につくられたが，健康増進を図るための施策は，1964年の東京オリンピック後に機運が高まり，国民の健康・体力増強策が閣議決定されている．1970年には保健所で保健栄養学級が開催され，栄養・運動・休養について指導が行われた．1978年に第一次国民健康づくり対策が開始され，この年に国保保健師が市町村に移管され，市町村保健センターが設置されるなど，市町村において健康づくり運動が開始されている．続いて，1988年からは第二次国民健康づくり対策が策定された．そして2000年の第三次国民健康づくり運動として「健康日本21」が開始され，分野ごとに目標を掲げた健康増進計画を作成し，健康づくりを推進する体制となった．これまで，健康づくりに関する施策は，厚生労働省の通知で進められてきたが，この時期に政府・与党社会保障改革協議会で「医療制度改革大綱」が策定され，健康づくりや疾病予防を積極的に推進するための法的基盤の整備を進めることが指摘されたことから，2002年の健康増進法の制定につながった．

その後，健康増進法は食品表示法の制定に関連した改正が行われ，2018年7月には，受動喫煙対策を強化する法改正が行われた．

3 規定されている主な内容

a 責務

国民は健康な生活習慣の重要性に対する関心と理解を深め，生涯にわたって自らの健康状態を自覚するとともに，健康の増進に努めなければならない（第2条）とされており，生活習慣や健康増進といった対策の性格上，国民の責務が強調されている．

次に国および地方公共団体の責務として，教育活動，広報活動を通じて健康増進の正しい知識の普及，健康増進に関する情報収集，整理，分析，提供，研究の推進，人材の養成，資質の向上を図ること，そして健康増進事業実施者等に対して，必要な技術的援助を与えることに努めることとされている（第3条）．

b 基本方針

厚生労働大臣は，国民の健康増進の総合的な推進を図るための基本的な方針（「基本方針」）を定めるものとされており，この基本方針には，健康増進の推進に関する基本的な方向，健康増進の目標，都道府県・市町村の健康増

進計画策定の基本事項，国民健康・栄養調査等の調査研究に関する事項，事業実施者間の連携・協力，食生活・運動・休養・飲酒・喫煙・歯の健康等に関する正しい知識の普及に関する事項を定めることが規定されている（第7条）．基本方針は，厚生労働省の告示で示されている．

c 健康診査の実施等に関する指針

厚生労働大臣は，健診の実施，結果の通知，健康手帳の交付，その他の措置に関し，健康増進事業実施者に対する「健康診査の実施等に関する指針」（健康診査等指針）を定めるものとされ，この指針は厚生労働省告示で示されている（第9条）．

この指針には健康診査の実施，健診後の保健指導，健康手帳等が規定されており，保健指導の事項では，個人指導と集団指導を適切に組み合わせることや，保健指導従事者の研修等資質の向上を図ること，そして地域・職域の連携を図ることが規定されている．

d 国民健康・栄養調査

厚生労働大臣は，基礎資料として国民の身体の状況，栄養摂取量，生活習慣の状況を明らかにするために，国民健康・栄養調査を行うことが規定され，本調査は法律に基づく調査という位置づけとなっている（第10条）．

e 保健指導等

市町村は，住民の健康増進を図るため，医師・保健師等・栄養士などの職員が栄養改善，生活習慣の改善について，住民の相談に応じ，栄養指導その他の保健指導を行うこととされている（第17条）．

都道府県および保健所を設置する市や特別区は，栄養指導その他の保健指導のうち，とくに専門的な知識技術を必要とするものに対して保健指導を行うこと，また，特定給食施設に対する栄養管理の実施への指導・助言を行うこととされている（第18条）．

f 受動喫煙の防止

学校，体育館，病院，劇場，観覧場，集会場，展示場，百貨店，事務所，官公庁施設，飲食店その他の多数の者が利用する施設を管理する者は，利用者について受動喫煙を防止するために必要な措置を講ずるよう努めなければならないとされている（第25条〜第27条）．

受動喫煙の防止は努力義務であるが，この条文は健康増進法で初めて法律に明記したことから，公共交通機関などで全面禁煙や分煙が進んでいる．また，地方公共団体の条例で同法より先行して禁煙・分煙を定め，対策を進めているところもある．

4 看護職との関係

保健師は健康増進計画の策定にかかわり，また，その計画に基づいて地域の健康づくりに関する事業を企画し，実践している．同法律は，これらの活

動の基本となっているものである.

F 感染症の予防及び感染症の患者に対する医療に関する法律（感染症法）（平成 10 年法律第 114 号）

1 概要

「感染症の予防及び感染症の患者に対する医療に関する法律」（感染症法）は，1897 年に制定された伝染病予防法が基になり，その後制定された，種痘法，性病予防法等の種々の感染症に関する法律が廃止または統合されて，1998 年に創設されたものである.

同法には前文が書かれていることが特徴で，ここにはこれまでの感染症対策の経緯やハンセン病等への差別や偏見の存在を受け止め，感染症患者の人権を尊重しつつ良質な医療を確保し，感染症の予防，患者への医療に関する総合的な施策の推進を図るためにつくられたことが明記されている.

また，感染症法の目的は，感染症の予防および医療に関する措置を定め，感染症の発生予防，まん延防止を図り，公衆衛生の向上・増進を図ることとしている（第 1 条）.基本理念は，保健医療を取り巻く環境の変化や国際交流の進展に即応し，新感染症等に適確に対応できるよう，感染症患者が置かれている状況を深く認識し，人権を尊重しつつ，総合的，計画的に推進されることとしている（第 2 条）.そして国，地方公共団体，国民，医師等の責務を規定し，感染症予防の総合的推進を図るための基本指針を定めており，具体的な対策としては，情報収集・公表，就業制限，消毒，医療，結核対策などが規定されている.

> **コラム ハンセン病問題の解決の促進に関する法律**
>
> ハンセン病問題の解決の促進に関する法律は，国によるハンセン病の患者に対する隔離政策に起因して生じた問題であって，ハンセン病の患者であった者等の福祉の増進，名誉の回復等に関し現在もなお存在するものの解決の促進に関し，基本理念を定め，並びに国及び地方公共団体の責務を明らかにするとともに，ハンセン病問題の解決の促進に関し必要な事項を定めている.また，2019 年 11 月 15 日に，議員立法により「ハンセン病元患者家族に対する補償金の支給等に関する法律（令和元年法律第 55 号）」が成立し，同年 11 月 22 日に公布・施行された.

2 背景や成立過程

感染症対策は，明治時代にはコレラや赤痢といった急性感染症による死亡が大きな社会問題であったことから，1897 年に伝染病予防法が制定され，そ

れを基に環境衛生の改善，海港検疫，隔離・交通遮断・消毒などが行われた．その後，種痘法，トラホーム予防法，寄生虫病予防法，予防接種法，性病予防法，そして1951年には結核予防法が制定され，感染症対策は功を奏し，種々の感染症は急速に減少していった．そして，後天性免疫不全症候群（AIDS）の問題が世界的な課題となり，1989年に，後天性免疫不全症候群の予防に関する法律が制定されている．

一方，世界的に人や物が移動する時代となり，また開発等による環境の変化や活動様式の変動などにより，感染症対策は変容してきた．1970年以降は，エボラ出血熱，ウエストナイル熱などこれまで知られていなかった感染症（新興感染症）が出現し，また，マラリア，結核，デング熱など克服されつつあったが再び社会問題となる感染症（これを再興感染症という）など，新たな感染症対策が求められてきた．このような中で，これまでの種々の感染症に関する法律は結核予防法を除き，廃止または統合されて，1998年に現在の感染症法が制定された．

その後，世界的に流行する感染症が問題となり，重症急性呼吸器症候群（SARS），新型インフルエンザ，鳥インフルエンザ，重症熱性血小板減少症候群（SFTS），中東呼吸器症候群（MERS），ジカウイルス感染症が感染症法で新たに指定されて必要な対策が取られている．

なお，この間に結核予防法が見直され，2007年に同法は廃止されて感染症法に統合された．また，肝炎対策については，2001年から検討が始まり，2009年には肝炎対策基本法（p.180参照）が制定されている．

3 規定されている主な内容

a 責務

国および地方公共団体は，感染症に対する正しい知識の普及，情報収集，整理，分析，提供，研究の推進そして感染症予防に係る人材の養成や資質の向上を図ることとしている．また，社会福祉等の関連施策との有機的な連携に配慮し，感染症患者が良質・適切な医療を受けられるよう必要な措置を講ずるよう努めることが規定されている（第3条）．

国民の責務としては，感染症に関する正しい知識を持ち，予防に必要な注意を払うよう努めるとともに，感染症患者の人権が損なわれることがないようにしなければならないとされている（第4条）．

医師等の医療関係者は，国等が講ずる施策に協力し，予防に寄与するよう努めるとともに，患者が置かれている状況を深く認識し，良質・適切な医療を行うこと，また，適切な説明を行い理解を得るよう努めなければならないと規定されている（第5条）．

b 定義

「感染症」とは，一類感染症，二類感染症，三類感染症，四類感染症，五類

表IV-3 感染症類別疾病

区分	疾病
一類感染症	エボラ出血熱, クリミア・コンゴ出血熱, 痘そう, 南米出血熱, ペスト, マールブルグ病, ラッサ熱
二類感染症	急性灰白髄炎, 結核, ジフテリア, 重症急性呼吸器症候群（病原体がベータコロナウイルス属 SARS コロナウイルスであるものに限る）, 中東呼吸器症候群, 特定鳥インフルエンザ
三類感染症	コレラ, 細菌性赤痢, 腸管出血性大腸菌感染症, 腸チフス, パラチフス
四類感染症	E 型肝炎, A 型肝炎, 黄熱, Q 熱, 狂犬病, 炭疽, 鳥インフルエンザ（特定鳥インフルエンザを除く）, ボツリヌス症, マラリア, 野兎病など
五類感染症	インフルエンザ（鳥インフルエンザおよび新型インフルエンザ等感染症を除く）, ウイルス性肝炎（E 型肝炎および A 型肝炎を除く）, クリプトスポリジウム症, 後天性免疫不全症候群, 性器クラミジア感染症, 梅毒, 麻しん, メチシリン耐性黄色ブドウ球菌感染症, 新型コロナウイルス感染症など ＊新型インフルエンザ等感染症として, 再興型インフルエンザ・新型インフルエンザ・再興型コロナウイルス感染症をいう.

感染症, 新型インフルエンザ等感染症, 指定感染症および新感染症をいうとしており（第6条）, 各類に該当する感染性の疾病が**表IV-3**のとおり明記されている.

c 基本指針

厚生労働省告示で定められた基本指針には, 予防推進の基本的方向, 発生予防・まん延防止の施策, 医療提供体制の確保, 感染症・病原体等の調査研究, 医薬品の研究開発, 検査の実施体制, 検査能力の向上, 人材の養成, 感染症の啓発・知識の普及, 人権の尊重に関すること, そして緊急時の感染症発生予防, まん延防止, 医療の提供に関する事項が記載されている（第9条）.

d 情報収集・公表

医師は, 同法で定める感染症（一類から五類, 新型インフルエンザ等）の者を診断した時は, その者の氏名, 年齢, 性別等について, 一定の期間内に保健所長を経由して都道府県知事に届けなければならないとされており, 医師に届け出の義務が課せられている（第12条）.

また, 一類以外の一定の感染症の発生状況および動向を把握するために, 都道府県知事は届け出を行う医療機関を指定し, 指定された医療機関の管理者は感染症の発生状況を都道府県知事に届け出し, 都道府県知事はそれを厚生労働省に報告する仕組みとしている（第14条）. これは患者数の多い感染症で全数把握をする必要がない感染症を対象としており, これを定点把握という.

そして, 都道府県知事が感染症の発生予防, 発生状況, 動向, 原因を明らか

にする必要があると認めたときは，患者，疑似患者，病原体保有者等，また人に感染させるおそれのある動物の管理者に対して，職員に必要な調査をさせることができるとされており，厚生労働大臣にも同様の規定が設けられている（第15条）．また，発生状況，動向，原因，感染症の予防・治療など必要な情報を積極的に公表しなければならないことも規定されている（第16条）．

e　就業制限・その他の措置

都道府県知事は，一類感染症，二類感染症，三類感染症，新型インフルエンザ等のまん延を防止する必要があるときは，健康診断を受けることを勧告することができる．また，当該患者の届け出を受け，まん延防止の必要がある時は，患者または保護者に通知し，通知を受けた者は感染のおそれがなくなるまでの一定の期間は業務に従事してはならないと規定されている（第18条）．なお，児童の出席停止等の規定は学校保健安全法（p.167 参照）で定められている．

一類感染症の場合は，都道府県知事は感染症指定医療機関等に入院を勧告することができ，また勧告に従わない時は入院させることができると規定されている（第19条）．

感染症対策は，社会防衛として都道府県知事に強い権限が与えられており，都道府県および保健所の職員は，この法的根拠をもって対処している．このように感染症対策は，健康づくりなどの保健事業とは性格を異にしている．

f　消毒・その他の措置

都道府県知事および厚生労働大臣は，一類感染症，二類感染症，新型インフルエンザ等感染症のまん延防止が必要と認めた場合は，検体を提出することを命じることができ，また，検体の検査を行い厚生労働大臣に報告することとされている（第26条の3）．そして，都道府県知事は，病原体に汚染された場所の消毒を患者や管理者に命じることができると規定されている（第27条）．

都道府県知事はまん延防止のため，感染症の病原体に汚染されたまたは汚染された疑いがある死体の移動を制限や禁止することができ，その死体は火葬しなければならないこと，ただし，十分な消毒を行い都道府県知事の許可を受けた場合は埋葬できるとしている（第30条）．

g　入院患者の医療

都道府県知事は入院勧告をした患者が感染症指定医療機関で医療（診察・治療)を受けた場合は，それに要する費用を負担することとされている(第37条)．

h　新感染症

厚生労働大臣は，新感染症が発生した場合，すみやかに発生した地域に公表し，検査方法，症状，診断，治療，感の防止方法，まん延防止に必要な情報を新聞，放送等で逐次公表しなければならないと規定されている（第44条の2）．

i 結 核

　結核については感染症法成立の経緯でも触れたが，1940年代までは結核による死亡は肺炎を除いて第1位であったが，1951年に結核予防法が制定され，その対策が講じられてきた．この時代の結核対策は保健師活動の多くを占め，予防から結核患者の登録，保健指導，家庭訪問などが行われていた．その後，結核の罹患率や死亡率は減少し，予防接種や定期健康診断の方法が見直された．また，人権意識の高まりや入院勧告の措置ができないこと等から結核を感染症法の二類感染症と位置づけ，2007年に結核予防法は廃止され感染症法に統合された．そのため，結核に関する規定は，結核予防法の内容を引き継いたものとなっていることから，感染症法の他の条文とはやや性格が異なっている．

　結核予防法では，結核対策の柱は健康診断と予防接種であったが，予防接種は後述する予防接種法で規定されたことから，感染症法では健康診断，患者管理，結核医療についてのみ規定されている．

　健康診断では，結核の定期健康診断を行うこと（第53条の2）や受診義務（同条の3）が課されており，また，健康診断の記録を保存すること（同条の6），健康診断実施者はその結果を保健所を経由して都道府県知事に通報または報告すること（同条の7）が規定されている．

　患者管理としては，都道府県知事は結核患者の届け出を受けた場合は保健所長に通知しなければならない（同条の10）．また，病院管理者は結核患者が入院または退院した時は，所定の事項を保健所長に届け出ること（同条の11），保健所長は結核登録票を備え，結核患者の状況を記録しなければならないこと（同条の12），医療上必要な患者に精密検査を行うこと（同条の13）が規定されている．

　保健所長は登録されている結核患者に対して，予防・医療上の必要がある時は，保健師等を家庭訪問させ指導を行わせること（同条の14）が規定されている．また，医師は，結核患者等に対して薬剤を確実に服用させること，患者の治療や感染防止に必要な事項を指示しなければならないとされている（同条の15）．

　なお，接触者健康診断や消毒等については，他の感染症対策の規定と同様である．

4 ┃ 感染症法と新型コロナウイルス感染症

　感染症法上，各感染症は，感染力及び罹患した場合の重篤性等を総合的に勘案し，一〜五類感染症の類型に位置づけられ，講ずることができる措置もあらかじめ法定されている．一方で，現在感染症法に位置づけられていない感染症について，感染症法上の措置を講ずる必要がある場合には，指定感染症として，具体的な感染症名や，講ずることができる措置を個別に政令で指

定することができる．また，指定感染症については，新しい知見等をふまえて，政令改正により，講ずることができる措置を変更することが可能である．新型コロナウイルス感染症（COVID-19）は，2020 年 2 月 1 日に政令によって感染法上の指定感染症に定められた．指定感染症とは，既に知られている感染性の疾病（一類感染症，二類感染症，三類感染症及び新型インフルエンザ等感染症を除く．）であって，感染症に関する情報の収集及び公表，就業制限，消毒その他の措置，医療，新型インフルエンザ等感染症などの規定の全部又は一部を準用しなければ，当該疾病のまん延により国民の生命及び健康に重大な影響を与えるおそれがあるものとされている．

　新型コロナウイルスは新型インフルコンザ等感染症（いわゆる二類相当）だったが，病原性が大きく異なる変異株の出現等の，前提が異なるような特段の事情は生じていないことが確認され，2023 年 5 月 8 日から五類感染症に位置づけられた．

5 ｜ 看護職との関係

　医療機関の外来，入院において感染症患者の看護にあたることから，感染症対策の知識を持って看護を行うことが重要である．感染症の種類によって対応が異なることや，看護職は院内感染の危険もあり感染防止を行うためにも，同法は基本となるものである．また，学校保健，職域保健においても出席停止などの措置を適切にとるなど，まん延防止を図ることが必要である．

G 新型インフルエンザ等対策特別措置法
（平成 24 年法律第 31 号）

1 ｜ 概 要

　新型インフルエンザ等対策特別措置法は，国民の大部分が現在その免疫を獲得していないことなどから，新型インフルエンザ等が全国的かつ急速にまん延し，かつ，これにかかった場合の病状の程度が重篤となるおそれがあり，また，国民生活及び国民経済に重大な影響を及ぼすおそれがあることから，感染症の予防及び感染症の患者に対する医療について定めた法律である．その他新型インフルエンザ等の発生の予防及びまん延の防止に関する法律と相まって，新型インフルエンザ等に対する対策の強化を図り，もって新型インフルエンザ等の発生時において国民の生命及び健康を保護し，並びに国民生活及び国民経済に及ぼす影響が最小となるようにすることを目的としている（第 1 条）．

2 ｜ 背景や成立過程

　新型インフルエンザ等対策特別措置は，2009 年の新型インフルエンザの流

行等をふまえて 2012 年に制定された．また，2020 年 3 月 13 日には，「新型インフルエンザ等対策特別措置法の一部を改正する法律」（令和 2 年法律第 4 号）が，第 201 回国会（通常国会）において，可決成立し，公布された．これは，新型コロナウイルス感染症の国内における更なる感染の拡大が懸念されるなかで，新型インフルエンザ等対策特別措置法の適用の対象に，新型コロナウイルス感染症を暫定的に位置づけた．

3　規定されている主な内容

a　責　務

　国，地方公共団体等，事業者，国民の責務を規定している．国は，新型インフルエンザ等が発生したときは，自ら新型インフルエンザ等対策を的確かつ迅速に実施し，並びに地方公共団体及び指定公共機関が実施する新型インフルエンザ等対策を的確かつ迅速に支援することにより，国全体として万全の態勢を整備する責務を有すること，地方方公共団体は，新型インフルエンザ等が発生したときは，基本的対処方針に基づき，自らその区域に係る新型インフルエンザ等対策を的確かつ迅速に実施し，及び当該地方公共団体の区域において関係機関が実施する新型インフルエンザ等対策を総合的に推進する責務を有するとしている（第 3 条）．

　また，事業者及び国民は，新型インフルエンザ等の予防及び感染の拡大の防止に努めるとともに，新型インフルエンザ等対策に協力するよう努める責務を有するとしている（第 4 条）．

b　基本的人権

　第 5 条では，新型インフルエンザ等対策を実施する場合において，国民の自由と権利に制限が加えられるときであっても，その制限は当該新型インフルエンザ等対策を実施するため必要最小限のものでなければならないと基本的人権を保護している．

c　新型インフルエンザ等対策の実施に関する計画

　政府は，新型インフルエンザ等の発生に備えて，新型インフルエンザ等対策の実施に関して，政府行動計画を定める．政府行動計画の基本的方針には，新型インフルエンザ等対策の実施に関する基本的な方針，外国及び国内における発生の状況，動向及び原因の情報収集，新型インフルエンザ等に関する情報の地方公共団体，指定公共機関，事業者及び国民への適切な方法による提供，また，新型インフルエンザ等対策の実施に当たっての地方公共団体相互の広域的な連携協力その他の関係機関相互の連携協力の確保に関する事項などが含まれる（第 6 条）．

　都道府県では，知事が政府行動計画に基づき，当該都道府県の区域に係る新型インフルエンザ等対策の実施に関する都道府県行動計画を作成する（第 7 条）．また，市町村長は，都道府県行動計画に基づき，当該市町村の区域に

係る新型インフルエンザ等対策の実施に関する市町村行動計画を作成するものとしており，新型インフルエンザ等に関する情報の事業者及び住民への適切な方法による提供などの事項が含まれる（第8条）．

d 知識の普及

国及び地方公共団体は，新型インフルエンザ等の予防及びまん延の防止に関する知識を普及するとともに，新型インフルエンザ等対策の重要性について国民の理解と関心を深めるため，国民に対する啓発に努めなければならないと知識の普及について定めている（第13条）．

e 新型インフルエンザ等発生時の措置

政府対策本部の設置（第15条）や都道府県対策本部の設置（第22条）などについて規定している．政府対策本部が設置されたときは，都道府県知事は，都道府県行動計画で定めるところにより都道府県対策本部を設置して当該都道府県の区域に係る新型インフルエンザ等対策の総合的な推進に関する事務を行うこととしている．

このほか，新型インフルエンザ等まん延防止等重点措置や緊急事態宣言等について規定されている．

4 看護職との関係

有事に適切な役割を果たすために，看護職の中でも特に保健師は，平時から法律や制度を理解した上で，自治体の対応について計画等を理解するとともに，必要な研修，訓練を受ける必要がある．また，地域住民に対して，有事において正確な情報を提供するとともに，日ごろから関連する知識を提供する役割がある．医療機関の看護師の場合は，院内全体で感染予防対策を徹底し，クラスターを発生させないよう留意する必要がある．

コラム　国立健康危機管理研究機構

国立健康危機管理研究機構は，感染症その他の疾患に関し，調査研究，医療の提供，国際協力，人材の養成等を行うとともに，国民の生命及び健康に重大な影響を与えるおそれがある感染症の発生及びまん延時において疫学調査から臨床研究までを総合的に実施し科学的知見を提供できる体制の強化を図るため，国立感染症研究所と国立研究開発法人国立国際医療研究センターを統合したもので，2025年の設立を目指している．

新型コロナウイルス感染症を教訓に新たな感染症の発生に対応できるよう，感染症その他の疾患に係る予防・医療に関し，調査・研究・分析・技術の開発を行うとともに，これに密接に関連する医療を提供することや，予防・医療に係る国際協力に関し，調査・研究・分析・技術の開発を行うこと，また，国内外の人材の養成及び資質の向上を行うこと，感染症等の病原等の検索及び予防・医療に係る科学的知見に関する情報の収集・整理・分析・提供を行うこと

などが機構の業務として定められている.

　また,　内閣感染症危機管理統括庁は,　国立健康危機管理研究機構と一体となって感染症危機への対応に係る司令塔機能を十分に発揮しつつ,　次の感染症危機に迅速・的確に対応できる体制を整えることを目的に2023年9月1日に設置された.

H　予防接種法（昭和23年法律第68号）

1　概要

　予防接種法は,　伝染のおそれのある疾病の発生やまん延を予防するために,　公衆衛生の見地から予防接種の実施を規定し健康の維持に寄与することを目的としたものである（第1条）.　また,　予防接種による健康被害の救済を図ることも同条で規定されている.

　予防接種を行う対象とする疾病は,集団予防に重点を置くA類（ジフテリア,　ポリオ,　麻しん,　結核など）と,　個人予防を重点とするB類（インフルエンザ）があり,　市町村が期間を決めて行う定期接種と,　まん延予防上の緊急の必要がある臨時予防接種が規定されている.　しかし,　いずれの予防接種も受けることは努力義務である.

2　背景や成立過程

　予防接種法は,　明治以降の死因の第一位を占めていた急性感染症を予防するため,　感染症対策として1948年に制定された法律である.　この時の予防接種の対象疾患は,　痘そう（天然痘）,　ジフテリア,　腸チフス,　百日咳,　結核,　ペスト,　コレラ,　インフルエンザなどの12疾病であったが,　その後,　医学的,　社会的状況などの変化をふまえて予防接種の対象となる疾患は変化している.

　当初の予防接種法では,　接種を受けることは国民の義務（罰則付き）とされていたが,　種痘後脳炎などの副反応が社会問題となり,　予防接種による健康被害に対する救済が求められるようになった.　1976年には予防接種法が改正されて,　健康被害救済制度に規定された.　そして,　予防接種を受けるという義務規定は残されたが,　罰則は廃止となった.

　その後,　公衆衛生や生活水準の向上,　予防接種に対する国民の考え方が変化し,　また,　健康への意識も変わる中で,　予防接種法が見直されている.　具体的には国民の理解と協力を求めて予防接種の必要性を理解し,　自らの意思で接種することが望ましいという考え方を取り入れて同法改正を行い,　これまで接種を義務としてきたが,　努力義務に変更した.　そして,　定期接種の実施主体である市町村は,　予防接種の重要性,　有効性,　副反応等を周知し,　積

極的な勧奨を行うこととされた．

　1994年にはインフルエンザ，コレラ，痘そう，ワイル病が定期予防接種の対象から除外されたが，破傷風，日本脳炎が追加された．その後，インフルエンザ，結核が対象となり，また，2013年には，Hib感染症，小児用肺炎球菌，ヒトパピローマウイルス，翌年には，水痘，肺炎球菌（高齢者）が定期予防接種の対象疾病に追加された．

　なお，日本脳炎の予防接種後に重篤な疾患を生じた事例があったことをきっかけに，2005年に定期接種の積極的勧奨は差し控えることとされた．また，ヒトパピローマウイルスの予防接種では，特異的な副反応がみられたことから，定期予防接種となった同年に積極的勧奨が差し控えられている．

3 ｜ 規定されている主な内容

a 予防接種の定義と対象疾病の分類

　予防接種とは，疾病に対して免疫の効果を得させるため疾病の予防に有効であることが確認されているワクチンを人体に注射または接種することをいうと定義されている（第2条）．

　そして，「A類疾病」「B類疾病」を明記している（第2条第2項，第3項）．A類疾病には，ジフテリア，百日せき，急性灰白髄炎（ポリオ），麻しん，風しん，日本脳炎，破傷風，結核，Hib感染症，肺炎球菌感染症（小児），ヒトパピローマウイルス感染症その他とされ，B類疾病には，インフルエンザその他とされている．

　乳幼児期に四種混合ワクチンを接種しているが，これはA類疾患のうちのジフテリア，百日せき，破傷風，ポリオである．

b 予防接種基本計画

　厚生労働大臣は，予防接種の施策を総合的・計画的に推進するため，予防接種基本計画を定めなければならないとされ，その計画には，推進の基本的方向，国，都道府県等の役割分担，計画の目標，施策推進の基本的事項，予防接種の研究開発，ワクチンの供給確保，予防接種の有効性・安全性の施策推進の基本事項，予防接種の国際的な連携について定めることとされている（第3条）．また，個別予防接種推進指針も定めることが規定されている（第4条）．

c 定期予防接種等の実施

　市町村長は居住する者に対して，保健所長（または都道府県知事）の指示を受け，期日を指定して予防接種を行わなければならないこと（第5条），また，臨時の予防接種については，都道府県知事が市町村長に指示できること（第6条），そして，厚生労働大臣が都道府県知事に予防接種を行うよう指示できること（第6条第2項）が規定されている．

　また，市町村長または都道府県知事は，住民に対して定期の予防接種，臨時の予防接種を受けることを勧奨するとされており（第8条），予防接種の対

象者は，定期および臨時の予防接種を受けるよう努めなければならないとした努力義務が規定されている（第9条）．

d　定期予防接種等の適正な実施のための措置

医師は，定期予防接種等を受けた者が，予防接種を受けたことによると疑われる症状があることを知った時は，厚生労働大臣に報告しなければならないこと，厚生労働大臣はその内容を予防接種を行った市町村長または都道府県知事に通知することが規定されている（第12条）．その後，厚生科学審議会に報告し，必要な措置が取られることも規定されている．

e　健康被害の救済措置

市町村長は，予防接種を受けた者が疾病にかかり，障害の状態となったり死亡した場合に，予防接種を受けたものによると厚生労働大臣が認定した場合には給付を行う（第15条）．給付としては，医療費，医療手当，障害年金，死亡一時金などとなっている．

4　看護職との関係

感染症を予防する観点から，予防接種の意義について理解し，とくに保健師は乳幼児期の予防接種について適切に指導することが求められることから，予防接種法の規定を理解して対応することが必要である．

I　学校保健安全法（昭和33年法律第56号）

1　概　要

学校保健に関する制度は，学校教育法，学校保健安全法，学校給食法に基づき，さまざまな活動が行われている．看護職の業務に関するのは主に学校保健安全法であるため，本法律について解説する．なお，養護教諭*については学校教育法によって定められている．

学校保健安全法は，児童生徒および職員の健康の保持増進を図るために，保健管理に関する事項を定めるとともに，教育活動が安全な環境において実施され，児童生徒等の安全の確保が図られるよう，安全管理に関し必要な事項を定めることで，学校教育の円滑な実施と成果の確保に資することを目的としている（第1条）．そのため，学校保健に関する管理運営を定め，学校は健康相談，健康診断を行うとされ，感染症の予防として出席停止等の規定がある．また，学校安全として施設・設備・管理体制の整備充実に努めることとされ，危険発生時の手順等を定めた対処要領を作成することが規定されている．

> **＊養護教諭**
> 保健室などに常駐し，全校生徒の健康管理や保健指導を行う学校職員である．けが・疾病等の応急処置も行う．

2 ｜ 背景や成立過程

　学校保健に関する制度の礎は，1872年の学制発布と同時に始まった学校衛生制度で，当時は伝染病の予防施策が主であった．1898年に学校医制度が勅令として公布され，公立小学校に1名の学校医を置くことが定められた．これにより，学校衛生の基礎が成立し，学生生徒身体検査規程として健康診断中心の内容に改変された．また，学校の環境衛生（校舎，教室の構造，採光など）についてもこの時期に詳細な基準が示されている．

　学校看護婦の設置はこの頃から始まり，1929年に文部省訓令として学校看護婦の業務が示されその数は増加していった．1941年には国民学校令が出され，学校看護婦は教育職としての身分が確立し，名称は「養護訓導」に改められ，その後，原則として学校に必ず配置することとなった．

　一方，保健対策であるが，大正時代（1912〜1926年）にはトラコーマや回虫*などの対策が進められ，そして予防接種や学校給食が始まっている．1937年には学校身体規定が改正され，健康診断後の事後措置を講ずることが指示された．1941年頃には学校衛生の重点は結核対策に置かれるようになり，結核検査が義務づけられている．

　戦争後は学童の間に結核がまん延し，予防接種や精密検査が実施され，また，回虫等の腸内寄生虫の駆除が行われ，疥癬，頭虱*，トラコーマもそれぞれの対策が行われたことにより減少していった．そして1947年に学校教育法が公布され，また1958年には学校保健法が制定され，学校保健は法律として位置づけられた．この中で，学校保健計画，健康相談，学校保健技師，学校医・学校歯科医・学校薬剤師なども規定され，身体検査は健康診断に改称された．

　その後，子どもの安全を脅かす事件・事故や自然災害への対応の必要性が叫ばれ，学校保健および学校安全の充実を図る観点から，2009年に学校保健法の名称を「学校保健安全法」に改称した．これにより，養護教諭を中心とし教職員と連携した保健指導を充実させることや，地域の医療機関等との連携による健康管理の充実，環境衛生水準を確保するための基準の法制化が行われた．そして，子どもの安全を脅かす事件・事故や自然災害に対応した学校安全計画の策定，危機発生時の対処要領の策定など，的確な対応を目指した対策の充実が図られている．

3 ｜ 規定されている主な内容

a 責務

　国および地方公共団体は，相互に連携を図り，学校において保健および安全に関する取り組みが確実・効果的に実施されるようにするため，保健および安全に関する最新の知見および事例をふまえつつ，財政上の措置，その他必要な施策を講ずるものとされている（第3条）．

＊トラコーマ，回虫

トラコーマは，クラミジア・トラコマチスという微生物を病原体とする感染性結膜炎のことであり，失明や視力障害を引き起こす．回虫は体内に寄生する寄生虫である．いずれも衛生状態の悪い地域で感染が広がりやすい．

＊疥癬，頭虱

疥癬はヒゼンダニが皮膚の角質層に寄生する感染症である．頭虱は頭にシラミが寄生する感染症である．どちらも衛生環境が悪いことで集団感染しやすい．

　また国は，学校における安全に係る取り組みを総合的・効果的に推進するため，学校安全の推進に関する計画の策定，その他の所要の措置を講ずることを規定している（第3条第2項）.

b 学校保健に関する管理運営

　学校の設置者は，児童生徒等および職員の心身の健康を保持増進するため，施設・設備・管理運営体制の整備・充実に努めることが規定されている（第4条）.また，学校は健康診断，環境衛生検査，児童生徒に対する指導等について学校保健計画を策定し，実施しなければならないとされている（第5条）.そして，文部科学大臣は学校環境衛生基準を定めることとされ，学校設置者はこの基準に照らして適切な環境の維持に努めることが規定されている.

　そして，学校には，健康相談，健康診断，保健指導，救急処置等を行うための保健室を設置することが同法で規定されている（第7条）.

c 健康相談等

　学校は，児童生徒等の心身の健康に関して健康相談を行うこと（第8条），養護教諭その他の職員は相互に連携して，健康相談を行い，児童生徒の心身の状況を把握し，問題がある場合は指導を行うとともに，必要に応じその保護者に対して助言を行うこと（第9条），また，健康相談等を行うにあたり，地域の医療機関等との連携に努めること（第10条）とされている.

d 健康診断

　学校では，就学時の健康診断を行い（第11条），その結果に基づき，治療の勧告，助言を行い学校教育法に規定する義務の猶予もしくは特別支援学校への就学指導等を行うこと（第12条）が規定されている.また，毎学年に定期に健康診断を行うこと（第13条），その結果に基づき，疾病の予防処置や治療を指示し，または運動や作業を軽減する等の措置をとらなければならない（第14条）と規定されている.

e 感染症の予防

　感染症にかかっている，かかっていると疑われる，かかるおそれがある児童生徒がいる時は，出席を停止させることができること（第19条），また，感染症の予防上必要がある時は，臨時休業を行うことができること（第20条）が規定されている.インフルエンザ流行時の学級閉鎖などはこの規定に基づいて行われている.

f 学校保健技師，学校医等

　学校保健技師は，施行令で医師，歯科医師，薬剤師の資格を有する者が適当とされており，都道府県の教育委員会の事務局に置くこと，学校における保健管理に関し専門技術的指導・技術に従事することとされている（第22条）.また，学校には学校医を置くこと，そして大学以外の学校には，委託した学校歯科医，学校薬剤師を置くことが規定されている（第23条）.

　なお，養護教諭については，学校教育法で置かなければならないことが規

定されている.

g 学校安全

　学校の設置者は，児童生徒等の安全の確保を図るため，事故，加害行為（いじめ等），災害等の危険を防止し，危険や危害が生じた場合は適切に対処できるよう施設・設備・管理体制の整備・充実に努めることとされ（第26条），また，学校は学校安全計画を策定し実施しなければならないと規定されている（第27条）．そして危険発生時に職員がとるべき措置の具体的内容・手順を定めた対処要領を作成すること，そして校長はこの要領を周知し訓練の実施等，職員が適切に対処するために必要な措置を講ずること，また事故等が生じた場合は，心理的外傷等を受けた児童生徒や関係者の心身の健康を回復させるため，必要な支援を行うことが規定されている（第29条）．

4 看護職との関係

　学校の養護教諭としての業務に就く場合は，その活動の基本が学校保健安全法であることから，同法の内容をよく理解した上で活動を行うことが必要である．また，小児期の入院患者への看護では，学校での健康管理についても知っておく必要がある．

J 自殺対策基本法 （平成18年法律第85号）

1 概要

　自殺対策基本法は，2006年に制定された比較的新しい法律である．日本の自殺者が1998年以降に一挙に年間3万人を超える状況となり，このことへの対策は，個人だけでなく社会を対象とした自殺対策を実施すべきという民間団体からの要望を受けて議員立法でつくられたものである．

　自殺対策基本法は，誰もが自殺に追い込まれることのない社会の実現を目指して，自殺対策の理念を定め，自殺対策を総合的に推進し，自殺の防止，自殺者の親族等の支援の充実を図り，個人が健康で生きがいを持って暮らすことができる社会の実現に寄与することを目的としている（第1条）．基本理念（第2条）としては，自殺対策は，生きることの包括的支援として，個人として尊重され生きがいや希望をもって暮らすことができるよう，その妨げとなる諸要因の解消への支援，環境の整備充実が適切に図られること，自殺が個人的な問題としてのみとらえるべきものでなく，その背景の社会的要因をふまえ，社会的な取り組みとして実施されなければならないとしている．また，自殺が多様・複合的な原因や背景を有するものであることをふまえ，精神保健的観点のみならず，自殺の実態に即して実施すること，そして，自殺の事前予防，発生危機への対応，発生後の対応の各段階に応じた効果的な

施策として実施し，保健，医療，福祉，教育，労働その他関連施策との連携が図られ，総合的に実施することとしている．また，普及啓発を図るために自殺予防週間，自殺対策強化月間が定められており，基本的施策として，調査研究の推進，人材の確保，心の健康の保持に係る教育や啓発，医療提供体制の整備，自殺未遂者等への支援等が規定されている．

2 | 背景や成立過程

　自殺対策は，厚生労働省のうつ対策や職場のメンタルヘルス対策を中心としたものや，「いのちの電話」などの民間組織が担っていた時代が長かった．1998年に自殺死亡者数が一挙に増え，3万人を超える状況が続いたことをきっかけに，法制化の動きが始まった．この問題に対応する自殺者の遺族や予防活動を行っている民間団体から，個人だけでなく社会を対象とした自殺対策を実施すべきという要望が国会に出され，2006年に，議員立法として自殺対策基本法が成立した．

　その後，政府の自殺対策の指針として「自殺総合対策大綱」が策定され，それに基づき具体的な自殺対策は推進された．さらに，2008年に「自殺対策加速化プラン」が策定され，9項目からなる施策が定められて，自殺対策は総合的，効果的に進められていった．自殺者数は2009年をピークに減少したが，年間3万人台にとどまっていた．

　そこで2012年に自殺総合対策大綱が見直され，地域レベルでの実践的な取り組みを中心とする自殺対策を強化する方向が出された．その後，自殺者の死亡数は，2012年以降は年間3万人を下回り，2016年には2万人強まで下がったが，主要先進7か国の中では，自殺死亡率は最も高い状況にある．

　自殺対策基本法は制定後10年を経過したことからその見直しを行い，都道府県や市町村に自殺対策計画の策定を義務づけるなどの地域での実践的な取り組みを充実させ，生きることの包括的支援策の拡充を図り，これらの自殺対策をさらに総合的・効果的に推進するために，2016年に同法は改正された．

　2022年には新たな自殺総合対策大綱が決定され，「子ども・若者の自殺対策の更なる推進・強化」，「女性に対する支援の強化」，「地域自殺対策の取組強化」，「新型コロナウイルス感染症拡大の影響を踏まえた対策の推進など，総合的な自殺対策の更なる推進・強化」を重点的に推進することとしている．

3 | 規定されている主な内容

a 責務

　国は，基本理念にのっとり，自殺対策を総合的に策定し実施し，地方公共団体は国と協力しつつ，地域の状況に応じた施策を策定し実施することとされている（第3条）．また，事業主は，国・地方公共団体の自殺対策に協力するとともに，労働者の心の健康の保持を図るための措置を講ずるよう努める

ことが規定されている（第4条）.

b 国民の理解・関係者の連携

国および地方公共団体は，教育活動，広報活動を通じて，自殺対策に関する国民の理解を深めることとしており（第6条），その一環として，自殺予防週間，自殺対策強化月間を定めている（第7条）.

c 自殺総合対策大綱・都道府県等自殺対策計画

政府は，自殺対策の指針として，基本的かつ総合的な自殺対策の大綱（自殺総合対策大綱）を定めなければならない（第12条）.都道府県は，自殺総合対策大綱および地域の実情を勘案して，都道府県自殺対策計画を定めること，市町村は，市町村自殺対策計画を定めることが規定されている（第13条）.

d 基本的施策

基本的施策として，国および地方公共団体は，調査研究等の推進，その体制整備，人材の確保，心の健康の保持に係る教育および啓発の推進，医療提供体制の整備，自殺発生回避のための体制整備，自殺未遂者等への支援，自殺者の親族等の支援，民間団体の活動支援をする施策を講ずることが規定されている（第15～第22条）.

4 看護職との関係

保健所や市町村の保健師は，自治体の自殺防止対策に沿って保健活動に取り組んでおり，またうつ病患者への看護や，職域保健ではこころの健康相談など，自殺防止につながる活動にかかわっている.

K アルコール健康障害対策基本法 （平成25年法律第109号）

1 概要

アルコール健康障害対策基本法は，2013年に制定された法律である.酒類が生活の豊かさと潤いを与えるものであるとともに，酒類に関する伝統と文化が国民生活に深く浸透している一方で，不適切な飲酒はアルコール健康障害の原因となり，アルコール健康障害は，本人の健康問題であるのみならず，その家族への深刻な影響や重大な社会問題を生じさせる危険性が高い.これに鑑み，アルコール健康障害対策の基本となる事項を定めることにより，アルコール健康障害対策を総合的かつ計画的に推進して，アルコール健康障害の発生・進行・再発防止を図り，国民の健康を保護し，安心して暮らすことができる社会の実現に寄与することを目的としている（第1条）.

基本理念は，アルコール健康障害の発生・進行・再発防止対策を適切に実施するとともに，アルコール障害者およびその家族が日常生活・社会生活を円滑に営むことができるように支援すること，また，対策の実施にあたって

は，アルコール健康障害に関連して生じる飲酒運転，暴力，虐待，自殺等の問題に関連する施策との連携が図られるよう，必要な配慮がされるものとしている（第3条）.

政府はアルコール健康障害対策推進基本計画を策定することが規定されており，基本的施策として，知識の普及，不適切な飲酒の誘引防止，アルコール健康障害の発見や指導，健康障害者に対する医療の充実，飲酒運転，暴力行為，虐待，自殺等に関する指導・助言・支援について規定されている.

2 背景や成立過程

アルコール健康障害対策基本法が制定された背景には，2010年にWHO総会において「アルコールの有害な使用を低減するための世界戦略」が採択され，この戦略において，WHOはアルコールの健康に有害な結果をもたらす面と周囲の者の健康や社会全体に影響を及ぼすという面について言及し，アルコール関連問題を低減するための国の行動の選択肢を示し，また，目標として，「アルコールの有害な使用を少なくとも10％削減」を掲げたことがある.

このような動きを受け，2012年にアルコール依存症にかかわる医療提供者と患者の自助グループ等が連携してアルコール健康障害対策基本法推進ネットワークを設立した．一方で，超党派の国会議員によるアルコール問題議員連盟がアルコール基本法の骨子をまとめ，2013年12月に同法は成立した.

3 規定されている主な内容

a 責務

国は基本理念にのっとり，アルコール健康障害対策を総合的に策定し実施すること（第4条），地方公共団体は国と連携を図り，地域の状況に応じた施策を作成し実施すること（第5条）とされている．また，事業者の責務として，アルコール健康障害対策に協力し，アルコール健康障害の発生・進行・再発防止に配慮するよう努めること（第6条），また，国民は，アルコール関連問題に対する理解を深め予防に注意を払うよう努めること（第7条）が規定されている．医師等医療従事者は，アルコール健康障害対策に協力し，発生・進行・再発防止に寄与するよう努めるとともに，アルコール健康障害への適切な医療を行うよう努めることとされている（第8条）.

b アルコール健康障害対策推進基本計画

政府は，アルコール健康障害対策推進基本計画を策定することが規定されており，これには，施策の具体的目標，達成時期を定め，また達成状況を調査しその結果を公表しなければならないとされている．そして対策の効果を評価し，少なくとも5年ごとにアルコール健康障害対策推進基本計画を検討することとされている（第12条）.

c　基本的施策

　基本的施策には，アルコール関連問題に関する教育，広報活動を通じた知識の普及，不適切な飲酒の誘引の防止をすること，健康診断および保健指導において健康障害の発見や指導を行うことが示されている．そして，アルコール健康障害に対する治療，リハビリテーションを充実することに加え，飲酒運転，暴力行為，虐待，自殺未遂等の者に対して指導・助言・支援をすること，また，アルコール健康障害者およびその家族に対する相談支援，アルコール依存症にかかった者が互いに支え合い再発防止をするための民間団体の自発的な活動を支援すること，そして，アルコール関連問題に従事する者の人材の確保，養成，資質の向上，調査研究の推進を基本施策とすることが規定されている（第15〜第24条）．

4　看護職との関係

　保健師はアルコールにより健康被害を受けた住民の健康相談や回復への支援を行っており，またアルコールに起因する疾患の患者に対する看護を行う場合は，その対策があり，支援があることを理解する必要がある．

L　ギャンブル等依存症対策基本法（平成30年法律第74号）

1　概　要

　ギャンブル等依存症対策基本法は，ギャンブル等依存がギャンブル等依存症である人やその家族の日常生活又は社会生活に支障を生じさせ，多重債務，貧困，虐待，自殺，犯罪等の重大な社会問題を生じさせていることから，ギャンブル等依存症対策を総合的かつ計画的に推進し，国民の健全な生活の確保を図るとともに，国民が安心して暮らすことのできる社会の実現に寄与することを目的としている（第1条）．

　基本理念には，ギャンブル等依存症の発症，進行及び再発の各段階に応じた防止及び回復のための対策を適切に講ずるとともに，ギャンブル等依存症である者等及びその家族が日常生活及び社会生活を円滑に営むことができるように支援することなどが掲げられている（第3条）．

2　背景や成立過程

　特定複合観光施設区域の整備の推進に関する法律（IR推進法）成立時の附帯決議（2016年12月）では，ギャンブル等依存症患者への対策を抜本的に強化することや，カジノにとどまらず，他のギャンブル・遊技等に起因する依存症を含め，ギャンブル等依存症対策に関する国の取組を抜本的に強化するため，ギャンブル等依存症に総合的に対処するための仕組・体制を設ける

とともに，関係省庁が十分連携して包括的な取組を構築し，強化することなどが議決された．また，ギャンブル等依存症対策推進関係閣僚会議が設置され，対策の強化について検討された．これらをふまえて，2018年にギャンブル等依存症対策基本法が成立，施行された．

3 規定されている主な内容

a 責務

　国（第5条），地方公共団体（第6条），関係事業者（第7条），国民の責務（第8条）が掲げられている．また，ギャンブル等依存症対策に関連する業務に従事する者の責務として，医療，保健，福祉，教育，法務，矯正その他のギャンブル等依存症対策に関連する業務に従事する者は，国及び地方公共団体が実施するギャンブル等依存症対策に協力し，ギャンブル等依存症の予防等及び回復に寄与するよう努めなければならないとしている（第9条）．

b 教育の振興等

　国及び地方公共団体は，国民がギャンブル等依存症問題に関する関心と理解を深め，ギャンブル等依存症の予防等に必要な注意を払うことができるよう，家庭，学校，職場，地域その他の様々な場におけるギャンブル等依存症問題に関する知識を普及するとしている（第14条）．

c 相談支援等

　国及び地方公共団体は，精神保健福祉センター，保健所などにおける相談支援の体制の整備その他のギャンブル等依存症である人やその家族に対するギャンブル等依存症問題に関する相談支援等を推進するとしている（第17条）．

d 連携協力体制の整備

　国及び地方公共団体は，医療機関，精神保健福祉センター，保健所，消費生活センター，日本司法支援センターなどとの連携協力体制の整備を図ることとしている（第20条）．

4 看護職との関係

　看護職は，ギャンブル等依存症の人やその家族に対して，相談や治療の支援を行うことや，知識の普及啓発等を行い，日常生活や社会生活を支援することが求められる．また，貧困や虐待，自殺などの問題とも関連することから，それらの取組と有機的に連携することが求められる．

3 疾病対策に関する 法・制度を理解する

　法律の中には，特定の疾病に関してそれが国民の多くに影響を及ぼし，国として対策をうち，関係部署に責任をもって対処させるために，制定されたものがある．その中でも中心的なものを5つ紹介する．

A　がん対策基本法（平成18年法律第98号）

1　概要

　この法律は，がん対策に関して基本理念を定め，国，地方公共団体，医療保険者，国民，医師等および事業主の責務を明らかにし，またがん対策の推進に関する計画の策定とがん対策の基本となる事項を定めている．2006年6月に成立し，2007年4月に施行された．政策の枠組みを**図Ⅳ-6**に示した．その後，がん患者が安心して暮らすことのできる社会への環境整備などを含

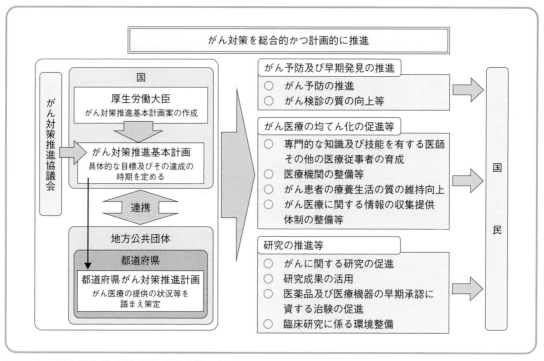

図Ⅳ-6　がん対策基本法が定める政策の枠組み
［厚生労働省ウェブサイト，〔https://www.mhlw.go.jp/shingi/2007/04/dl/s0405-3a.pdf〕（最終確認：2023年10月16日）より引用］

めた法律改正が成立し，2016年から施行された．

　当初の基本理念の中には，以下の3つの事項を行うこととしていた（第2条）．1つは，がんの克服を目指し，がんに関する専門的，学際的または総合的な研究を推進するとともに，がんの予防，診断，治療等に係る技術の向上その他の研究等の成果を普及し，活用し，および発展させること．次に，がん患者がその居住する地域にかかわらず等しく科学的知見に基づく適切ながんに係る医療（以下「がん医療」という．）を受けることができるようにすること．そして，がん患者の置かれている状況に応じ，本人の意向を十分尊重してがんの治療方法等が選択されるようがん医療を提供する体制の整備がなされることである．そして改正法では，さらに以下の5つが追加された．

①がん患者が尊厳を保持しつつ，安心して暮らすことのできる社会の構築を目指し，がん患者がその置かれている状況に応じ，適切ながん医療のみならず，福祉的支援，教育的支援その他の必要な支援を受けることができるようにするとともに，がん患者に関する国民の理解が深められ，がん患者が円滑な社会生活を営むことができる社会環境の整備が図られること
②それぞれのがんの特性に配慮したものとなるようにすること
③保健，福祉，雇用，教育その他の関連施策との有機的な連携に配慮しつつ，総合的に実施されること
④国，地方公共団体，医療保険者，医師，事業主，学校，がん対策に係る活動を行う民間の団体その他の関係者の相互の密接な連携の下に実施されること
⑤がん患者の個人情報の保護について適正な配慮がなされること

2 ｜ 背景や成立過程

　1981年にがんが日本人の死亡原因の第1位となったことを受け，政府は1984年度より「対がん10か年総合戦略」，1994年度より「がん克服新10か年戦略」，さらに2004年度からは「第3次対がん10か年総合戦略」を推進してきた．しかし，依然としてがんが国民の疾病による死亡の最大の原因となっているなど，がんが国民の生命・健康にとって重大な問題となっている現状に鑑み，がん対策のいっそうの充実を図るために制定された（第1条）．

3 ｜ 規定されている主な内容

a 関係者の責務

　がん対策基本法では，関係者の責務を定めており，制定された時には，国，地方公共団体，医療保険者，国民，医師等の責務が定められていたが，改正法では，さらに事業主の責務が新設された．がん患者の雇用の継続が配慮さ

れるように努めることが明文化されたのである（第3条～第8条）．

b　がん対策推進基本計画

厚生労働大臣が関係行政機関の長とともに，がん対策推進基本計画の案を作成し，その実施を関係行政機関に要請することができ，都道府県は都道府県がん対策推進計画を策定することが定められている．見直し期間は少なくとも6年ごとと改正された（制定時は5年ごとであった）（第10条～第12条）．

c　基本的施策

1）がんの予防および早期発見の推進

2006年の法制定時から，がんの予防の推進，がん検診の質の向上を講ずることが規定されている（第13条，第14条）．2015年の改正法では，さらに，必要な診療を受けることを推進するための環境の整備も追記されている．

2）がん医療の均てん化の促進

がん専門医等の育成，拠点病院・連携協力体制の整備，がん患者の療養生活の質の維持向上，がん医療に関する情報の収集提供体制の整備等のために必要な施策を講ずることが規定されている．ここで，医療として提供されるものとして，手術，放射線治療，化学療法とならび緩和ケアが明記された（第15条）．すべてのがん患者およびその家族の身体的もしくは精神的な苦痛または社会生活上の不安を緩和することが，がんによる死亡者の減少と並んで明記されたことは，日本が緩和ケアを全面的に推し進めていくことが明確になったともいえる．

また，医療従事者に対するがん患者の療養生活（これに係るその家族の生活を含む）の質の維持向上に関する研修の機会を確保することも明記された（第17条）．さらに，がんに係る調査研究の促進のため，がん登録などの推進も促進された（第18条第2項）．

3）がんの研究の推進等

法制定時には，がん研究の推進，がん医療を行う上でとくに必要が高い医薬品，医療機器の早期承認に資する環境整備を講じたが，改正法ではさらに，有効な治療方法の開発に係る臨床研究などが円滑に行われる環境の整備が追加された．さらには，罹患している者の少ないがんおよび治癒がとくに困難であるがんに係る研究の促進も考慮することが追加された（第19条）．

4）がん患者の就労や学習等について

改正法ではがん患者の雇用と継続または円滑な就職に資するように事業主に対するがん患者の就労に関する啓発および知識の普及その他の必要な施策を構ずるように定めた（第20条）．また，改正法では小児がん患者らの学業と治療の両立に必要な環境整備やその他の必要な施策を講ずるように定めてある（第21条）．さらに，改正法では国および地方公共団体が，民間の団体が行うがん患者の支援に関する活動，がん患者の団体が行う情報交換等の活

動を支援するための情報提供や必要な施策を講ずることを定めてある（第22条）．

5）がんに関する教育の推進

改正法では，がんに関する知識やがん患者への理解を深めるために，がんに関する教育の推進のために必要な施策を学校教育および社会教育の中で求める項目も新設された（第23条）．

このように，改正法では基本理念としてがん患者が尊厳を保持しながら安心して暮らすことのできる社会の構築を目指すことを掲げ，がん患者への国民の理解が深まるようにすることを求めた．

4 ｜ 看護職との関係

a 緩和ケアにおける看護師教育

がん対策基本法の施行後の10年間は，前述したがん対策推進基本計画に基づいて，がん診療に従事する医師に対する緩和ケアについての研修が実施されてきた．日本看護協会は2013年より，「がん医療に携わる看護研修事業」（3ヵ年）を厚生労働省から委託を受けて実施し，全国で1,622名の「看護師に対する緩和ケア教育」の指導者が養成され，指導者が所属施設において一般看護師に対する緩和ケア研修を実施することで，看護師による緩和ケアの質向上を図っている．2016年の改正法では緩和ケアが明記され，緩和ケアに従事する看護師への期待はますます高まっている．

b がん対策の推進によって広がる看護の業務

医師以外の職種を対象とした研修については，各職能団体や学会などが自主的に研修を企画・運営を行ってきた．日本看護協会の資格認定制度の中では，専門看護師（以下，CNS）と認定看護師（以下，CN）認定看護管理者の3つがあるが，緩和ケアに直接的に関与しているのは，がん看護CNS，緩和ケアCN，がん性疼痛看護CNであり，がん医療の高度化・専門化に伴って認定数が増えている．がん看護CNSは全CNSの約3割を占めており，患者の療養生活の質の向上に貢献している．さらに，2016年には，対象者の遺伝的課題を見極め，診断・予防・治療に伴う意思決定支援とQOL向上を目指した生涯にわたる療養生活支援を行い，世代を超えて必要な医療・ケアを受けることができる体制の構築とゲノム医療の発展に貢献する，遺伝看護専門看護師が新設された．がん患者の中には，家族歴から遺伝性乳がんや卵巣がんなどを心配して遺伝診療部の診療を受けることもあり，こうした専門性をもった看護師のニーズも高まっている．

c 看護師が担う外来機能

がん患者が地域に根ざした療養生活を送るうえで，外来看護機能へのニーズも生まれてきた．治療に伴う副作用や外見の変化（脱毛など）への対応のために，リンパ浮腫外来やアピアランスケア外来なども行い，患者の療養生

活を支援している.

B　肝炎対策基本法 （平成 21 年法律第 97 号）

1　概　要

　この法律は，肝炎対策に関し，基本理念を定め，国，地方公共団体，医療保険者，国民および医師等の責務を明らかにし，肝炎対策の推進に関する指針の策定について定めるとともに，肝炎対策の基本となる事項を定めることにより，肝炎対策を総合的に推進することを目的としている（第 1 条）．2009年 12 月に成立，翌月施行した.

　肝炎対策の基本理念として，肝炎研究の推進・成果の普及，居住地にかかわらず肝炎の検査・適切な治療を受けられること，施策の実施にあたって差別されないよう配慮することがあげられている（第 2 条）.

2　背景や成立過程

　日本には B 型肝炎・C 型肝炎の感染者，または患者は多数存在しており，国内最大の感染症となっている．B 型肝炎および C 型肝炎にかかわるウイルスへの感染については，国の責めに帰すべき事由によりもたらされ，またはその原因が解明されていなかったことによりもたらされたものがある．特定の血液凝固因子製剤に C 型肝炎ウイルスが混入することによって不特定多数の者に感染被害を出した薬害肝炎事件では，感染被害者の方々に甚大な被害が生じ，その被害の拡大を防止し得なかったことについて国が責任を認めた．集団予防接種の際の注射器の連続使用によって B 型肝炎ウイルスの感染被害を出した事件では，最終の司法判断において国の責任が確定している．このような現状において，肝炎ウイルスの感染者および肝炎患者の人権を尊重しつつ，これらの者に対する良質かつ適切な医療の提供を確保するなど，肝炎の克服に向けた取り組みをいっそう進めていくことが求められている（肝炎対策基本法・前文）．肝炎は放置すると肝硬変・肝がんに進行するおそれがあるが，現在においても経済的負担の重さから治療を断念せざるを得ない人がいるなど適切な治療を受けられず苦しんでいる人々が存在する．肝炎対策基本法はこのような状況に鑑み，感染者・患者の人権を尊重しつつ，肝炎対策を国民的な課題として位置づけ，肝炎克服に向けた取り組みを強力に推進していくことが求められ制定された法律である（図Ⅳ-7）.

3　規定されている主な内容

a　責　務

　国，地方公共団体，医療保険者，国民および医師その他の医療関係者の責務を明らかにする（第 3 条～第 7 条）とともに，政府は，肝炎対策を実施する

> **メモ**
>
> 「特定 B 型肝炎ウイルス感染者給付金等の支給に関する特別措置法」によって，感染被害者への給付金等の支給が規定されている．2016 年には法改正により，集団予防接種等の際の注射器の連続使用により B 型肝炎ウイルスに感染した者などに対する給付金の請求期限について，請求状況の実績が少ないため，期限の延長をすることとなった．また，死亡または発症後提訴までに 20 年を経過した「死亡・肝がん・肝硬変」の患者等を給付金の支給対象とする支給対象の拡大も定められた．2021年，再度の法改正によって，現在は 2027 年 3 月31 日が請求期限となっている.

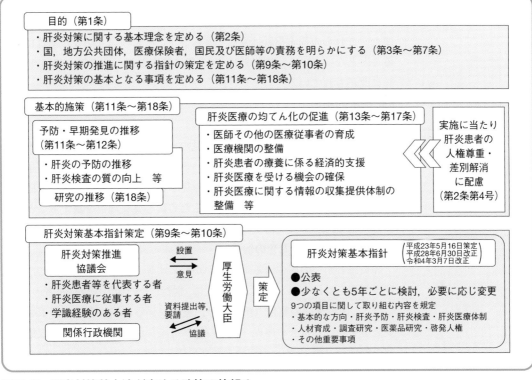

図Ⅳ-7 肝炎対策基本法が定める政策の枠組み
[肝炎情報センター：肝炎対策基本法，〔https://www.kanen.ncgm.go.jp/measures/kihonhou.html〕（最終確認：2023年10月16日）より引用]

ための法制上または財政上の措置を講じなければならないと定めた（第8条）.

b 肝炎対策基本指針の策定等

　肝炎対策の総合的な推進を図るため，肝炎対策基本指針を策定しなければならない（第9条第1項）とされており，以下の9項目について定めるものとされている（第9条第2項）.

1. 肝炎の予防および肝炎医療の推進の基本的な方向
2. 肝炎の予防のための施策に関する事項
3. 肝炎検査の実施体制および検査能力の向上に関する事項
4. 肝炎医療を提供する体制の確保に関する事項
5. 肝炎の予防および肝炎医療に関する人材の育成に関する事項
6. 肝炎に関する調査および研究に関する事項
7. 肝炎医療のための医薬品の研究開発の推進に関する事項
8. 肝炎に関する啓発および知識の普及並びに肝炎患者等の人権の尊重に関する事項
9. その他肝炎対策の推進に関する重要事項

国は肝炎対策基本指針を策定する時は，関係行政機関の長と協議をするとともに，肝炎対策推進協議会の意見も聞くこととされている（第9条第3項）．また，これらの基本指針は少なくとも5年ごとに検討し必要があれば変更することとなっている．本指針は2011年に策定され，その後，2016年と2022年に改正されている．

c 基本的施策

1）予防・早期発見の推進

　肝炎の予防に関する啓発および知識の普及その他の肝炎の予防の推進のために必要な施策を講ずるものとしている（第11条）．また，肝炎の早期発見に資するように，肝炎検査に係る医療従事者に対する研修の機会の確保や，その他の肝炎検査の質の向上等を図るために必要な施策を講ずることとしている（第12条）．

2）肝炎医療の均てん化の促進

　肝炎患者がその居住する地域にかかわらず等しくその状態に応じた適切な肝炎医療を受けることができるように，医師，その他の医療従事者の育成（第13条），医療機関の整備（第14条），療養に係る経済的支援（第15条），肝炎医療を受ける機会の確保（第16条），肝炎医療に関する情報の収集提供体制の整備等（第17条）が定められている．

3）研究の推進

　革新的な肝炎の予防，診断および治療に関する方法の開発その他の肝炎の罹患率および肝炎に起因する死亡率の低下に資する事項についての研究が促進され，その成果が活用されるために必要な施策を講ずるものとしている（第18条）．

4）肝炎対策推進協議会

　肝炎対策基本指針に規定する事項を処理するために肝炎対策推進協議会を置くが，その委員は，肝炎患者，家族，遺族を代表する者，医療従事者，学識経験者から構成されている（第19条，第20条）．

4　看護職との関係

a 肝炎ウイルスの感染防止

　看護職は患者への教育を担う役割がある．人々の予防行動に働きかけるという点ではB型肝炎ワクチンの定期接種を促す役割や，肝炎ウイルスについての知識を基盤にウイルス肝炎の伝播を防止する役割，保育の場や高齢者施設においてはガイドラインを遵守する役割を担うものとして期待されている．

b 肝炎医療コーディネーター

　都道府県では，肝炎に関する情報の説明，肝炎ウイルス検査後のフォローアップや受診勧奨などの支援を行う人材を養成している．国はすべての国民が少なくとも一生に一度は肝炎ウイルスの検査を受ける取り組みを行ってい

る．そうした受検勧奨も含め，看護職がこのコーディネーターの主な人材育成の輩出元と期待されている．

| コラム | **ゲノム医療推進法** |

　個々人のゲノム情報*を調べて，その結果をもとに，より効率的・効果的に(1)疾患の診断，(2)治療，(3)予防を行う[i]「ゲノム医療」の実用化が，がんや生活習慣病の治療を中心に進展している．ゲノム情報は，それを分析することによって，その人の健康リスクや体質が明らかになるので，極めて機密度の高い個人情報として扱われる必要がある．そのため，個人のゲノム情報の適切な管理や，ゲノム情報を用いた差別や不利益（雇用や医療保険への加入等）を生じさせないことが，ゲノム医療を推進していくにあたっての課題とされてきた．

　このような現状に基づき，「良質かつ適切なゲノム医療を国民が安心して受けられるようにするための施策の総合的かつ計画的な推進に関する法律」（ゲノム医療推進法）が2023年に成立した．幅広い医療分野における世界最高水準のゲノム医療を実現することを基本理念として掲げ（第3条の1），研究開発および提供によって得られた情報の保護や不当な差別の禁止についても明記された（第3条の3）．また，国や地方自治体にはゲノム医療施策の策定，実施が責務として課されており（第4条，第5条），安心して医療が受けられるための具体的な方策が今後検討されていく．

●**引用文献**
i）厚生労働省：第1回ゲノム情報を用いた医療等の実用化推進タスクフォース　資料2「ゲノム医療等をめぐる現状と課題」, p.2, 2015年11月17日，〔https://www.mhlw.go.jp/file/05-Shingikai-10601000-Daijinkanboukouseikagakuka-Kouseikagakuka/151117_tf1_s1.pdf〕（最終確認：2023年8月16日）

C　難病の患者に対する医療等に関する法律（難病法）
（平成26年法律第50号）

1　概要

　「難病の患者に対する医療等に関する法律」（難病法）は，1972年の難病対策要綱の策定から長い年月を経て2014年の5月23日に成立し，2015年1月1日に施行された．この法律は，難病患者の良質かつ適切な医療の確保，療養生活の質の維持向上を図ることを目的として（第1条），基本方針の策定，公平・安定的な医療費助成制度の確立，調査研究の推進，療養生活環境整備事業の実施等の措置について規定をしている．

　基本理念として，難病患者に対する医療等は，難病の克服を目指し，難病患者がその社会参加の機会が確保されることおよび地域社会において尊厳を保持しつつ，共生が妨げられないように，難病の特性に応じて社会福祉その他の関連施策との有機的な連携に配慮しつつ総合的に行うこととしている（第2条）．

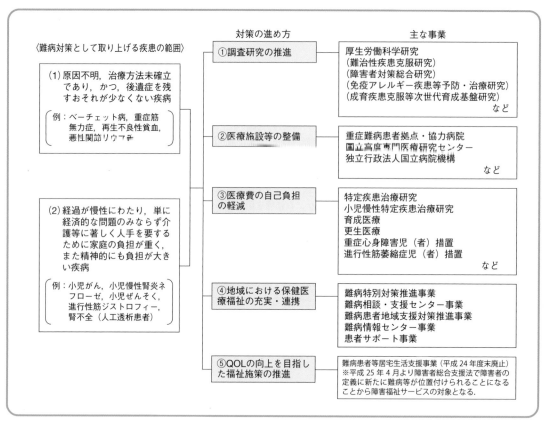

図Ⅳ-8　難病対策の概要
〔藤田雄大：難病対策の法制化─難病の患者に対する医療等に関する法律案．立法と調査 351：68-86, 2014,〔https://www.sangiin.go.jp/japanese/annai/chousa/rippou_chousa/backnumber/2014pdf/20140401068.pdf〕（最終確認：2023 年 10 月 16 日）より引用〕

2 背景や成立過程

　日本で「難病」という言葉が使われるようになったのは，昭和 40 年代（1965年〜）で，スモンという病気が契機となっている．当時は奇病と言われ原因不明であったが，1969 年に厚生省の調査研究により，整腸薬キノホルムとの因果関係が初めて示唆されキノホルムの発売を中止したところ，新規患者の発症は激減した．これを契機に，難病に対する集中審議が国会で行われ，1972 年に難病対策要綱が策定された．

　この要綱の中では，難病が定義され，難病に対する対策の進め方としては，①調査研究の推進，②医療施設の整備，③医療費の自己負担の解消の 3 つが挙げられ，難病の病因・病態の解明研究および診療整備のみならず，難病に対する医療費の公費負担が初めて目指されることとなった．さらに対策として，④地域における保健医療福祉の実施・連携，⑤QOL の向上を目指した福祉施策の推進が挙げられ，この 5 つの柱から，難治性疾患克服研究事業，特

定疾患治療研究事業，小児慢性特定疾患治療事業をはじめ，各種の施策が講じられた（**図Ⅳ-8**）.

　特定疾患の調査研究の対象としては，スモン，ベーチェット病，重症筋無力症，全身性エリテマトーデス，サルコイドーシス，再生不良性貧血，多発性硬化症，難治性肝炎が選ばれ，とくに前者4つの病気が医療費助成の対象としてスタートした．医療費助成は，この後約40年にわたり予算事業として行われてきた．特定疾患治療研究事業は患者の医療費負担の軽減という側面があるものの，主たる目的は難治性疾患克服のための治療研究の推進だった．

　2011年に厚生労働省において難病対策委員会が設けられ，総合的な難病対策が検討されることになった．その後，本委員会や政府・厚生労働省によって，医療費助成制度の法制化や助成対象の希少・難治性疾患の範囲の拡大を含め，より公平・安定的な支援の仕組みの構築が検討され，2014年に難病法が成立となった．これによって，難病の患者に対する医療費助成に消費税などの財源が充てられることとなり，安定的な医療費助成の制度が確立することとなった．また，国は難病の発症の機構，診断および治療方法に関する調査および研究を推進し，療養生活環境整備事業を実施することなども継続的かつ安定的に可能となった．

3 規定されている主な内容

a 医療費助成の制度（第5条関係）

　医療費の支給に関する費用は都道府県が支払い，国はその半分を負担することが明記された．すなわち，治療費の公費負担分に関しては，国と都道府県で半分ずつ負担することになった．助成される難病「指定難病」の種類は，法施行前の56から110に，2015年7月からは306と大幅に増え，2017年4月にはさらに増えて330となり，2018年4月に331，2021年11月には338となった．

b 難病の指定医療機関

　これまでは特定疾患（難病）の診断は，医師であれば誰でも行うことができたが，難病法の規定により難病指定医のみが指定難病の新規診断を行うこととなった（第6条）．大学病院や大きな病院には，必ず難病指定医が配置され，その役割は，①難病の医療費助成の支給認定申請に必要な診断書（臨床個人調査票）を作成すること，②患者データ（診断書の内容）を登録管理システムに登録すること，の2点である．第14条には指定医療機関の指定について，また第16条には指定医療機関の責務が述べられている．

c 難病の医療に関する調査および研究の推進

　これまで難病の研究体制は厚生労働省が司ってきた．難病に対する効果的な治療方法の開発と診療の質の向上を担保するための事業としては，難治性

疾患政策研究事業と難治性疾患実用化研究事業の2つが行われてきた.

　難治性疾患政策研究事業では，難病患者の疫学調査に基づいた実態把握，客観的診断基準・重症度分類の確立，エビデンスに基づいた診療ガイドライン等の確立，それらの普及および改訂などを行い，難病の医療水準の向上を図ることを目的としている．このためには，難病指定医が入力する難病患者データベースがきわめて重要な役割を果たすことになった.

d 療養生活環境整備事業の実施

　都道府県は，厚生労働省令で定めるところにより，療養生活環境整備事業（①難病の患者やその家族等からの相談に応じ必要な情報の提供・助言などを行う事業，②難病の患者への保健医療サービス・福祉サービスの提供者やその指導者を育成する事業，③訪問看護を行う事業）を行うことができ，医療機関等にそれを委託することができる（第28条）．また，上記①の事業を実施するために，都道府県は難病相談支援センターを設置することができるとされている（第29条）.

　難病相談支援センターは，難病法の成立より前の2003年度より，厚生労働省の支援の下，各都道府県に設置され始めた組織であり，2007年度末にはすべての都道府県に設置された．地域で生活する難病患者・家族などの日常生活上における悩みや不安などの解消を図り，療養生活の支援を行っている.

コラム　**難病情報センター**

　難病の知識の普及・啓発活動を行っている組織として，難病情報センターがある．難病情報センターは，厚生労働省の支援・指導の下に公益財団法人難病医学研究財団が運営をしている組織で，難病患者および家族および医療関係者に対して，療養生活あるいは診療上に必要な情報（疾患解説，診断・治療指針など）を，ウェブサイトを通じて提供している（https://www.nanbyou.or.jp/）．この他，国の難病対策，各種制度・サービス概要，難治性疾患研究班，患者会などに関する状況も提供しており，アクセス数は月250万件を超える最大の難病情報提供サイトとなっている.

---

4 ┃ 看護職との関係

　難病の患者に対する医療・看護を提供する側として，たとえば小児慢性特定疾患児童などに対しては成人への移行がスムーズに進み，切れ目なくケアが提供されるように，小児期および成人期をそれぞれ担当する看護師間の連携を推進する役割がある．また，難病に関する正しい知識をもった医療従事者等を育成することが法律の目的に含まれるが，看護師は医療機関においても地域においても，患者・家族に適切な医療を提供する体制の整備にかかわる必要がある.

D　アレルギー疾患対策基本法（平成26年法律第98号）

1　概　要

　アレルギー疾患対策基本法は，アレルギー疾患対策に関して基本理念を定め，国，地方公共団体，医療保険者，国民，医師等および学校等の設置者または管理者の責務を明らかにし，またアレルギー疾患対策の総合的な推進に関する指針とアレルギー対策の基本となる事項を定めることを目的としている（第1条）．2014年に成立し2015年に施行された．次の4つが基本理念として掲げられている（第3条）．

①アレルギー疾患の重症化の予防及び症状の軽減に資するため，本法で定める基本的施策やアレルギー疾患対策に関する施策の総合的な実施により生活環境の改善を図る．

②アレルギー疾患を有する者が，その居住する地域にかかわらず，等しく科学的知見に基づく適切なアレルギー疾患に係る医療を受けることができるようにする．

③国民がアレルギー疾患に関し，適切な情報を入手することができ，アレルギー疾患にかかった場合にはその状態および置かれている環境に応じて生活の質の維持向上のための支援を受けることができるよう体制を整備する．

④アレルギー疾患に関する専門的，学際的または総合的な研究を推進し，アレルギー疾患の重症化の予防，診断，治療等にかかわる技術を向上させ，研究等の成果を普及・活用・発展させる．

2　背景や成立過程

　アレルギー疾患対策基本法が成立した背景として，日本国民の約二人に一人が，気管支喘息，アトピー性皮膚炎，花粉症，食物アレルギーなどのアレルギー疾患に罹患していると言われており，その患者数は近年増加傾向にあり，重大な問題となってきたことがあげられる．それらのアレルギー疾患の中には，急激な症状の悪化を繰り返したり，重症化により死にいたったりするものがあり，職場，学校等のあらゆる場面で日常生活に多大な影響を及ぼしている．地域によっては情報が少ないために適切な医療機関を選択できず，誤った民間療法で症状が悪化する場合も少なくない．このような状況に対して，日本のどこにあっても，適切な医療を受けられる体制の整備が求められた．課題を打破するには，がん対策基本法や肝炎対策基本法のような確固たる法律基盤を作る必要があり，また患者会や関係学会の要請も受けて，2014年6月，アレルギー疾患対策基本法が成立した．

3 ｜ 規定されている主な内容

a 基本的施策

　基本的施策として，アレルギー疾患の予防と症状の軽減として知識の普及と生活環境の整備，居住地域にかかわらず等しくアレルギー疾患医療を受けることができる均てん化の推進，アレルギー疾患を有する者の生活の質の維持向上，疫学研究・基礎研究，臨床研究の推進について定めている（第14条～第20条）．

b アレルギー疾患対策の推進に関する基本的な指針

　本法では，厚生労働大臣にアレルギー疾患対策基本指針の策定を義務づけており，策定の際にはアレルギー疾患対策推進協議会に聴くものとしている（第11条）．また，アレルギー疾患対策推進協議会は厚生労働省に置くと定められた．協議会の委員はアレルギー疾患の患者およびその家族を代表する者，アレルギー疾患医療に従事する者ならびに学識経験のある者のうちから厚生労働大臣が任命する．

　この基本法での設置義務を受けて，厚生労働省は，2017年から具体策を検討するアレルギー疾患対策推進協議会を立ち上げ，「アレルギー疾患対策の推進に関する基本的な指針」を2017年3月21日に策定した．以下の5つの要点から成り立っている．

　第1　アレルギー疾患対策の推進に関する基本的な事項
　第2　アレルギー疾患に関する啓発及び知識の普及並びにアレルギー疾患の予防のための施策に関する事項
　第3　アレルギー疾患医療を提供する体制の確保に関する事項
　第4　アレルギー疾患に関する調査及び研究に関する事項
　第5　その他アレルギー疾患対策の推進に関する重要事項

　まず，指針では，アレルギー疾患の重症化を防ぎ，最新の情報に基づいた，標準的な治療を，どの地域に住んでいても受けられるようにするためには，「診療ガイドラインにのっとった医療をさらに普及していく」ことが重要だと強調されている．学会等の連携によりガイドラインの普及をさらに徹底させることが重要となる．

　次に，医療機関の連携の強化について，「アレルギー疾患医療の全国的な拠点となる医療機関と，地域の拠点となる医療機関の役割，そして，拠点医療機関とかかりつけ医の連携体制」を整備していくことが盛り込まれている．アレルギー疾患は乳児から高齢者まで，一人の患者さんの身体に，時を変え，場所を変え，強さを変え，合併をし，発症，増悪，軽快，寛解，再発を不定期に繰り返す．このため，全身の疾患として診る必要がある．また，専門医が少なく，専門医以外の医師をかかりつけ医にしている患者が多い．そこで，

医療機関の連携が重要になってくる．専門医以外の医師が，専門医との連携で容易に最良の知識を得て，適切な治療や管理ができるようにバックアップする，アレルギー診療の拠点病院を全国的に整備することなどが必要となる．そのため，専門の人材育成も推進することが必要である．

　そして，もう1つ重要なのは，アレルギー疾患の調査・研究の充実で，指針に「疫学研究，基礎研究，治療開発，臨床研究の長期的かつ戦略的な推進が必要である」と盛り込まれている．

c 関係者の責務

　関係者の責務として，国，地方公共団体，医療保険者，国民，医師その他の医療関係者の責務がのべられているのは他の法律と共通している（第4条～第8条）．そこへさらに，学校，児童福祉施設，老人福祉施設，障碍者支援施設その他，自ら十分に療養に関し必要な行為を行うことができない児童，高齢者または障害者が居住または滞在する施設（以下，学校等）の設置者または管理者に対し，国，および地方公共団体が講ずるアレルギー疾患の重症化の予防および症状の軽減に関する啓発および知識の普及などの施策に協力することに努め，対象者へ適切な医療的，福祉的または教育的配慮に努めることとしている（第9条）．

4　看護職との関係

　アレルギー疾患対策推進協議会は定期的な会議を開催し，2018年には免疫アレルギー疾患研究10か年戦略が提示され，2019年には治験の普及のため，アレルギーポータルが開設された．さらに，医療提供体制整備事業としては，病院の体制，とくに服薬のあり方などが検討され，国立成育医療研究センターおよび国立病院機構で厚生労働大臣が定めた中心拠点医療機関では研修プログラムが実施されている．

　アレルギー疾患を有する患者の生活の質の維持向上のために，それぞれの場でかかわる看護職の育成が必要である．経過の長い慢性疾患のため，小児期から成人期への移行がスムーズにいくように，看護職がかかわり，医療を受ける体制への支援も重要である．

　学校等の責務にも記されているが，滞在中の食物アレルギー，アレルゲンによるアナフィラキシーなど，看護師免許をもった養護教諭が科学的根拠の基づく良質かつ適切なケアを行えること，また必要な医療へつなぐ連携がとれることが期待されている．

E 健康寿命の延伸等を図るための脳卒中，心臓病その他の循環器病に係る対策に関する基本法（脳卒中・循環器病対策基本法）（平成30年法律第105号）

1 概 要

　この法律は，国民の健康寿命の延伸，ならびに医療および介護に係る負担の軽減に資するために，脳卒中（脳血管疾患）や，心筋梗塞，心不全といった循環器病（以下，脳卒中と循環器病を併せて「循環器病」とする）への対策を総合的かつ計画的に推進することを目的としている（第1条）．

　基本理念（第2条）として，生活習慣改善等による循環器病の予防と循環器病を発症した疑いがある場合における迅速かつ適切な対応の重要性に関する国民の理解と関心を深めること，循環器病が疑われる者の搬送および医療機関による受け入れ・循環器病患者に対する良質かつ適切な医療の提供・循環器病患者および循環器病の後遺症を有する者に対する福祉サービスの提供等が居住する地域にかかわらず等しく継続的かつ総合的に行われるようにすること，循環器病に関する研究を推進し研究結果を普及・情報提供することなどが掲げられている．

　また，政府による循環器病対策推進基本計画の策定や，都道府県による都道府県循環器病対策推進計画の策定を義務づけ，行うべき基本的施策を定めている．

2 背景や成立過程

　以前より日本では死亡の原因として脳血管疾患や心疾患が主要なものとなっており，2022年の死因の第2位が心疾患（14.8%），第4位が脳血管疾患（6.8%）となっている（「人口動態統計」より）．また，脳卒中は多くの患者に後遺症をもたらし，長期のリハビリテーションが必要，社会復帰が困難，要介護状態になるといった脳卒中特有の問題がある．実際，2022年の介護を要する状態となった原因において脳血管疾患（脳卒中）は第2位（16.1%）であった（「令和4年国民生活基礎調査」より）．

　循環器病は生活習慣病であり予防効果が期待される．また，とくに脳卒中や急性心筋梗塞は発症から時間が経過するほど治療が困難になり救命できた場合にも後遺症のリスクが高まるため，それら疾患の早期発見と早期治療開始が重要であり，そのためには国民一人ひとりがすみやかな受診・搬送の必要性を理解し，全国各地で搬送・治療体制が整備されている必要がある．

　このような状況をふまえ，脳卒中に関する複数の民間・医療系団体が共同で「脳卒中対策基本法」の立法化を求める動きがあり，2014年には議員立法として発議されたものの廃案となった．その後，心臓病も含めた「脳卒中・循環器病対策基本法」として改めて法制化を求める活動がなされ，2018年に本法律が制定された．

3 | 規定されている主な内容

a 関係者の責務

　国には循環器病対策を総合的に策定し実施すること（第3条），地方公共団体には循環器病対策に関して国との連携を図りつつその地域の特性に応じた施策を策定し実施すること（第4条），医療保険者には国および地方公共団体が講ずる循環器病の予防等に関する啓発・知識の普及等の施策に協力するよう努めること（第5条），保健医療福祉の業務に従事する者には国および地方公共団体が講ずる循環器病対策に協力し循環器病の予防等に寄与するよう努めるとともに，良質かつ適切な保健医療福祉サービスを提供するよう努めること（第7条）を義務づけている．

　また，国民には，生活習慣，生活環境，肥満，高血圧症や脂質異常症といった疾病が循環器病の発症に及ぼす影響について正しい知識をもち予防に積極的に取り組むよう努めるとともに，自己または家族等が循環器病を発症した疑いがある場合においてできる限り迅速かつ適切に対応するよう努めることを求めている（第6条）．

b 循環器病対策推進基本計画

　政府は，循環器病対策の総合的かつ計画的な推進を図るための循環器病対策の推進に関する基本的な計画（循環器病対策推進基本計画）を策定しなければならない（第9条第1項）としている．また，その推進基本計画に定める施策には，原則，具体的な目標および達成時期を定める（同条第2項）としている．厚生労働大臣が循環器病対策推進基本計画の案を作成する際には，関係行政機関の長と協議するとともに，循環器病対策推進協議会の意見を聴くもの（同条第4項）としている．

　循環器病の予防や循環器病患者等に対する保健医療福祉サービスの提供に関する状況の変化等を勘案し，循環器病対策の効果に関する評価をふまえて，少なくとも6年ごとに循環器病対策推進基本計画に検討を加えることとしている（同条第7項）．

c 都道府県循環器病対策推進計画

　都道府県に対して，政府が定める循環器病対策推進基本計画を基に，当該都道府県における状況をふまえ，当該都道府県における循環器病対策の推進に関する計画（都道府県循環器病対策推進計画）を策定しなければならないとしている（第11条第1項）．また，本推進計画を策定する際には，あらかじめ関係する者の意見を反映させるために必要な措置を講ずるよう努めるとともに，都道府県循環器病対策推進協議会が置かれている場合には同協議会の意見を聴かなければならないとしている（第11条第2項）．さらに，少なくとも6年ごとに本推進計画に検討を加えるよう努めなければならないとしている（第11条第4項）．

d 基本的施策

基本的施策として，循環器病の予防等の推進（第12条），循環器病を発症した疑いがある者の搬送および受け入れ実施体制の整備（第13条），循環器病患者が居住する地域にかかわらず等しく良質かつ適切な医療を受けることができるための医療機関の整備（第14条），循環器病患者等の生活の質の維持・向上（第15条），保健医療福祉にかかわる関係機関の連携協力体制の整備（第16条），循環器病にかかわる保健医療福祉の業務に従事する者の育成および資質の向上（第17条），循環器病にかかわる保健医療福祉に関する情報の収集・提供体制の整備ならびに患者や家族等に対する相談支援等の推進（第18条），循環器病に関する研究の促進（第19条）などを講ずるものとしている．

e 検討（附則第2条および第3条）

附則として，政府は，肺塞栓症，感染性心内膜炎，末期腎不全など通常の循環器病対策では予防することができない循環器病にかかわる研究の推進，対策の検討・措置や，糖尿病に起因して人工透析を受ける患者・家族に対する下肢末梢動脈疾患の重症化の予防に関する知識の普及，および関連する医療機関間の連携協力体制の整備等の検討・措置を講ずるとしている．また，脳卒中の後遺症に関する啓発および知識の普及，医療提供体制の整備，脳卒中の後遺症を有する者の社会生活に必要な支援体制の整備等について検討・措置を講ずるとしており，循環器病や脳卒中の後遺症に関するさらなる対策を行うことを求めている．

4 看護職との関係

日本看護協会による認定看護分野では，2009年に脳卒中リハビリテーション看護，2011年に慢性心不全看護の認定看護師教育課程が開始されており，以前より循環器病における専門的な看護ケアを担う人材の育成が行われてきた．本法律の成立を受けて，今後はいっそう，循環器病の予防や治療，循環器病患者の生活の質の維持・向上，患者や家族に対する相談支援等に看護職が活躍することが期待される．

循環器病対策の基本理念には，食生活等の生活習慣の改善等による循環器疾患の予防が挙げられている．看護師や保健師等による患者・地域住民への生活指導，および循環器疾患の予防に関する啓発が必要である．また，疾患の発症，急性期から回復期まで切れ目のない良質の看護を提供していくことも看護職の役割である．脳卒中は，社会復帰までに身体機能の回復を目的としたリハビリテーション時の看護が必要となる．患者がリハビリテーションに意欲的に取り組めるよう，患者の気持ちに寄り添いながら励ましていくことが大切である．心疾患の社会復帰に向けた回復期の管理は，状態が安定した後は外来で行われることが多いと言われており，外来での看護も重要であ

る．さらに入退院を繰り返す心不全患者への生活指導や退院支援において
は，看護師だけでなく，医師や薬剤師等が連携して進めていく必要がある．

4 社会保障・社会福祉制度を理解する

A 社会保障の成立と展開

1 社会保障という概念

　社会保障という概念が登場する以前，英国のエリザベス救貧法（1601年）に端を発する公的救貧制度と，19世紀末ドイツのビスマルクに遡ることのできる労働者保険制度の2つの流れがあった．前者は国費を財源とした貧民救済のための仕組みであり，後者は貧困に対する事後的な救済ではなく，保険技術を利用した相互扶助的かつ，貧困予防的な仕組みであった．こうした公的扶助と社会保険を統合する概念として社会保障（Social security）という用語が用いられるようになった．

2 日本での社会保障の展開

＊恤救（じゅっきゅう）
あわれみ救うという意．

　日本の代表的な救貧制度は1874年の太政官達162「恤救＊規則」に遡ることができる．これは公的な貧民救済ではなく，国民の相互扶助を原則とした上で，対象者を限定したものであり，現在の国民の保護受給権や国の救済義務といった考え方を持たないものである．次いで，1929年に，今度は国費による救護法が成立したものの，被救護者に選挙権の行使が停止されるなど，今日の公的扶助とはほど遠い性格のものであった．

　他方，社会保険については，1922年に健康保険法が制定され，製造業，建設業や農業・林業・漁業などの生産現場での労働者を対象とする医療保険の仕組みが設けられた．1930年代後半には，戦時政策の一環としての性格をもつ国民健康保険法（1938年），船員保険法（1939年），職員健康保険法（1939年，1941年に健康保険法と改称），労働者年金保険法（1942年，1944年に厚生年金保険法と改称）などが相次いで制定された．たとえば国民健康保険法が農村部の貧困と健康状態の悪化への対策（健民健兵策）をねらいとするなど，国民の生活保障を目的とする現在の社会保険とは異なる性格も有していた．

　戦後日本の社会保障制度の展開で重要な役割を果たしたのは，1950年の社会保障制度審議会勧告（以下50年勧告）である．50年勧告によって，新憲法の下における社会保障の新たな定義が行われ，今日にいたっている．そこでは，「社会保障制度とは，疾病，負傷，分娩，廃疾，死亡，老齢，失業，多子その他困窮の原因に対し，保険的方法または直接公の負担において経済保

障の途を講じ，生活困窮に陥った者に対しては，国家扶助によって最低限度の生活を保障するとともに，公衆衛生および社会福祉の向上を図り，もってすべての国民が文化的社会の成員たるに値する生活を営むことができるようにすることをいうのである」とされている．これは憲法25条の規定に即したものになっている．この50年勧告が示した社会保険，国家扶助（公的扶助），公衆衛生および医療，社会福祉の4部門からなる社会保障の基本的枠組みは今日も維持されている．

　この定義の下に，さまざまな困窮の原因となるリスクに応じて，年金，医療保険，雇用保険，児童手当，各種の福祉サービス，さらには生活保護などの社会保障制度が構築されてきた．とくに1961年には，国民皆保険，国民皆年金体制が確立され，この両制度をもとに社会保障の充実が図られてきた．いわゆる社会保険方式を主軸とした社会保障の展開である．

3 ｜ 社会保障を構成する制度

　前述した制度概念について整理をすると，下記のとおりになる．

a 社会保険

　50年勧告から発展してきた社会保障制度は社会保険を中心に発展してきた．現在は，年金保険，医療保険，介護保険，雇用保険，労働者災害補償保険という5つの制度が存在する．社会保険とはリスク分散のために保険料を集め，それを財源として給付を行う仕組みである．特徴として一般にあげられるのは，①支給要件および給付内容が決まっている，②資産・所得調査がない，③所得の減少や貧困に対し事前予防的である．

b 公的扶助

　公的扶助は生活困窮に陥った原因を問わずに，最低生活水準を下回る事態になった場合にその不足分を補う範囲において行われる給付である．これは本人がお金を出しているかを問わない．社会保険との違いは，①給付内容における個別性，②資産・所得調査がある，③貧困に対する事後的対応，④租税を財源とする，といったところである．

c 社会福祉

　社会福祉は，一定の生活上のハンディキャップをもつ人々に対して行うサービス給付である．社会保障を所得保障中心にとらえている国では，この社会福祉を社会保障とは別建てでとらえることもあるが，日本では社会福祉は，所得水準にかかわらない普遍的なサービス給付ととらえられている．

d 社会手当

　社会手当は，国民の安全・安心な生活を保障するための社会保障の一部で，法令に定められた一定の要件を満たす場合に，現金の給付が行われる仕組みをさす．税を財源として定型的給付を行うものである．日本では社会手当（児童手当，児童扶養手当など）の比重は非常に小さい．また，税を財源

とする制度であれば，所得制限が付されるのが通常で（例外は 2010 〜 2011 年に導入された子ども手当），所得の多寡にかかわりなく一定額を支給する普遍的な制度とはなっていない．

4 | 社会保障と看護職との関係

看護師は，ケアをする患者が置かれている環境やニーズによって，上記のうちのどの制度を利用できるかについて情報提供したり，適切な窓口を紹介できることが求められる．社会福祉に関する法・制度等についてよく理解しておくことにより，対象者のニーズに基づき，他職種と連携していくことが可能となる．たとえば，社会福祉士のような他職種と連携していくことで，対象者へのより包括的なケアが実現する．

以下，本項では，社会福祉に関する法・制度を中心に解説する．なお，医療保険は第Ⅱ章第 3 節（p.89 参照），介護保険は第Ⅳ章第 1 節（p.140 参照），雇用保険と労働者災害補償保険は第Ⅴ章（p.242 参照）で解説している．

B | 社会福祉に関する法・制度の概要

1 | 社会福祉制度の目的

社会福祉制度は障害者や高齢者，児童，ひとり親家庭などが自立した生活を営むのに困難を感じた時に必要なサービスが利用できる状況を提供し，人々の心身の健やかな育成を促すとともに，能力に応じた自立した日常生活が送れるように支援することを目的とする．社会保険とは違って事前の保険料のような支払いの必要がない．また，公的扶助との違いは，原則として所得制限がないところである．

2 | 社会福祉制度の対象者

社会福祉制度の対象は，前述した児童と身体障害者から始まり，次いで知的障害者，精神障害者を含む障害者全般，そしてひとり親家庭や高齢者も含まれた．なお，前述した介護保険は高齢者に関する介護サービスの提供が措置から契約へという流れの中で，社会福祉制度から社会保険制度へ移行したものである．ただし，介護そのものではないものの，介護にかかわるサービスとして，配食サービスや高齢者の生きがいのための事業として老人クラブへの送迎援助などは依然として社会福祉の範疇である老人福祉法によって実施されている．

3 | 社会福祉に関する法律の変遷

社会保障に関する制度の中で，社会福祉制度だけがサービスそのものを提

供する現物給付を中心に発展してきている．

　自立した生活には貧困対策だけでよいかというとそうではない．社会福祉制度は，第二次世界大戦直後に多くの人が傷つき，空腹に苦しんでいた時に，まずは貧困者と児童，そして身体障害者に支援がなされることになった．しかし貧困対策だけでは，健全な成長や自立した生活が保障されない．そこで，自立支援を目的とし，対象の特性を考えたサービスを提供するため，貧困対策である旧生活保護法（1946年）とは別に児童福祉法（1947年）と身体障害者福祉法（1949年）が制定された．1950年には現行の生活保護法が制定された．ここでいわゆる福祉3法が整備されたことになる．1951年には社会福祉事業に関する組織および運営管理にかかわる一般法として社会福祉事業法が制定された．これと同年にすべての子どもの幸福を図るために児童憲章*が制定されている．

　1960年ごろからは，高度経済成長の過程でさまざまな生活上の問題に対して豊かになりつつある暮らしの中で顕在化するニーズにも対応が必要になってきた．そこで，社会保障制度が拡充された．1960年に精神薄弱者福祉法（現「知的障害者福祉法」），1963年に老人福祉法，1964年に母子福祉法（現「母子及び父子並びに寡婦福祉法」）が制定され，これまでの福祉3法にこの3法が加わり，福祉6法となった．

　1981年は国連が「国際障害者年」と定め，各国もそれに対して取り組みを行った．「完全参加と平等」や，「ノーマライゼーション*」などの障害者福祉の理念やコンセプトを普及させて，障害者のための施策を質的にも転換させる契機となった．1982年に老人保健法が制定された．その後障害者対策に関する長期計画（1983〜1992年）が実行され，それに伴う法律改正が徐々に進み，その集大成として，1990年に社会福祉関係8法が改正された．福祉8法とは，上記福祉6法に老人保健法，社会福祉事業法を加えたものをさす．

　その後，障害者基本法（1993年）が制定され，これを柱として，障害者総合支援法（2005年に障害者自立支援法が制定され，2012年に名称変更），身体障害者福祉法，知的障害者福祉法（1998年に精神薄弱福祉法から名称変更），および児童福祉法に基づき障害者福祉施策が展開されていった．

4 ｜ 社会福祉制度の共通事項を定めた社会福祉法

　社会福祉法は，社会福祉を目的とする事業の全分野における共通事項を定め，福祉サービス利用者の利益の保護および社会福祉を目的とする事業の健全な発達や社会福祉の発展を目的に基本的事項を規定した法律である．1951年の制定時は社会福祉事業法という名称であったが，2000年の社会福祉基本構造改革の検討を経て名称変更と，内容の大幅な改正がなされた．厚生省が設置した中央社会福祉審議会社会福祉基礎構造改革分科会が1998年6月から1999年4月までに3つの報告書を出したが，その基本的方向は「サービス利

*児童憲章
1951年5月5日に制定された，児童の成長と幸福のための憲章．「児童に対する正しい観念を確立し，すべての児童の幸福をはかる」（前文）として，第二次大戦後の劣悪な社会環境下で果たされなかった児童福祉法（1947年）をふまえ，児童の基本的人権の保障を確認し，社会に定着させる目的をもつ．

*ノーマライゼーション
障害者や高齢者が社会において区別なく，平等に扱われ，普通に生活できるようにすること，あるいはそのような理念．1950年代にバンク＝ミケルセン（デンマーク）が提唱した．

用者と提供者の対等な関係の確立」「個人の多様な需要への地域における総合的支援」「信頼と納得が得られるサービスの質と効率性の確保」「幅広い要望に応える多様な主体の参入促進」「住民の積極的な参加による豊かな福祉文化の土壌の形成」「情報公開等による事業運営の透明性確保」であった.

　社会福祉法に改正したポイントは，多様なサービス提供者の参入という規制緩和でサービスの多様性と質の競争をねらいながら，情報開示や評価を努力目標とし，利用者の選択肢を増やそうとしている点である. また，苦情解決を行う「運営適正化委員会」の設置といった，利用者の権利擁護システムを整備し，サービス提供者との対等性を図り，地域の福祉サービスの総合的な向上を目指している点である. 措置から契約へという今日的な福祉制度の理念転換の現れでもあった.

　次項からは社会福祉の対象別に各制度について解説する.

C 障害者福祉に関する法・制度

1 障害者福祉に関する法・制度の変遷

　障害者福祉は，戦争で負傷した軍人（傷痍軍人）への支援策としてスタートした歴史があり，まず戦後の1949年に身体障害者福祉法が制定された. これは傷痍軍人や戦争で被害にあった障害者が対象であり，障害のために社会的・経済的不利を負いやすい障害者の自立や社会参加の支援を行うことが中心だった. 続いて1950年制定の精神衛生法では，精神障害者の措置入院（本人の同意なく医師の診察によって強制的に行われる入院. 詳細は省く）が定められ，1960年には知的障害者への施策を定める精神薄弱者福祉法が制定された. このように，60年代までは，身体障害，精神障害，知的障害といったような種類ごとに，また地域というよりは施設においての福祉を中心に法律の整備がなされてきた.

　1970年代に入ると，1960年代に展開された諸施策について施策の基本を示す心身障害者対策基本法（1970年）が制定された. しかし，その目的は発生の予防や施設収容等の保護に力点を置くものであり，しかも，精神障害者は除外されたままであった.

　障害者福祉に新たな理念が登場したのが国際連合で国際障害者年とされた1981年である. 国際障害者年とは，国際連合が指定した国際年の１つであるが，1971年「精神薄弱者の権利宣言」，1975年「障害者の権利宣言」を採択したことに次ぎ，これらを単なる理念としてではなく社会において実現するという意図の下に，1976年，国連第31回総会決議第123において採択，決議が行われたものである. 決議以降，障害者の人権の尊重に対する基本思想の定着と，障害者施策の抜本的改善について各国で集中的な展開を行い，

1981年を，その実現の年と定めた．この時に作成された「国際障害者年の行動計画」で，障害者の完全参加と平等を目指してリハビリテーションの理念とノーマライゼーションの思想が掲げられたのである．このことから，障害者が一般市民と同等の権利を享受し，社会生活を営めるよう保障することが重要だと考えられるようになった．

　日本では1982年に「障害者対策に関する長期計画（1982〜1992年）」が策定された．1987年には「障害者対策に関する長期計画：後期重点施策（1987〜1992年）」が策定されて，すべての障害者の雇用促進策の強化も図られた．この「障害者対策に関する長期計画（1982〜1992年）」は「障害者対策に関する新長期計画（1993〜2002年）」に引き継がれた．障害者対策の基本理念を明らかにして，対象別に実施されていた施策をより効果的に進めるために，1993年に心身障害者対策基本法が全面改正されて，障害者基本法となった．さらに，「障害者対策に関する新長期計画（1993〜2002年）」を引き継いだ「障害者基本計画（2003年〜2012年）」の基本理念は，前計画のリハビリテーションの理念とノーマライゼーションの思想を継承し，障害の有無にかかわらず，国民誰もが相互に人格と個性を尊重し支え合う「共生社会」の実現を目指している．

　2000年には身体障害者福祉法，知的障害者福祉法（1998年に精神薄弱者福祉法から名称変更），児童福祉法等の改正が行われ，障害者福祉サービスの利用方法を従来の措置から契約による利用へと変更する，知的障害者および障害者福祉に関する事務を市町村へ移譲する，障害者の地域生活を支援するための事業が法定化された．このように障害者が契約によってサービスを利用する仕組みを支援費制度といい，身体障害者福祉法等の改正により，2003年から実施されるようになった．この制度はこの後，さらに障害者自立支援法（後述）によって改正されていった．

2　障害者基本法（昭和45年法律第84号）

a　概要

　この法律は，すべての国民が障害の有無によって分け隔てられることなく，相互に人格と個性を尊重し合いながら共生する社会を実現することを目的としている（第1条）．障害者の定義や地域社会での共生，差別の禁止，障害者基本計画の策定，基本的施策の実施などが規定されている．前述のように，1970年に心身障害者対策基本法が制定され，1993年に障害者基本法へと名称変更された．

b　障害者の定義

　身体障害，知的障害，精神障害（発達障害を含む）その他の心身の機能の障害（以下「障害」と総称する）がある者であって，障害および社会的障壁により継続的に日常生活または社会生活に相当な制限を受ける状態にあるも

のと定義されている（第2条）．2011年の法改正で，精神障害の中に発達障害を含めることが明示され，その他の心身の機能の障害がある者にまで対象者を拡大した．これは，機能障害だけでなく，社会的障壁によって生活上制限を受けるものを障害者とする，いわゆる障害概念の「社会モデル」の考え方が取り入れられたものである．

c　差別の禁止

　何人も障害者に対して，障害を理由として差別や権利利益の侵害をしてはならないこと（第4条第1項），社会的障壁を取り除くために必要かつ合理的な配慮をしなければならないこと（第4条第2項），国は障害者差別や権利利益の侵害を防止するために啓発・知識の普及を図るため，必要な情報の収集，整理および提供を行うこと（第4条第3項）が定められている．障害者に対する差別を禁止する規定は2004年の改正で設けられたが，何が差別に当たるのか，また差別があった場合の罰則といった法的対応が明確でなかったため効果がないと指摘されていた．そこで，2011年改正では，障害者への差別を禁止するとともに，社会的障壁を取り除くことについて「必要かつ合理的な配慮」をしないことが障害者差別になりうると規定した．たとえば公共の施設に車椅子の人が施設に入ろうとする場面では，必要かつ合理的な配慮として，スロープをつけるということである．「必要かつ合理的な配慮」をしないことが差別であり，禁止されているとなると，社会のほうが積極的に対応することを求められる．この考え方が，2013年制定の障害者差別解消法（後述）につながっている．

d　障害者基本計画

　政府には，障害者の自立および社会参加の支援等のための施策を総合的かつ計画的に推進するための施策に関する基本的な計画（障害者基本計画）の策定を義務づけている．また，都道府県には障害者基本計画を基本として当該都道府県の障害者の状況等をふまえた障害者のための施策に関する基本的な計画（都道府県障害者計画），市町村には障害者基本計画および都道府県障害者計画を基本として当該市町村における障害者の状況等をふまえた障害者のための施策に関する基本的な計画（市町村障害者計画）の策定を義務づけている．当初は，都道府県および市町村における障害者計画の策定は努力義務であったが，2004年の法改正により義務化された（第11条）．

e　基本的施策

　障害者の自立および社会参加の支援等のための基本的施策として，医療・介護，年金，教育・療育や，職業相談，住宅の確保，公共的施設のバリアフリー化といった生活の幅広い分野に関して，国および地方公共団体が行わなければならない施策を定めている（第14条〜第30条）．

3　障害を理由とする差別の解消の推進に関する法律（障害者差別解消法）
（平成 25 年法律第 65 号）

a　概　要

障害者基本法が掲げる理念の実現に資することを目的として障害者差別解消法が2013年に成立した．障害を理由とする差別の解消の推進に関する基本的な事項や、行政機関等および事業者における障害を理由とする差別を解消するための措置等を定めている．

b　不当な差別的取り扱いの禁止と合理的配慮の努力義務

具体的には，行政機関や事業者に対し，その事務や事業を行うにあたり障害を理由として障害者でない者と不当な差別的取り扱いをすることにより，障害者の権利利益を侵害してはならないとしている（第 7 条第 1 項，第 8 条第 1 項）．また，障害のある人から社会的障壁を取り除くために何かしらの対応を必要としているという意思が示されたとき，負担が重すぎない範囲で必要かつ合理的な配慮をするように努めなければならないこと（第 7 条第 2 項，第 8 条第 2 項），また，必要かつ合理的な配慮を的確に行うために施設の構造の改善および設備の整備や，関係職員に対する研修等に努めなければならない（第 5 条）としている．

c　基本方針

政府は障害を理由とする差別の解消の推進に関する施策を総合的かつ一体的に実施するための基本方針を定めなければならない（第 6 条）．

d　対応要領と対応指針

また，国の行政機関の長および独立行政法人等は，職員が障害者に不当な差別的取り扱いをせず，必要かつ合理的な配慮を適切に行えるために必要な要領（国等職員対応要領）を定めること（第 9 条），また，地方公共団体の機関および地方独立行政法人は同様に職員が適切に対応するために必要な要領（地方公共団体等職員対応要領）を定めるよう努めること（第 10 条）とされている．さらに，事業者が障害者に不当な差別的取り扱いをせず，必要かつ合理的な配慮を適切に行えるよう，主務大臣が必要な指針（対応指針）を定める（第 11 条）としている．

e　障害者差別解消支援地域協議会

国および地方公共団体で医療・介護・教育等の関係機関において，障害を理由とする差別を解消するための取り組みを効果的かつ円滑に行うため、関係機関などによる障害者差別解消支援地域協議会を組織することができる（第 17 条）とされている．

4 障害者虐待の防止，障害者の養護者に対する支援等に関する法律（障害者虐待防止法）
（平成 23 年法律第 79 号）

a 概 要

　障害者に対して，施設内や職場，家族からの虐待があることが問題視され，2011 年 6 月に障害者虐待防止法が成立した．障害者に対する虐待の防止を目的とし，障害者への虐待は何人にも許されないとした．障害者がいる障害者福祉施設の従事者や障害者の雇用主等の虐待については，発見された場合の対応方法や再発防止の措置を定めている．

b 虐待の定義

　ここでいう虐待とは，①身体的虐待，②性的虐待，③暴言などの心理的虐待，④食事を与えない，長時間放置するといったネグレクト（無視・放棄），⑤障害者の金銭を使ってしまう経済的虐待を含む．

c 通報の義務

　養護者，障害者福祉施設従事者等，使用者による障害者虐待を発見した者に対して，通報を義務づけている（第 7 条，第 16 条，第 22 条）．

5 障害者の雇用の促進等に関する法律（障害者雇用促進法）
（昭和 35 年法律第 123 号）

a 概 要

　1960 年に制定された身体障害者雇用法が基になっており，1987 年に「障害者の雇用の促進等に関する法律」（障害者雇用促進法）と改称された．この法律は，身体障害者，知的障害者，精神障害者を一定割合以上雇用することを義務づけた法律であり，障害者の雇用機会を広げ，障害者が自立できる社会を築くことを目的としたものである．職業リハビリテーションや在宅就業の支援など障害者の雇用の促進について定めている．

b 改正の内容

　身体障害者雇用法は当初，障害者の雇用は事業主の努力目標であったが，1976 年に法的義務となった．1997 年の改正で，身体障害者に加えて，知的障害者の雇用が法的に義務化された．

　2013 年の改正では，2016 年 4 月からは，募集，配置，昇進，賃金などにおける障害者の差別が全面的に禁止となった．また，2018 年 4 月から雇うべき障害者の範囲に，躁うつ病や統合失調症などの精神障害者が加わった．差別があったと障害者が苦情を申し出た際には，事業主は自主的に解決を図るように努め，解決しない場合には，紛争調整委員会で調停する仕組みが導入された．

障害者権利条約

　　障害者権利条約とは 2006 年に国連の総会で採択された条約であり，すべての人に保護される人権が障害者にも等しく保護され，移動や情報入手，教育・雇用における障害者の権利が謳われたものである．この条約への日本国政府の署名は 2007 年 9 月であった．その後内閣総理大臣を本部長，全閣僚を構成員とする「障害者制度改革推進本部」を設置し，集中的に国内制度改革を進めていくこととした．

　　再掲になる法律もあるが，以下に整備にあたって改正，制定された法律を述べると，「障害者基本法」の改正（2011 年 8 月），「障害者の日常生活及び社会生活を総合的に支援するための法律（障害者総合支援法）」の成立（2012 年 6 月），「障害を理由とする差別の解消の推進に関する法律（障害者差別解消法）」の成立および「障害者の雇用の促進等に関する法律（障害者雇用促進法）」の改正（2013 年 6 月）など，さまざまな法制度等の整備が行われた．これらの整備により一通りの国内の障害者制度の充実がなされたことから，2013 年 10 月，条約締結に向けた国会での議論が始まり，同年 11 月 19 日の衆議院本会議，12 月 4 日の参議院本会議において，全会一致で承認され，2014 年 1 月 20 日，障害者権利条約の批准書を国連に寄託，同年 2 月 19 日に日本について発効した．

6　障害者の日常生活及び社会生活を総合的に支援するための法律（障害者総合支援法）
（平成 17 年法律第 123 号）

a　概　要

　障害者総合支援法とは，2011 年改正の障害者基本法をふまえ，「自立」の代わりに新たに，「基本的人権を享有する個人としての尊厳」とした基本理念を創設し，障害福祉サービスに係る給付，地域生活支援事業その他の支援を総合的に行い，障害の有無にかかわらず，国民が相互に人格と個性を尊重し安心して暮らすことのできる地域社会の実現に寄与することを目的として，2012 年に成立，翌年に施行された法律である．

b　背景や成立過程

1）障害者自立支援法

　戦前においては，先にもふれた窮民対策としての「恤救規則」（1874 年）（p.194 参照）や「救護法」（1929 年）の中で障害者が救貧の対象とされるか，あるいは精神障害者に対しては「路上の狂癲人の取り扱いに関する行政警察規則」（1875 年）等に表れているように治安・取締りの対象でしかなかった．個別の障害者施策による保護も存在はしたが，大前提は「家族依存」であり，それ以外の障害者に対する保護は民間の篤志家，宗教者，社会事業者の手に委ねられていたといえる．福祉サービスが，措置方式から支援費支給方式が導入されたことで，障害者自身がサービスを選択できるようになった．しかし，障害者のニーズが掘り起こされ，サービス利用の増大により財政難が引

き起こされた．また，精神障害者は対象外とされていたこともあり，これらの問題を改善するために2005年に障害者自立支援法が制定された．障害者が主体的・自立的な生活が送れるよう，総合的なサービス提供ができるようにした．「障害者基本法」の理念に基づき，障害種別ごとに縦割りにされていた障害者福祉制度を全面的に見直し，自立支援の観点から一元的なサービス提供システムを規定した．給付内容は，ホームヘルプサービスやショートステイ，入所施設等の介護給付費，リハビリテーションや就労移行支援等の訓練等給付費，心身障害の状態軽減を図るための自立支援医療費などである．国が基本指針を，市町村・都道府県が障害福祉計画を定めることや，市町村・都道府県による地域生活支援事業の実施を規定している．

　この法律の特徴は，(1) サービス提供主体を市町村に一元化し，各障害者福祉サービスを共通した制度で提供，(2) 障害者の就労支援の強化，(3) 空き教室，空き店舗の転用を含めた地域社会資源活用の規制緩和，(4)「障害程度区分」による，サービスの利用手続きや基準の明確化，(5) サービス利用における利用者1割負担，食費の実費負担，(6) 国の財政責任の明確化，(7) 支援費支給方式では対象外だった精神障害を支援の対象に含める，である．介護保険制度と同様に利用者が市町村にサービス利用申請を行い，市町村審査会が障害程度区分を判定，利用サービスや頻度を決定している．

2) 障害者総合支援法への移行

　障害者自立法で受けたサービスに応じて一律に費用を負担させる方式（応益負担方式）が問題視され，2010年には利用者負担は家計の負担能力に応じたもの（応能負担方式）となった（2012年施行）．そして，2012年に障害保健福祉施策整備法が制定され，障害者自立支援法は障害者総合支援法に名称変更した．

c 障害者総合支援法になって改善された点

　障害者総合支援法になって改善された点は以下の4つである．

● 法改正前の障害者自立支援法では基本理念は設けられてなかったが，法改正によって，障害のある人を権利の主体と位置づける基本理念を定めた．基本理念の設定により，住み慣れた場所で可能な限り必要な支援が受けられることや，社会参加の機会の確保，どこで誰と暮らすかを選べるなど，障害のある人が保障されるべき権利がより明確に打ち出されたほか，障害の有無によって分け隔てられることのない「共生社会」を目指す方向性が示された．

● 2010年の障害者自立支援法改正で発達障害も支援の対象であることが明確化されたが，総合支援法ではこれまで支援が行き届かなかった難病等の疾患のある人についても，支援対象者として新たに加わることとなり，サービスを受けられる者の範囲が広がった（2023年10月時点で，対象となる疾病は366疾病）．

- 障害者自立支援法では，障害の程度を測る指標を導入して，サービスの給付決定をしていたが，障害者総合支援法では障害程度区分ではなく，「障害支援区分」とし，障害のある人それぞれの生活環境をふまえ，どのような支援をどの程度必要とするかといった度合いを測ることとした．
- 重度訪問介護の対象が拡大された．従来は身体障害者のなかでも重度の肢体不自由者のみが対象だったが，重度の肢体不自由・知的障害・精神障害により著しい行動障害がある人が対象となり，知的障害・精神障害により行動障害がある人も重度訪問介護を活用して一人暮らしをするという選択肢が増えた．

7 身体障害者福祉法 (昭和24年法律第283号)・知的障害者福祉法 (昭和35年法律第37号)

障害者総合支援法が施行された現在，身体・知的・精神障害（児）は，障害者総合支援法による福祉サービスを利用する．しかし何らかの理由で障害者相当支援法による福祉サービスが受けられない場合には，身体障害者福祉法，知的障害者福祉法，児童福祉法が補完する役割を担っている．児童福祉法については p.208 を参照．

a 身体障害者福祉法

対象は身体上に障害がある18歳以上のもので，都道府県知事から身体障害者手帳の交付を受けた者である．18歳未満は児童福祉法の障害児となる．身体障害者の自立と社会経済活動への参加を促進するため，身体障害者を援助し，および必要に応じて保護し，身体障害者の福祉の増進を図ることを目的としている．1949年に成立している．

この法律の独自の福祉サービスとしては，点字や手話の訓練を行う身体障害者生活訓練事業，盲導犬などの身体障害補助犬の育成や貸し出しである．その他，ボランティアの養成，ノンステップバスの運行といった社会事業の促進である．身体障害者福祉法には選挙について言及する規定はないが，同法による身体障害者の定義に基づいた「郵便等による不在者投票における代理記載制度」（2004年）がある．

b 知的障害者福祉法

この法律は，知的障害者の自立と社会経済活動への参加を促進するため，知的障害者の援助・保護を図るために制定された，精神薄弱者福祉法（1960年成立）から名称変更（1998年改正）された法律である．福祉サービスの提供や，障害者支援施設等への入所等の措置などを行う．幅広い援助を行うために，知的障害者の定義を定めていない．しかし実際には，都道府県知事は申請者に療育手帳を交付し，そこに記される障害の程度に応じて利用できるサービス内容を特定するという方法がとられている．もちろん療育手帳を取得しなくても知的障害者福祉法によるサービスは利用できるが，取得しているとサービス利用が容易になる．

8　精神保健及び精神障害者福祉に関する法律（精神保健福祉法）（昭和25年法律第123号）

a　概要

　精神保健福祉法は，精神障害者の医療および保護を行い，障害者総合支援法とともに，精神障害者の社会復帰の促進，自立と社会経済活動への参加の促進のために必要な援助を行い，ならびに精神疾患の発生の予防や，国民の精神的健康の保持および増進に努めることによって，精神障害者の福祉の増進および国民の精神保健の向上を図ることを目的（第1条）とした法律である．

　総則，都道府県での精神保健福祉センターの設置，地方精神保健福祉審議会および精神医療審査会の設置，精神保健指定医の指定，登録研修機関，精神科病院の設置および精神科救急医療体制の整備，医療および保護の規定，保健および福祉の規程，精神障害者社会復帰センターの指定，雑則ならびに罰則を盛り込んだ9章からなる．

　従来の保険医療施策（精神保健法）に加え，精神障害者の社会復帰等のための福祉施策の充実も強化されることとなった．

b　背景・成立後の主な改正

　明治初期までは，精神病の治療はほとんどが加持祈祷に頼っており，精神保健の法的規制はなかった．その後1900年に精神病者監護法が施行され親族が監護義務者として監護を行うこととなったが，精神病院の設置などは不十分であり，私宅監置が広く行われていた．その後，精神障害者は長い間，精神病院での入院治療を中心とした対応がとられてきた．1950年に制定された精神衛生法では，精神障害者に対して必要かつ適切な医療や保護の機会を確保することとなっており，精神障害の特殊性から強制的な入院措置等に関する規定が設けられていることが特徴である．1987年に精神障害者の人権擁護と社会復帰の促進を柱にする法改正が行われ，精神保健法と改められた．その後1993年の精神保健法改正では，精神障害者地域生活援助事業（グループホーム）などの設立が図られた．1995年には，精神障害者の社会復帰に向けた保健福祉施策の充実を図ることを目的とし，精神保健福祉法に名称を変更した．

c　精神保健福祉法の対象

　精神障害者を統合失調症，精神作用物質による急性中毒またはその依存症，知的障害，精神病質その他の精神疾患を有するもの（第5条）としている．

d　精神保健福祉センター

　都道府県は，精神保健の向上および精神障害者の福祉の増進を図るための機関として，精神保健福祉センターを置くこととされている（第6条）．同センターは，精神保健福祉に関する知識の普及・調査研究および複雑さや困難

を伴う相談・指導，精神障害者保健福祉手帳の交付申請に対する決定，障害者総合支援法で規定される自立支援医療費の支給認定（精神障害者に係るものに限る）に関する事務などを担う．

e 精神障害者保健福祉手帳

精神障害者の申請により都道府県知事が精神障害者保健福祉手帳を交付する（第45条）．

f 医療および保護

精神保健福祉法では，精神科病院における入院形態を，精神障害者が自ら入院する任意入院（第20条，第21条）と，非自発的な措置入院（第29条），緊急措置入院（第29条の2），医療保護入院（第33条），応急入院（第33条の7）に分けて規定している．それぞれ，要件や入院期限などについて定めがある．

- **任意入院**：本人の同意による入院．本人から退院の申し出があった場合には退院させなければならないが，精神科病院の管理者は，精神保健指定医による診察により72時間まで退院させないことができる．
- **措置入院**：都道府県知事は，2人以上の精神保健指定医が診察し，診察結果が一致して，精神障害者であり，自傷または他害のおそれがあると認めた場合，その者を入院させることができる．入院期限の定めはないが，定期的に都道府県知事に報告しなければならず，報告により入院継続が審査される．
- **緊急措置入院**：都道府県知事は，急速を要し，精神保健指定医が診察し，精神障害者であり，自傷または他害のおそれが著しくあると認めた場合，その者を72時間までに限り入院させることができる．
- **医療保護入院**：精神科病院の管理者は，精神保健指定医が診察し，精神障害者であり，医療および保護のため入院が必要と認められ，家族等のうち1人の同意がある場合，本人の同意がなくてもその者を入院させることができる．家族等がいない・家族等の意思が確認できない場合は，市町村長の同意が必要である．精神保健福祉法施行規則により，都道府県知事に提出する入院診療計画において，記入する入院予定期間は原則1年未満であることとされている（審査による延長が可能）．
- **応急入院**：精神科病院の管理者は，急速を要し，家族等の同意を得ることができない場合において，精神保健指定医の診察により，精神障害者であり，直ちに入院させなければ医療および保護に著しく支障があると認められた場合，その者を72時間までに限り入院させることができる．

9 発達障害者支援法（平成16年法律第167号）

a 概要

この法律は，発達障害の早期発見と早期療育や，学校教育・就労・地域生

活に必要な支援と家族への助言，発達障害の啓発，都道府県での発達障害者支援センターの設置など，その自立と社会参加の援助について国・自治体の責務を規定した法律である．

b 背景や成立後の主な改正

自閉症などの発達障害は，知的障害をあわせ持たない限り知的障害者福祉法での支援の対象とされず，本人や保護者らは必要な支援を得ることが難しい状況におかれていた．そこで，2004 年に発達障害者支援法が制定された．なお，2010 年の障害者自立支援法の改正，児童福祉法の改正により，障害者自立支援法，児童福祉法において発達障害も支援の対象であることが明確化されている．

2016 年の発達障害者支援法改正では，相談体制の整備や，差別の解消、いじめ・虐待の防止、成年後見制度の広い利用，発達障害者支援地域協議会の設置などに関する条項が追加された．

c 発達障害の定義

この法律では，発達障害を「自閉症，アスペルガー症候群，その他の広汎性発達障害，学習障害，注意欠陥・多動性障害，その他これに類する脳機能の障害であってその症状が通常低年齢において発現するもの」(第 2 条) としている．発達障害者の権利擁護やその家族・関係者への支援についても規定しており，他の障害者福祉各法よりも網羅的になっている．

D 子ども・家庭の福祉に関する法・制度

1 児童福祉法 (昭和 22 年法律第 164 号)

a 概 要

18 歳未満の児童の福祉に関する総合的基本法である．すべて国民は，児童が心身ともに健やかに生まれ，かつ，育成されるよう努めなければならないこと，すべて児童は，ひとしくその生活を保障され，愛護されなければならないこと，国および地方公共団体は児童の保護者と共に，児童を心身ともに健やかに育成する責任を負うことを総則に明記し，これについてすべての児童に関する法令の施行にあたって，常に尊重されなければならないとしている．

児童福祉審議会や児童相談所などの諸機関の設置や運営，児童の福祉の措置および保障に関する規定，児童福祉施設等に関する規定，児童福祉にかかわる費用に関する規定，罰則などについて定められている．

b 背景や成立過程

児童福祉法が制定されたのは，戦後間もない 1947 年である．戦争によって多くの戦争孤児たちは家もなく，路上での生活を余儀なくされていた．その

ような社会背景から，子どもの健やかな成長と最低限度の生活を保障するために，児童福祉法が制定された．その後，子どもたちのよりよい暮らしの実現に向けた改正が行われてきた．身体障害児の育成医療や児童福祉施設の設置について担当する公的機関の組織や，各種施設および事業に関する基本原則も規定している．

子育てに関する支援の中には，児童福祉法によって定められているものと，子ども・子育て支援法（2012 年成立）に定められているものがある．以下に，本法における子どもの健やかな成長と養育者への支援を中心に説明する．

c 児童福祉法における子育てに関する支援

児童福祉法では，子育て支援に関する事業を児童自立生活援助事業と呼んでいる．児童福祉法に基づいた制度として児童委員が挙げられる．市区町村の区域に置かれ，地域の子どもたちが安心して暮らせるよう子どもたちを見守り，また，妊娠中・子育ての不安などの相談・支援等を行う民間の奉仕者である．民生委員法による民生委員が兼務している．兼務のため，実際の活動が老人問題に偏りがちであったことから，児童問題を専門に活動を行う主任児童委員が設置された（1994 年制度創設，2001 年本法改正により法定化）．

1）養育にまつわる事業

児童福祉法では，保護者が何らかの理由で日常的な養育や保育が行えない場合に「子育て短期支援事業」や「一時預かり事業」として一時的な施設などでの保護を行う事業を定めている．ほかにも「乳児家庭全戸訪問事業」は原則として，乳児がいるすべての家庭に訪問することで，保護者が悩みを相談することや，乳児の養育環境が適切かどうかを確かめることを定めている．この事業によって，さらに支援が必要だとされた保護者向けに「養育支援訪問事業」もある．

2）保育にまつわる事業

乳児や幼児を対象にした「一時預かり事業」のほかにも，困りごとや特性に合わせていくつかの保育事業が規定されている．自分の家庭に保育士をよび，面倒を見てもらうことを認める「居宅訪問型保育事業」や，保育園の中でもさまざまな理由から少人数での保育を提供する「小規模保育事業」がある．保育が必要な場所や理由もさまざまなため，勤務先での保育を可能にする「事業所内保育事業」，病気に対するケアが充実している「病児保育事業」が規定されている．

3）相談支援

ニーズに合わせた子育てを実現するために，多様な保育支援が用意されているが，現状では整備しきれていない制度もあるため，支援に対する悩みなどを共有する場として，地域子育て支援拠点事業を児童福祉法では規定している．乳児または幼児をもつ保護者が相互の交流を行う場を用意し，子育て

についての相談，情報の提供，助言その他の援助を行う事業になっている．

d 児童福祉法における虐待/虐待防止に関する支援

　児童福祉法では，要保護児童を①保護者のない児童と，②保護者に監護させることが不適当であると認められる児童と定めている（第6条の3第8項）．②には昨今社会問題化している児童虐待が含まれる．

　要保護児童の存在を見つけ出すことが保護の始まりとなり，それを可能にする法整備がされている．児童福祉法は，要保護児童の発見者には，市町村か福祉事務所，児童相談所に通告する義務を課している．また，虐待が見つかった場合の措置や，虐待を受けていた児童に対する支援を規定している．虐待を受けた児童を保護する里親に関する規定もある．

2 児童虐待の防止等に関する法律（児童虐待防止法）（平成12年法律第82号）

a 概 要

　児童虐待の防止等に関する法律（児童虐待防止法）は，「児童」を18歳未満とし，児童虐待の禁止と予防，早期発見，防止に関する国・地方公共団体の責務，被害児童の保護と自立支援などを定めた法律である．児童福祉法の規定にもかかわらず，児童虐待に関する痛ましい事件が続くことから，法的規制を強化するために2000年に制定された．

b 規定されている主な内容

　児童虐待防止法は，これまでの児童福祉法の規定と比較すると，児童虐待を定義したこと，通告の対象を拡大したこと，警察との協力を定めたことが特徴的である．

1）児童虐待の定義

　児童虐待を，保護者による以下のような行為と定義した（第2条）．

①**身体的虐待**：殴る，蹴る，激しく揺さぶる，熱湯をかける，首を絞める，タバコの火を押しつける，おぼれさせる，逆さ吊りにする，冬に戸外に閉め出すなど

②**性的虐待**：子どもへの性交，性的行為を強制する，性器や性交を見せる，ポルノ写真の被写体に強要するなど

③**ネグレクト（養育放棄）**：適切な食事を与えない，風呂に入れない，家に閉じ込める（子どもが学校に行きたがっているのに，行かせない），重大な病気になっても病院に連れて行かない，乳幼児を家に残したままたびたび外出する，同居人による虐待を放置するなど

④**心理的虐待**：言葉で脅す，無視する，心を傷つけることを繰り返し言う，他のきょうだいと激しく差別するなど

2）通告対象の拡大

　児童虐待の場合は，保護者が虐待の事実を隠そうすること，また児童本人

からの告発は望めないことが多いため，虐待を受けたと思われるケースに関しても通告義務を課し，通告対象が拡大された（第6条）．児童虐待の事実が確認できず，それまでであれば通告がためらわれたケースでも，児童虐待があると推測されれば通告できるようになったといえる．

3）警察や児童相談所との協力，連携

児童相談所は，児童虐待の通告があった場合は，児童の安全確認や一時保護などの措置を警察に要請できること，緊急性等から判断して警察の援助が必要であれば求めなければならないことが定められた（第10条）．

c　改正の内容

近年では，2016年の「児童福祉法等の一部を改正する法律」が5年ぶりとなる大きな改正であり，2017年の「児童福祉違法及び児童虐待の防止等に関する法律の一部を改正する法律」および改正案につながっている．

2016年改正法においては，1947年の制定以来見直されていなかった児童福祉法第1条を改め，児童が権利の主体であることを同法の理念として明確化した．また，希望する特別区は児童相談所を設立できるとした上で，政府は施行後5年をめどとして，設置に必要な支援を実施することとした．

さらに，児童虐待防止法における懲戒権の規定に，親権者は児童のしつけに際して監護および教育に必要な範囲を超えて児童を懲戒してはならないことを明記したほか，児童相談所に，児童心理司，医師または保健師，指導および教育担当の児童福祉司を置くとともに弁護士の配置またはこれに準ずる措置を行うものとした．そのほかには，子育て世代包括支援センターの全国展開，市区町村子ども家庭総合支援拠点の整備，里親委託の推進等の被虐待児童の自立支援等の措置が講じられた．

2017年の改正では，虐待を受けている児童等の保護者に対する指導への司法関与，家庭裁判所による一時保護の審査の導入，接近禁止命令を行うことができる場合の拡大等の措置が講じられた．

こうした改正にもかかわらず，深刻な児童虐待事案が後を絶たないことなどから，2018年7月には「児童虐待防止対策の強化に向けた緊急総合対策」が決定された．この中で，「緊急に実施する重点対策」として，転居した場合の児童相談所間の情報共有の徹底等が盛り込まれ，合わせて，児童相談所および市町村の体制強化，関係機関間の連携強化，適切な司法関与の実施等が総合対策として盛り込まれた．同年12月には「児童虐待防止対策体制総合強化プラン」が決定され，児童福祉司，児童心理司，保健師の増員目標が定められた．

これらを経て，2019年には，親権者等による体罰の禁止，児童の意見表明権とその場合の配慮，児童相談所の体制強化と設置の促進，配偶者暴力等相談支援センター等関係機関間の連携協力などが盛り込まれた児童虐待防止法改正案が成立した．

　一方，児童虐待をした親が親権者のままであるため，親は親権を盾に児童相談所の介入を拒んだり，虐待を受けた子どもが保護された場合でも強く子どもの引き取りを求めるなど，不当な主張をするといった問題が散見された．そのため民法等の一部を改正（平成23年法律第61号）し，親権の喪失に年限制限を定め，親権の停止制度を新設（民法第834条の2）し，子どもが預けられた施設長等の権限と親権との関係が明確化（児童福祉法第33条の2，第47条）された．

3 障害児および小児慢性疾患患児に関する法・制度

　障害児支援については，2012年に児童福祉法が改正され，支援の強化を図るため，障害種別ごとに分かれていた施設体系について，障害児通所支援と障害児入所支援へ利用形態別に一元化され，「障害児通所支援」の実施主体が都道府県から市町村へ移行した．また，児童福祉施設に位置づけられた児童発達支援センターは，地域の中核的な療育支援施設として，通所による児童発達支援を行うだけではなく，地域の障害児やその家族からの相談，障害児が通う施設・事業所等への援助・助言等の地域支援を併せて行うことが求められている．

　一方，発達障害に対する支援は，2005年4月に発達障害者支援法（前述）が施行され，発達障害が法律上位置づけられ，国および地方公共団体の責務として発達障害の早期発見・早期支援，就労，地域における生活等に関する支援，発達障害者の家族に対する支援を図ることが規定された．また，2014年7月，国の障害児支援の在り方に関する検討会において，『今後の障害児支援の在り方について～「発達支援」が必要な子どもの支援はどうあるべきか～』として報告書が取りまとめられたが，その基本理念として，「地域社会への参加・包容（インクルージョン）の推進と合理的配慮」，「障害児の地域社会への参加・包容を子育て支援において推進するための後方支援としての専門的役割の発揮」，「障害児本人の最善の利益の保障」，「家族支援の重視」が挙げられている．

　小児慢性疾患患児については，2014年に児童福祉法の改正により，小児慢性特定疾病の医療費助成制度はより公平かつ安定的なものとなり，小児慢性特定疾病の児童等の自立を支援する小児慢性特定疾病児童等自立支援事業が法定化されるなどの措置も講じられた．

4 医療的ケア児及びその家族に対する支援に関する法律（医療的ケア児支援法）
（令和3年法律第81号）

a 概要

　医療的ケア児とは，日常生活および社会生活を営むために恒常的に医療的ケア（人工呼吸器による呼吸管理，喀痰吸引，胃ろう，腸ろう，胃管からの

経管栄養，中心静脈栄養など）を受けることが不可欠である児童（18歳以上の高校生などを含む）のことである．医療的ケア児支援法は医療的ケア児の子育てをする家族の負担を軽減し，医療的ケア児の健やかな成長を図るとともに，その家族の離職を防止する目的で制定された．同法では基本理念を定め，国，地方公共団体等の責務を明らかにするとともに，保育および教員の拡充にかかわる施策ならびに医療的ケア児支援センターの指定等について定めている．

b　背景や成立過程

医学の進歩を背景として，NICU等に長期入院した後に，引き続き日常生活を送るために医療的ケアを必要とする児が増加した．そうした医療的ケア児およびその家族の生活を社会全体で支援することが求められる．安心して子どもを生み，育てることができる社会の実現に寄与するために本法が制定された．

国会議員や地方議会議員が，政党の枠組みを超え，共通の目標に向けて協力しあう超党派の議員らが障害児保育園を視察したことを契機に，「永田町子ども未来会議」が2015年にスタートした．そこには「全国医療的ケア児者支援協議会」の事務局を務める団体も参加し，医療的ケア児の支援拡充に向けて検討がなされてきた．2016年の児童福祉法改正により，法律の中に医療的ケア児についての文言が初めて明記された．しかし，医療的ケア児への支援拡充については努力義務規定にとどまったため，自治体によるサービスの格差が生じることが懸念された．その後永田町子ども未来会議で議員立法として，医療的ケア児支援法案を起草し，国会に提出され2021年6月に成立した．なお，同年の4月に障害福祉サービス等報酬の改定により医療的ケア児の受け入れに必要な費用を補うための報酬が事業所に適切に分配される仕組みもできた．

c　規定されている主な内容

1）基本理念

基本理念は，①医療的ケア児の日常生活・社会生活を社会全体で支援，②個々の医療的ケア児の状況に応じ，切れ目なく行われる支援，中でも医療的ケア児が医療的ケア児ではない児童とともに教育を受けられるよう最大限に配慮しつつ適切に行われる教育にかかわる支援，③医療的ケア児でなくなった（18歳に達し，高等学校等を卒業）後にも適切な保険医療サービス，福祉サービスを受けながら日常生活および社会生活を営むことができるような配慮，④医療的ケア児と保護者の意思を最大限に尊重した施策，⑤居住地域にかかわらず等しく適切な支援を受けられる施策（第3条）の5つである．

2）医療的ケア児及びその家族に対する支援に係る施策

本法の第2章では，保育を行う体制，教育を行う体制の拡充に関して国，地方公共団体，および教育や育成事業を担うものが行う措置が述べられてい

る．特に保育所や学校では看護師等や喀痰吸引等が可能な保育士の配置が明記されている．

3）医療的ケア児支援センター等

　医療的ケア児およびその家族の相談に応じ，情報提供や助言などの支援を行う場として，指定することになっている．そこでは，医療，保健，福祉，教育，労働等に関する業務を行う関係機関等への情報提供や研修も行う．

d　看護職との関係

　医療的ケア児の保育および教育を行う体制の拡充を図るためには，医療的ケア児が在籍する保育所および学校に医療的ケアを行う人の確保が必要となってくる．NICU 等で働く看護師がそこでかかわっている患児が退院後に社会においてどのような生活になるかを想像し，継続看護の視点でその患児の状況に応じたケアが得られるような橋渡しができるようになる必要がある．

　また，こうした社会的な要請に対応できる看護師の養成が求められる．今後は看護師の基礎教育の中でこうした子どもに接する機会を増やしたり，すでに資格を持つ看護職には指導的立場が取れるようなリスキリング教育*が行われることが求められる．そして，保育・学校などの教育体制と医療を含めた他機関との連携を強化することへの貢献が期待されている．

> **＊リスキリング教育**
> 職業能力の再開発，再教育をいう．基礎教育で培った看護の知識・技術をさらに向上させるための教育．たとえば大学院における小児看護の専門看護師教育などが考えられる．

5　子ども・子育て支援新制度

　「子ども・子育て支援新制度」とは，2012 年 8 月に成立した「子ども・子育て支援法」，「認定こども園法の一部改正」，「子ども・子育て支援法及び認定こども園法の一部改正法の施行に伴う関係法律の整備等に関する法律」の子ども・子育て関連 3 法に基づく制度のことをいう．

　子ども・子育て関連 3 法の主なポイントは以下のとおりである．

- 認定こども園，幼稚園，保育所を通じた共通の給付（施設型給付）および小規模保育等への給付（地域型保育給付）が創設された．都市部における待機児童解消とともに，子どもの数が減少傾向にある地域における保育機能の確保に対応できる．
- 認定こども園制度の改善（幼保連携型認定こども園の改善等）：幼稚園と保育園が一体となった幼保連携型認定こども園について，認可・指導監督を一本化し，学校および児童福祉施設として法的に位置づけた．
- 地域の実情に応じた子ども・子育て支援（利用者支援，地域子育て支援拠点，放課後児童クラブなどの「地域子ども・子育て支援事業」）の充実：教育・保育施設を利用する子どもの家庭だけでなく，在宅の子育て家庭を含むすべての家庭および子どもを対象とする事業として，市町村が地域の実情に応じて実施できるようになった．
- 基礎自治体（市町村）が実施主体：市町村は地域のニーズに基づき計画を策定，給付・事業を実施する．国・都道府県は実施主体の市町村を重層的

に支える.

- 社会全体による費用負担：幼児教育・保育・子育て支援の質・量の拡充を図るために必要な財源は，消費税率の引き上げによる国および地方の恒久財源の確保を前提としている
- 政府の推進体制：内閣府に子ども・子育て本部を設置し，制度ごとにバラバラだった政府の推進体制を整備した.
- 子ども・子育て会議の設置：有識者，地方公共団体，事業主代表・労働者代表，子育て当事者，子育て支援当事者等（子ども・子育て支援に関する事業に従事する者）が，子育て支援の政策プロセスなどに参画・関与することができる仕組みとして，国に子ども・子育て会議を設置した.

6 母子及び父子並びに寡婦福祉法 （昭和39年法律第129号）

a 概要

母子及び父子並びに寡婦福祉法は，母子家庭や父子家庭，寡婦（夫と死別または離別し再婚していない女性）に対し，その生活の安定と向上のために必要な措置を講じ，もつて母子家庭や父子家庭，寡婦の福祉を図ることを目的としている. 母子家庭・父子家庭の自立を促進するため，「子育て・生活支援」，「就業支援」，「養育費の確保」，「経済的支援」の方策がとられている.

b 背景や成立過程

母子福祉に関する法律は，1952年に「母子福祉資金の貸付等に関する法律」が制定された. これは児童福祉法成立の5年後であった. この時の母子家庭支援は，戦争によって夫を亡くした女性とその子からなる家庭に対する経済的自立援助が中心であった. その後，時代の流れのなかで，本人の意思に基づく離婚や，未婚のまま子どもを生むなど，さまざまなケースがでてきた. また，核家族化も進んだことから育児負担が重くなっていき，とくに母子家庭にとってはますます負担が重くなっていった. このような背景から，経済的自立だけではなく，さまざまなサービスを総合的に提供し，母子家庭の生活を孤立から救う必要が生じ，1964年に母子福祉法が成立した.

その後，1981年には寡婦（夫を失って独身となった女性）に対するサービスを加えて母子及び寡婦福祉法と名称変更された. 2002年の改正では，母子家庭等の自立を促進するための子育て支援の拡充，就業支援の強化，扶養義務履行の確保，児童福祉手当制度の見直し等が行われた. また2014年の改正では，父子家庭も同様の問題に直面しているという認識から父子家庭もこの法律の対象となり，名称が母子及び父子並びに寡婦福祉法になった.

7 成育過程にある者及びその保護者並びに妊産婦に対し必要な成育医療等を切れ目なく提供するための施策の総合的な推進に関する法律 （成育基本法）（平成30年法律第104号）

晩婚化や夫婦出生力の低下からなる出生数減少と寿命の伸長により，日本

は今後世界最高の高齢化社会を迎える．少子高齢化は，経済や生活に影響を
与えるだけでなく子育て環境の悪化も懸念される．子育てを孤立させず，子
どもが心身ともに健やかに育つことが保証される社会づくりの実現のため，
2018年に成育基本法が成立した．正式名称は「成育過程にある者及びその保
護者並びに妊産婦に対し必要な成育医療等を切れ目なく提供するための施策
の総合的な推進に関する法律」である．

　本法は，すべての妊婦，子どもに，妊娠期から成人期までの切れ目のない
医療・教育・福祉を提供することの重要性を定め，(1) 国や地方公共団体は
必要な施策を実施する責務があること（第4条，第5条），(2) 政府は施策を
実施するために必要な法制上または財政上の措置を講じ（第9条），実施状況
を毎年1回公表しなければならないこと（第10条），(3) 政府は成育医療等
基本方針を策定し，少なくとも6年ごとに見直すこと（第11条），(4) 厚生
労働省内に医療関係者や有識者でつくる成育医療等協議会を設置すること
（第17条），が明記されている．

8　育児に関する施策としての手当

　一般の児童を対象にその健全育成のために各種施策が実施されている．
サービス利用に伴って支給されるもの以外に，児童手当，児童扶養手当，お
よび特別児童扶養手当のような金銭給付もある．それぞれの手当については
根拠法（児童手当法，児童扶養手当法，特別児童扶養手当法）がある．

1）児童手当

　児童手当制度は1971年に成立した．他の先進国では児童手当には所得制限
がないのが一般的だが，日本には制限があった．しかし，所得制限限度額は
次第に緩和されて2006年には支給率は90％程度になった．所得に関係なく
支給されたのは，2010年の子ども手当が初めてであったが，2012年からは再
び所得制限つきの，以前よりは少し拡充された児童手当に戻った．財源は国，
都道府県，市町村，事業主が負担している．

2）児童扶養手当

　前述した母子及び父子並びに寡婦福祉法における方策による給付である．
これも受給資格に所得制限があり，養育費も所得として勘案される．国が3
分の1，都道府県等が3分の2を負担している．

3）特別児童扶養手当

　障害児の福祉のために支給されるもので，障害児を家庭で監護する父母に
支給される手当である．受給資格に所得制限がある．費用は国が全額負担し
ている．

E　女性の福祉に関する法・制度

1　売春防止法（昭和31年法律第118号）

　売春を防止する目的で1956年に制定された. 売春が人としての尊厳を害し, 性道徳に反し, 社会の善良の風俗を乱すものであるという観点から, 売春を助長する行為等に対する刑罰（第2章）, 売春婦に対する補導処分（第3章）, 売春を行うおそれのある女子に対する保護更生の措置等（第4章）を規定している. 売春またはその相手方となること自体は禁止しているものの, 処罰の対象とはしていない.

2　配偶者からの暴力の防止及び被害者の保護等に関する法律（DV防止法）（平成13年法律第31号）

a　概要

　配偶者からの暴力に係る通報, 相談, 保護, 自立支援等の体制を整備し, 配偶者からの暴力の防止および被害者の保護を図ることを目的としている. 被害者が男性の場合もこの法律の対象だが, 多くの場合で被害者は女性であることから, 女性被害者に配慮した内容の前文が置かれている.

b　改正の内容

　DV防止法は成立後に3回の改正を行っている. まず, 2004年の改正では, 暴力の定義が拡大し, 精神的・心理的暴力もその範疇に入ることとなり, 保護命令制度が拡充した. 2007年の改正では, 被害者保護を推進するために, 市町村に基本計画制定の努力義務を課した. また配偶者暴力相談支援センターを代替する施設の設置も努力義務となった. 2013年の改正では, それまでこの法律の対象が配偶者や元配偶者であったが, 婚姻届を出していないが「生活の本拠を共にする交際相手」（婚姻関係における共同生活に類する共同生活を営んでいるもの）からの暴力およびその被害者について, この法律を準用することとなった.

3　婦人保護事業

　婦人保護事業は, 1956年制定の売春防止法に基づき, 売春を行うおそれのある女子を保護する事業として発足したが, その後支援ニーズは多様化し, 事業開始当初は想定されなかった, DV防止法に基づく暴力被害女性の保護, 「ストーカー行為等の規制等に関する法律」（2000年制定）に基づくストーカー被害女性の保護などを行っている. 事業の実施機関は婦人相談所や, 一時保護所, 婦人保護施設, 福祉事務所などである. 婦人相談所は配偶者暴力相談支援センターとしても位置づけられている. 婦人相談所や福祉事務所に配置される婦人相談員は, 要保護女子等の発見, 相談および必要な指導やカ

ウンセリングを行う.

4 困難な問題を抱える女性への支援に関する法律（令和4年法律第52号）

a 概要

困難な問題を抱える女性への支援に関する法律は，女性が日常生活または社会生活を営むにあたり，女性であることによって様々な困難な問題に直面することが多いことに鑑みて，そうした女性の福祉の増進を図るために，必要な事項を定め，女性が安心して，かつ自立して暮らせる社会の実現に寄与するために策定された.

b 背景や成立過程

前述した婦人保護事業（p.217 参照）の運用面について，他法や他施策優先の取り扱いの見直しや一時保護委託の対象拡大と積極的な活用など運用面の改善を行うことが検討された. 2012 年度は「婦人保護事業等の課題に関する検討会」（調査研究事業）が開催され，運用上の改善で対応できるものについては可能な限り実施することとなった. 2016 年度は与党「性犯罪・性暴力被害者の支援体制充実に関するプロジェクトチーム」により売春防止法を根拠とする婦人保護事業の抜本的な見直しが提言された. 2017 年度には「婦人保護事業における支援実態等に関する調査研究」が実施され，2018 年度には「困難な問題を抱える女性への支援のあり方に関する検討会」が厚生労働省子ども家庭局長のもと，有識者を委員として 2018 年 7 月に参集された. 翌年，2019 年 10 月には中間報告がまとめられた. 2021 年には「女性活躍・男女共同参画の重点方針 2021」が，すべての女性が輝く社会づくり本部・男女共同参画推進本部合同会議で決定された. ここではコロナ禍で大きな影響を受けている女性の困難を抱える状況が顕在化し，①女性に対するあらゆる暴力の根絶，②困難や不安を抱える女性への支援が述べられた. そして，議員立法で本法が立案され，2022 年に公布された. なお，売春防止法の第 3 章（補導処分）は廃止され，第 4 章（保護更生）が本法に盛り込まれることとなった.

c 規定されている内容

本法の目的として，困難な問題を抱える女性の福祉の増進を図るため，そうした女性への支援のための施策を推進し，人権が尊重され，女性が安心してかつ自立して暮らせる社会の実現を目的としている（第 1 章第 1 条，第 2 条）.

基本理念では，①困難な問題を抱える女性がそれぞれの意思が尊重されながら，最適な支援を受けられるようにすることによりその福祉が増進されるように，多様な支援を包括的に提供する体制の整備，②支援が関係機関及び民間団体の協働により，早期から切れ目なく実施されるようにすること，③人権の擁護を図るとともに，男女平等の実現に資することが規定されている（第 1 章第 3 条）.

　女性相談支援センターによる支援等については，これまでの婦人相談所，婦人相談員，婦人保護施設の名称を変更し，女性相談支援センター(第9条)，女性相談支援員（第11条），女性自立支援施設（第12条）とし，対象となる女性の立場に立った相談ができるように整備された．また，女性相談支援員は困難な問題を抱える女性の発見に努め，その立場に立って相談に応じ，専門的技術に基づいて必要な援助を行うこととしている．さらに都道府県は，困難な問題を抱える女性への支援に関する活動を行っている民間団体と協働して，その自主性を尊重しつつ，支援対象者の意向に留意しながら，訪問，巡回，居場所の提供といった支援に関する業務を行うことも規定されている（第13条）．

d 看護職との関係

　看護職は実践の場で，困難な問題を抱える女性に遭遇する機会がある．DVの疑いや受療行動の突然の停止など，違和感を覚えた際には，状況の適切なアセスメントが重要であり，早期発見や予防への貢献が期待される．性的な被害を受けている場合は，当人に自分に起きていることが普通でないこと，誰もがかけがえのない個人であることの意識を持てるように支援することも大事である．メンタルヘルスの問題を抱える当事者も多いため，女性自立支援施設には，職員配置基準に看護師または心理療法担当職員が規定されている．加えて，この法律に基づく困難な問題を抱える女性への支援に関して，国民の関心と理解を深める教育，啓発を国や地方公共団体として努めていくことが規定されている．このように，困難な問題を抱える女性への支援において看護職の果たせる役割は大きい．

F 公的扶助（生活保護）

a 概要

　現在の生活保護法は1950年に公布・施行されている．憲法第25条に規定する理念（生存権）に基づき，国が生活に困窮するすべての国民に対し，その困窮の程度に応じ，必要な保護を行い，その最低限度の生活を保障するとともに自立を助長することを目的（第1条）として成立した法律である．

　公的扶助とは，日本の社会保障の最後のセーフティネットといわれるもので，これを担う制度として生活保護制度がある．社会保障の他の制度を利用しても最低限の生活ができない場合に初めて生活保護が用いられる．

b 背景や成立過程

　第二次大戦後，戦災者，引揚者，失業者などが急増したため，臨時措置として，宿泊，医療，生活必需品の給与，食料品の補給などの保護を行うことを内容とした「生活困窮者緊急生活援護要綱」（1946年）が決定，実施された．しかし，この措置はあくまで臨時・応急的措置であったことから，1946

年9月，旧生活保護法が制定，10月に施行された．この旧生活保護法において，初めて要保護者に対する生活保護が国家責任を原則とすることが明文化された．だが，旧生活保護法においては，①勤労を怠る者，またその意思のない者，②素行不良な者を保護の対象から除外するものであり，社会保障制度のあり方についての議論や社会情勢から生活保護制度の拡充・強化の必要性が生じたため，全文改正し，現在の生活保護法が1950年に公布・施行された．

c　規定されている主な内容

1）基本原理

生活保護の基本原理は，①国家責任による最低生活保障の原理（第1条），②保護請求権無差別平等の原理（第2条），③健康で文化的な最低生活保障の原理（第3条），④保護の補足性の原理（第4条）の4つの基本原理である．生活保護は，補足性の原理により，所持している資産など，あらゆるものを活用してもまだ生活に困窮するものが対象であり，一定の基準で計算される最低生活費から収入を差し引いた差額が保護費として支給される仕組みである．

2）運用

生活保護の運用は，①申請保護の原則（第7条），②必要即応の原則（第9条），③世帯単位の原則（第10条），④基準および程度の原則（第8条）があげられる．

3）給付の種類

生活保護の給付には，「現金給付」と「現物給付」の2種類があり，「現金給付」には生活扶助，教育扶助，住宅扶助，出産扶助，生業扶助，葬祭扶助，「現物給付」には医療扶助，介護扶助がある（第11条）．

4）実施事務

生活保護の実施は法定受託事務として地方に委託されていて，実施機関は福祉事務所である（第19条）．

5）保護に関する費用負担

保護に関する費用は国が4分の3を負担する（第75条）．残りの4分の1を都道府県，市，または福祉事務所を設置する町村が負担する．

d　改正の内容

法改正はこれまで頻繁に行われている．2013年の改正では，生活保護の実態として，受給者が増加傾向にあること，受給者の過半数が60歳以上と高齢化していること，また生活保護費全体の約半分を医療扶助が占めていること，また不正受給数も多いことから，①就労による自立の促進，②健康・生活面等に着目した支援，③不正・不適正受給対策の強化等，④医療扶助の適正化の4本を柱として改正が行われた．具体的には，保護受給中の就労収入のうち，収入認定された金額の範囲内で仮想的に積み立てを行い保護廃止時

に支給する制度（就労自立給付金）を策定した（第55条の4）．また，受給者が自ら健康の保持・増進や収入・支出等の状況を適切に把握することを義務とし（第60条），それに対応して福祉事務所に専門の職員を配置するなど，受給者の健康診査結果に基づく保健指導や助言指導等の体制が強化されることとなった．他に，不正受給防止のための福祉事務所の調査権限の拡大（第28条）や罰則の引上げ等（第85条），指定医療機関制度の見直しや指導体制の強化（第49条〜第54条），後発医薬品の使用促進（第34条第3項）などが定められた．

G　高齢者に関する法・制度

1　老人福祉法（昭和38年法律第133号）

　老人福祉法は，老人の福祉に関する原理を明らかにするとともに，老人に対し，その心身の健康の保持および生活の安定のために必要な措置を講じ，老人の福祉を図ることを目的（第1条）として1963年に制定された．老人の自立と社会参加を趣旨として，国・地方公共団体の責務（第4条）を規定している．

　1990年の改正では，在宅福祉サービスの各事業が法定化されるとともに，老人ホームなどへの入所決定権は市町村に移り，ホームヘルプやショートステイ，デイ・サービスなども市町村の事業となった．

　老人福祉法は，当初はすべての老人に対する社会保障を担っていたが，2000年の介護保険法が施行され，介護保険法による福祉サービスが優先されるようになったことから，現在の老人福祉法は高齢者の医療の確保に関する法律（次項）および介護保険法が適用されない場合に限り，高齢者福祉を行う根拠法となっている．

2　高齢者の医療の確保に関する法律

　国民の老後における健康の保持と適切な医療の確保を図るため，疾病の予防・治療・機能訓練等の保健事業を総合的に実施し，老人福祉の増進を図ることを目的として，老人保健法（1982年）が制定された．2008年からは後期高齢者医療制度が始まるのに合わせ，老人保健法の名称が「高齢者の医療の確保に関する法律」に変更された．当初はすべての老人医療を担っていたが，介護保険法の登場により，その適用は，75歳以上の高齢者と65歳以上の障害者を対象者として，老人の急性期医療や高度な医療が必要とされる慢性期医療に限られるようになった．

3 主な高齢者福祉サービス

a 在宅福祉サービス

在宅介護の総合的な相談窓口は，介護保険制度において地域包括ケアの中核拠点となった地域包括支援センターとなった．これ以前は市町村の在宅介護支援センター等で行われていたが，地域包括支援センターが行うことで市町村窓口の負担が軽減された．そのほかには，配食サービス，生活支援ハウス（高齢者生活福祉センターなど），要援護高齢者に対する日常生活用具給付（貸与）事業などがある．

b 施設福祉サービス

老人福祉法による老人福祉施設には，特別養護老人ホーム，養護老人ホーム，軽費老人ホーム（ケアハウス），老人デイサービスセンター，老人短期入所施設，老人福祉センター，老人介護支援センターの7種類がある．

4 高齢者虐待の防止，高齢者の養護者に対する支援等に関する法律（高齢者虐待防止法）
（平成17年法律第124号）

高齢者に対する虐待の増加に伴い，2005年に「高齢者虐待の防止，高齢者の養護者に対する支援等に関する法律」（高齢者虐待防止法）が成立した．この法律では，高齢者虐待の定義を明確にし，養護者による高齢者虐待の防止，養護者に対する支援，介護施設従業者等による高齢者虐待の防止などを定めている．虐待の定義は，①身体的虐待，②ネグレクト（介護や世話の放棄），③精神的（心理的）虐待，④性的虐待，⑤経済的虐待である．また法律は，高齢者の福祉に関係する従事者や医師，保健師などの専門職による虐待の早期発見の努力義務，虐待を受けた・受けたと思われる高齢者を発見した者の市町村への通報の努力義務，市町村長に通報があった場合の一時保護などを明確に定めた．

5 成年後見制度

さまざまなサービスが必要だが，意思表示や判断能力が不十分で契約が結べない知的障害者や認知症の高齢者がいる．このような対象者の財産管理や身上監護を支援するために成年後見制度がある．成年後見制度には法定後見（根拠法は民法）と任意後見（任意後見法による）がある．法定後見にはさらに，意思能力の少ないほうから順番に後見，保佐，補助の3つに分かれている．申し立てにより，家庭裁判所が適任と認めるものを成年後見人と選任する．成年後見人は本人の利益を考えながら本人を代理して契約などの法律行為をしたり，法律行為を後から取り消したりする．悪徳商法の被害から財産を守ったり，福祉施設への入退所の契約などもできる．任意後見は，本人が判断能力のあるうちに，あらかじめ判断能力が不十分になった際の後見人を

選んでおくものである．

　成年後見制度では，親族などが後見人になる場合が多いが，親族との関係性がよくない場合や近しい身寄りがいない場合などは，弁護士，司法書士に依頼することもできる．弁護士，司法書士など専門職の着任数は，2000年には全体の8％程度であったものが，2018年には68％まで大きく増加した．この背景として，単身世帯や身寄りのない高齢者の増加により，後見人となるべき親族の不在，親族後見人による不正の多さによる家庭裁判所の親族後見人選任への消極的な姿勢が存在した．だが2019年に開催された専門家会議において最高裁判所は，「成年後見人は親族が望ましい」とする見解を発表した．

　なお，以前は後見人を選任した場合は選挙権を失うという公職選挙法の規定があったが，2013年に改正されて，成年被後見人も選挙権・被選挙権を有することになった．

5 災害時の医療に関する法・制度を理解する

A 災害対策基本法（昭和36年法律第223号）

1 概要

a 目的

　災害対策基本法は，国土ならびに国民の生命，身体および財産を災害から保護するため，防災に関して基本理念を定め，必要な体制を確立し，責任の所在を明確にするとともに防災計画の作成，災害予防，災害応急対策，災害復旧および防災に関する財政金融措置等の基本を定めることにより，社会の秩序の維持と公共の福祉の確保に資することを目的とするとしている（第1条）．ここでいう災害とは，「暴風，竜巻，豪雨，豪雪，洪水，崖崩れ，土石流，高潮，地震，津波，噴火，地滑りその他の異常な自然現象又は大規模な火事若しくは爆発その他その及ぼす被害の程度においてこれらに類する政令で定める原因により生ずる被害」（第2条）とされており，自然災害のほかに大規模な火災や爆発等の人為災害も含まれる．

b 施策の基本理念

　基本理念（第2条の2）には6項目が挙げられており，社会の変化をふまえ，災害の発生を常に想定するとともに，災害が発生した場合には被害の最小化およびその迅速な回復を図ること，国，地方公共団体その他の公共機関の適切な役割分担および相互の連携協力を確保し地域住民等による防災活動の促進，科学的知見や過去の災害の教訓から絶えず改善を図ること，できる限り的確に災害の状況を把握し，必要な資源を適切に配分することによる人の生命および身体の保護，被災者の事情をふまえたその時期に応じた適切な被災者援護，すみやかな施設の復旧および被災者の援護と災害からの復興を図ることである．

2 背景や成立過程

　災害対策基本法は，1959年の伊勢湾台風の高潮被害を契機として1961年に制定された．1995年には阪神・淡路大震災の教訓をふまえて，緊急災害対策本部の設置要件の緩和，国民の自発的な防災活動の促進，地方公共団体の広域応援体制の確保など防災対策全般にわたる改正が行われた．その後も1999年，2011年に地域の防災計画の強化を図るべく改正が行われている．

　さらに，2011年の東日本大震災の教訓を生かし，災害対策の強化・充実の

ために，2012年には組織の充実や地方公共団体間の応援に関する措置の拡充，広域にわたる被災住民の受入れ，災害対策に必要な物資等の供給および運送に関する措置などについての改正，2013年には災害発生時に避難の支援がとくに必要となる者についての名簿の作成，その他の住民等の円滑かつ安全な避難を確保するための措置の拡充，国による応急措置の代行等についての改正が行われている．

3 規定されている主な内容

a 責務等

国，都道府県，市町村，住民等の責務がそれぞれ明記されており，国は災害予防，災害応急対策および災害復旧の基本となるべき計画を作成すること（第3条第2項），都道府県は地域に係る防災に関する計画を作成し実施すること（第4条），市町村は当該地域にかかる防災に関する計画を作成すること（第5条）が責務とされている．住民等については，生活必需物資の備蓄等自ら災害に備えることや，防災訓練等への参加等について努めることとされている（第7条）．

b 防災に関する組織

防災に関する組織には，中央防災会議と地方防災会議があり，中央防災会議は内閣府に，地方防災会議は都道府県および市町村に置かれている．中央防災会議は防災基本計画を作成し，その実施を推進する（第11条）こととされており，都道府県防災会議は都道府県地域防災計画を作成し，その実施を推進する（第14条）こと，市町村防災会議は当該市町村の地域に係る地域防災計画を作成し，その実施を推進する（第16条）こととされている．これらの防災会議はそれぞれの長の諮問を受けて，それぞれの地域に係る防災に関する重要事項を審議するとされている．

防災基本計画については，中央防災会議が作成するとともに，災害および災害の防止に関する科学的研究の成果ならびに発生した災害の状況およびこれに対して行われた災害応急対策の効果を勘案して毎年防災基本計画に検討を加え，必要があると認める時は，これを修正しなければならない（第34条）としている．都道府県および市町村も同様に防災計画の作成および検討・修正を行わなければならないとされている．

c 避難行動要支援者名簿の作成等

市町村長は，当該市町村に居住する要配慮者のうち，災害が発生し，または災害が発生するおそれがある場合に自ら避難することが困難な者であって，とくに支援を要する者の把握に努めるとともに，避難支援等を実施するための名簿を作成しておかなければならない（第49条の10）とされている．これらの名簿は避難支援等の実施に必要な範囲で，地域防災計画の定めるところにより，消防機関，都道府県警察，民生委員，市町村社会福祉協議会，

自主防災組織その他の避難支援等の実施に携わる関係者に対し，本人の同意がある場合には名簿情報を提供することができるとしている．しかし，避難行動要支援者の生命または身体を災害から保護するためにとくに必要があると認める時は，避難支援等の実施に必要な範囲で，名簿情報を提供することについて本人の同意を得ずに提供できる（第49条の11）．

1 看護職との関係

災害対策基本法の中には，看護職について明言はされていないが，防災基本計画内に規定される災害時の拠点医療施設となる災害拠点病院での医療活動や災害派遣医療チーム*への参加等の活動を担うという役割がある．

B 防災基本計画

防災基本計画は，災害対策基本法（昭和36年法律第223号）第34条第1項の規定に基づき，中央防災会議が作成する政府による防災対策に関する基本的な計画である．

1 概 要

a 防災基本計画の目的

防災基本計画は，人口の偏在，少子高齢化，グローバリゼーション，情報通信技術の発達等の社会情勢の変化をふまえ，防災上必要と考えられる諸施策の基本を，国，公共機関，地方公共団体，事業者，住民それぞれの役割を明らかにしながら定めるとともに，防災業務計画および地域防災計画において重点をおくべき事項の指針を示すことにより，災害に対処する能力の増強を図ることを目的としている．

b 防災基本計画の構造

防災基本計画は各災害に共通する対策として，災害予防，災害応急対策，災害復旧・復興の災害対策の時間的順序に沿って記述されており，とくに医療に関しては，災害予防，災害応急対策の中に明記されている．

2 災害予防

a 情報の収集・連絡および応急体制の整備関係

厚生労働省および都道府県の責務として，次のことが示されている．

- 医療の応援について近隣都道府県間における協定の締結を促進するなどの医療活動相互応援体制の整備に努める．
- 災害派遣医療チーム（DMAT）の充実強化や実践的な訓練，ドクターヘリの災害時の運用要領の策定等の体制構築等を通じて，救急医療活

＊災害派遣医療チーム
大規模災害や多傷病者が発生した事故などの現場において，発災後48時間以内の急性期に活動する専門的な訓練を受けた医療チームである．医師，看護師，業務調整員（医師，看護師以外の医療職および事務職員）で構成されている．Disaster Medical Assistance Teamの頭文字をとってDMATとよばれている．他に，被災地域の精神保健医療ニーズの把握，各種関係機関等との連携やマネジメント，専門性の高い精神科医療の提供と精神保健活動の支援等を行う災害派遣精神医療チーム（DPAT）もある．メンバーは精神科医師，看護師，業務調整員で構成される．

動の支援体制整備に努める.
- 災害派遣精神医療チーム（DPAT）の整備に努める.
- 災害時健康危機管理支援チームメンバーの人材育成, 質の維持向上を図るための継続的な研修・訓練を実施する.

国については以下のことを求めている.

- 地方公共団体の災害時健康危機管理支援チームの整備促進のために, 支援活動に関する研究をする.
- 都道府県が行う公衆衛生医師や保健師, 管理栄養士等の教育研修を促進する.

b 救助・救急活動関係

各行政機関, 組織, 団体, 事業者に対し, 次のように定めている.

- 厚生労働省と文部科学省, 日本赤十字社, 独立行政法人国立病院機構, 独立行政法人地域医療機能推進機構, 地方公共団体および空港管理者は, 負傷者が多人数となる場合や輸送が途絶または困難な場合を想定して応急救護用医薬品, 医療資機材等の備蓄に努める.
- 地方公共団体は, 地域の実情に応じて, 災害時における拠点医療施設となる災害拠点病院等を選定するなど, 災害発生時における救急医療体制の整備に努める.
- 地方公共団体と事業者等は, 消防, 医療機関, 事業者等との間で連絡体制の整備および対応する患者の分担等の連絡・連携体制の計画を作成することが求められている.
- 厚生労働省は, 災害時の医療関係者の役割, トリアージ技術, 災害時に多発する傷病の治療技術等に関しての研究や教育研修を推進する. また, 災害発生時に迅速な派遣が可能な災害派遣医療チーム（DMAT）および災害派遣精神医療チーム（DPAT）に参加する医師・看護師等に対する教育研修を推進する.
- 都道府県は, 災害派遣医療チーム（DMAT）が中期的にも医療活動を展開できる体制の確立や, 中長期的な医療を担うチームへの円滑な引継ぎを図るため, 派遣調整を行うスキームのいっそうの改善に努める.

c 保健衛生活動関係

都道府県には次のことを求めている.

- 大規模災害時に保健医療活動チームの派遣調整, 保健医療活動に関する情報の連携, 整理および分析等の保健医療活動の総合調整を遅滞なく行うための保健医療調整本部の整備に努める.

また，厚生労働省については次のように示している．

- 被災地方公共団体からの公衆衛生医師，保健師，管理栄養士等の応援派遣に関する要請に基づき，被災地方公共団体以外の地方公共団体との調整を行う体制を整備する．
- 災害時の保健医療活動に関する研究および研修を推進する．
- 被災地方公共団体の保健医療調整本部および保健所による総合調整等の円滑な実施を応援するため，都道府県・保健所設置市および特別区に対し，必要な研修・訓練を実施する．
- 災害時を想定した情報の連携，整理および分析等の保健医療活動の総合調整の実施体制の整備に努める．

d 避難行動要支援者名簿および個別避難計画

　避難行動要支援者名簿の作成および個別避難計画の作成は市町村の役割となっており，具体的には次のことを求めている．

- 市町村地域防災計画に基づき，平常時より避難行動要支援者に関する情報を把握し，避難行動要支援者名簿を作成する．
- 避難行動要支援者の居住状況や避難支援必要状況等について定期的に更新する．
- 防災担当部局や福祉担当部局など関係部局の連携の下，福祉専門職，社会福祉協議会，民生委員，地域住民，NPO 等の避難支援等に携わる関係者と連携して，名簿情報に係る避難行動要支援者ごとに，作成の同意を得て，個別避難計画を作成する．
- 避難行動要支援者本人の同意を得ること，または，当該市町村の条例の定めにより，避難支援等に携わる関係者（市町村地域防災計画に定めた消防機関，都道府県警察，民生委員・児童委員，社会福祉協議会，自主防災組織等）に対し，避難行動要支援者名簿を提供するとともに，避難行動要支援者に対する情報伝達体制の整備，避難支援・安否確認体制の整備，避難訓練の実施等をいっそう図る．
- 名簿情報については漏えいの防止等必要な措置を講じる．

3 災害応急対策

a 災害発生後の体制・対策

　災害発生後は，被害規模等の情報を収集し，その情報に基づき体制を整備するとともに，人命の救助・救急・医療・消火活動を進めることとなる．とくに，生存率が急激に低下するといわれている発災後 72 時間は，人命救助が最優先課題であり，このために必要な人的・物的資源を優先的に配分するものとされている．

b　医療活動

1）被災地域内の医療機関による医療活動

　被災地方公共団体は，地域内の公的医療機関において医療活動を行うほか，その区域内の民間医療機関に対して医療活動の協力を求める．さらに，厚生労働省，文部科学省，防衛省，日本赤十字社，独立行政法人国立病院機構，独立行政法人地域医療機能推進機構および民間医療機関は，地域内にあるそれぞれの病院等において医療活動を行う．

　被災地域内の医療機関等は，自施設の建築物，医療設備の被害の応急復旧を実施するとともに，患者の急増等に対応することとなるため，必要に応じて他の医療機関等に協力を求めることも必要となる．被災地域内の医療機関は，災害派遣医療チーム（DMAT）や災害派遣精神医療チーム（DPAT）の派遣をするよう努めることとなっている．さらに，現地対策本部や厚生労働省，地方公共団体，医療機関等が広域災害・救急医療情報システム等により情報を迅速に把握しあい，応援の派遣等を行うことにもなっている．

2）被災地域外からの災害派遣医療チーム（DMAT）等の派遣

　被災地方公共団体は，必要に応じて，災害派遣医療チーム（DMAT）等の派遣について要請し，厚生労働省，文部科学省，日本赤十字社，独立行政法人国立病院機構，独立行政法人地域医療機能推進機構および被災地域外の都道府県（市町村）は，災害派遣医療チーム（DMAT）等を編成するとともに，必要に応じて，公的医療機関・民間医療機関からの災害派遣医療チーム（DMAT）等の派遣も要請する．被災地域においては，自らが被災していることもあり，被災地外からの派遣・支援は不可欠となる．

　被災都道府県は，その区域内または近隣都道府県からの災害派遣医療チーム（DMAT）等やドクターヘリの派遣に係る調整を行うことと，活動場所（医療機関，救護所，航空搬送拠点等）の確保を図るものとしている．被災地域外のチームが滞りなく活動ができ，多くの人命救助が迅速に行えるように，総合調整を行っていく．

　災害医療派遣チーム（DMAT）の活動と並行，または，終了後に派遣されるさまざまな医療チームに対し，被災地における医療提供体制の確保が継続できるように調整を行い，その際に災害医療コーディネーター＊を活用するものとされている．

3）被災地域外での医療活動

　被災地方公共団体は，必要に応じて広域後方医療関係機関＊に対し，区域外の医療施設における広域的な後方医療活動を要請するとされており，要請があった場合には，広域後方医療機関を選定し，負傷患者等の受け入れを行うこととなる．

4）被災者の心のケア対策

　被災都道府県は，災害による被災者のストレスケア等のため，必要に応じ

＊**災害医療コーディネーター**
災害時に，被災地の医療ニーズの把握や保健医療活動チームの派遣調整等を行い，保健医療活動が円滑に行えるよう支援する者（医師）である．

＊**広域後方医療関係機関**
被災を免れて施設の機能が保たれており，医療活動が継続できている医療施設である．

て，被災地域外の医療機関，厚生労働省および被災地域外の都道府県に対して，災害派遣精神医療チーム（DPAT）等の編成および協力を求め，要請を受けた各機関は，精神科医を確保し，災害派遣精神医療チーム（DPAT）等を編成し，被災地域での活動を行う．活動の調整等は国および被災都道府県が行う．

4 防災基本計画における看護職の役割・活動

災害予防においては，国民の防災活動を促進するため，防災教育等による住民への防災思想・防災知識の普及，防災訓練の実施等を行うことが求められている．看護では，在宅療養者および家族に対して，防災対策の事項，ライフライン停止時の対応方法，とくに，人工呼吸器等の生命に直結する機器類装着者への緊急対応訓練等を行うことが必要となる．また，避難経路や人員の確保，近隣への協力依頼が可能であるか等の確認など，事前に体制を確保することが重要である．

DMATおよびDPATチームのメンバーである場合には，災害時に看護職として求められる役割を発揮できるように教育・研修を受けて知識および技術を身に着けておくことが必要である．

発災時には，人命救助を優先し，医療施設または在宅療養者の救命・救護を行う．DMATチームのメンバーであれば，チームとしての役割を発揮し，人命救助等を行う．医療機関の看護師であれば，搬送患者のトリアージ等を行い，負傷者等の対応を適切に行うことが求められる．さらに，災害対策本部等の組織の指揮に基づき，必要な情報を把握し，適切に報告を行い，当該医療機関内・外の調整がスムーズに行われるように協力していく必要がある．

急性期以降は，指定避難所等で生活する被災者の健康状態の把握等の活動を行うとともに，感染症の予防等の保健衛生活動，防疫活動を行うことが求められる．さらには，避難所等で活動量が減ることから危険とされる深部静脈血栓による肺塞栓予防を行うことや，疾患を持っている方の服薬継続の確認等が必要となる．また，PTSD等への対応として，DPATの活動も不可欠である．看護師もメンバーとして力を発揮していく必要がある．

第Ⅴ章 労働者として労働に関する法・制度を理解する

はじめに 労働法はなぜ必要か？

　労働法上の労働契約（もしくは雇用契約）というものは，私的な個人と企業や病院等で取り交わされる契約で，一方は採用する側，もう一方は働きたい側の合意によって成立する．たとえば，看護師の免許をもった人が病院で働きたいと意思表示をして，面接し病院が採用を決定することによって契約が成立する．私人間の雇用契約の締結や解除は当事者間の自由な意思に委ねられ，これは契約自由の原則とよばれる．

　しかし，労働契約は商品の取引とは異なり，契約自由の原則を適応すると問題が起きる場合がある．労働者は，日々の労働力で賃金を得なければならない立場にあり，労働力を提供するにあたり，使用者の指揮命令下に置かれ，一般的に使用者（たとえば病院の経営者や管理者）よりも社会的・経済的に弱い立場に立たされる．そこで，法律により力の弱い労働者を保護して，使用者と労働者が対等の立場に立てるようにするために労働法が必要となる．

　多くの看護職者は病院や診療所等で雇用されている．労働法は自分自身にかかわってくる法律である．1日の多くの時間を労働に費やされることから，労働は，生活そのものと密接に絡んでおり，心身の健康にも影響するものである．したがって，専門職として活き活きと働き続けるためにも労働法をしっかり理解しておくことが重要である．

A 労働基準法（昭和22年法律第49号）

　労働者が働くにあたって必要となる賃金や労働時間，休日など労働条件の最低条件を定めている．これらの労働条件は看護職が活き活きと働き続けるためにきわめて重要な法律である．第1条から第7条までは労働者の権利に関する基本原則を定めており，「労働憲章」と称される．

1 労働条件の原則

a 労働条件

　労働者が人たるに値する生活を営むために必要な最低限度の必要を満たすべきものでなければならない（第1条）．これは憲法第25条第1項の「すべての国民は健康で文化的な最低限度の生活を営む権利を有する」を受けていると考えられ，「人たるに値する生活」とは，健康で文化的なものということになる[1]．さらに「最低限度の必要」とは，同法で示す労働条件となる待遇（差別的取り扱いの禁止，強制労働の禁止，中間搾取の排除等），賃金，労働時間等をさしているものと考える．

b 労働条件の決定

　労働者と使用者は対等の立場において労働条件を決定すること（第2条），

| コラム | 看護婦　労働の歴史　〜院内保育所の設置へ〜 |

　第二次世界大戦前（1945年以前），既に紡績工場や製紙工場の婦人労働者に対する保護規制はあったものの，看護婦を保護するような制度はなかった．戦後になって労働基準法が制定されて初めて保護されるようになったのである．しかし，制定当初の労働基準法では一般には48時間労働制であったが，看護婦の場合は，特例で54時間の労働が可能とされ，さらに労使協定で1日2時間加えることができたので，1日11時間，週60時間まで就労可能とされ[i]，法制化以降も看護婦の過重労働は続いた．

　1958年以前の病院で働く看護婦は宿舎を利用し，結婚する場合は仕事を辞めるのが当然のような状況であった．そこから，結婚しても，子どもが生まれても働きたいと思うパイオニアが輩出し，自宅から通勤する看護婦が徐々に増えていった[ii]．子育て中の看護婦が増えていくにつれ，保育所の設置の声が高まり，1954年に国立旭川療養所で国立では初めての保育所が設置された[iii]．

　当時は「結婚したら辞めるのがあたり前」といった声も聞かれ，働く女性に理解のない時代があった．しかし，仕事も子育てもしたいという母親看護婦の切なる思いから保育所設置の運動が国立病院・療養所を中心に広まっていった．これらの保育所は古い官舎や使われていない病室などを再利用し，労働組合が中心となって運営された．法整備も重要であるが，こうした看護婦の仕事に対するスタンスが社会を変えていったともいえるだろう．

●引用文献
ⅰ）菅谷　章：看護労働の諸問題, p.50, 医学書院, 1965
ⅱ）川島みどり：歩きつづけて看護, p.24-25, 医学書院, 2000
ⅲ）全日本国立医療労働組合：院内保育所のあゆみ, p.4, 全日本国立医療労働組合, 2008

そして労働協約，就業規則および労働契約を遵守し，誠実におのおのその義務を履行しなければならない（第2条第2項）．

c　差別的取り扱いの禁止

　使用者は，労働者の国籍，信条または社会的身分を理由として，賃金，労働時間その他の労働条件について，差別的取り扱いをしてはならない（第3条）．また，使用者は，労働者が女性であることを理由として，賃金について，男性と差別的取り扱いをしてはならない（第4条）

d　強制労働の禁止

　使用者は，暴行，脅迫，監禁その他精神または身体の自由を不当に拘束する手段によって，労働者の意思に反して労働を強制してはならない（第5条）．

> **コラム**　**退職した准看護婦に対する奨学資金の返還請求の可否**
>
> 　―武谷病院事件―東京地裁平成 7 年 12 月 26 日判決
> 　採用に際して「准看護婦資格取得後 2 年間は病院に勤務する」旨の約束を取り交わし，病院側が奨学資金の返還請求をした件につき，裁判では，原告（病院）と被告（准看護婦）との間の約束は法的拘束を伴わない，紳士協定にすぎないと判断された．法的拘束力を認めれば，労働者の意に反した就業を認めることになってしまう．したがって裁判は契約として成立していないとした．
>
> ●**引用文献**
> ⅰ）秋田成就，小畑史子，鈴木　隆ほか：第 2 部労働関係判例　退職した准看護婦に対する奨学資金の返還請求の可否，医事判例，労働判例実務解説（秋田成就編），p.350-351，経営書院，1999

e 中間搾取の排除

　何人も，法律に基づいて許される場合の外，業として他人の就業に介入して利益を得てはならない（第 6 条）．たとえば，戦前は仕事をあっせんしていた口入屋（くちいれや）が横行し，労働者の賃金から紹介料を中間搾取（つまり，ピンハネ）することがあった．労働基準法は労働者を保護する目的からこうした中間搾取を禁じている．

f 労働条件の明示

　使用者は，労働契約の締結に際し，労働者に対して賃金，労働時間などの労働条件を明示しなければならない（第 15 条）．

2 解雇

a 解雇の制限

　使用者は，労働者が業務上の負傷，疾病による療養のため，あるいは産前産後のため休業する期間およびその後 30 日間は，解雇してはならない（第 19 条）．

b 解雇の予告

　使用者は，労働者を解雇しようとする場合，少なくとも 30 日前にその予告をするか，または 30 日分以上の平均賃金を支払わなければならない（第 20 条）．労働者は日々，会社や病院などに労働力を提供して賃金を得ることで生活が成り立っている．解雇の制限および予告は，突然の解雇によって生活が成り立たなくなり路頭に迷うことを防ぐという労働者を保護する意義がある．

3 賃金

a 賃金の支払い方法

　賃金は，通貨で，直接労働者に，その全額を支払わなければならない．ただし，法令に別段の定めがある場合，または「当該事業場の労働者の過半数

で組織する労働組合があるときはその労働組合, 労働者の過半数で組織する労働組合がないときは労働者の過半数を代表する者」(以下, 本書では「労働組合もしくは労働者代表」とする)との書面による協定がある場合, 賃金の一部を控除して支払うことができる (第24条).

b 賃金の支払い期日

毎月1回以上, 一定の期日を定めて支払わなければならない (第24条第2項).

コラム　労働組合

労働組合とは, 労働者が主体となって自主的に労働条件の維持改善その他経済的地位の向上を図ることを主たる目的として組織する団体またはその連合団体である (労働組合法第2条). 前述したように労働力を提供する労働者は企業や病院など大きな組織に比べ, 社会的・経済的に著しく弱い立場にたたされ, こうした組織と交渉するのはとても難しいことである. そこで, 労働者が一致団結して組合を結成し, 組織と交渉することが必要になる.

医療機関で就労する看護師は, 一般的に他の医療従事者と一緒に病院の労働組合に加入し, さらに組合によっては, 病院以外の大きな労働組合に加入している. 歴史的経緯をみると, 院内保育所の設置, 複数夜勤・月8回以内に夜勤を制限する運動いわゆるニッパチ闘争など, 看護師の働き方の改善に大きな貢献を行ってきた.

コラム　賃金の額は？

賃金の額は, 民間企業では, 使用者 (企業や病院など) と労働者の話し合いで自由に決められるのが原則であるが, これを貫くと使用者と労働者の力関係から, きわめて低く設定されるおそれがあり, 労働者の生活を不安定にしてしまう. あるいは企業間での不公正な競争 (たとえば, A社が, 1,000円から800円に下げたら, B社は700円に下げてより多くの利潤を追求するなど)が起きるおそれがある. このような状況を回避するために最低賃金法がある. 最低賃金法では, 都道府県ごとの地域別最低賃金と特定の産業に対する特定最低賃金がある (いずれも時給). 地域別最低賃金は, 地域における労働者の生活等を考慮して定められ, その際, 生活保護との整合性も考慮に入れることとされている. つまり, 最低賃金が生活保護水準を下回らないように配慮されている. 2022年10月1日現在で, 東京都は1,041円, 北海道は889円, 沖縄県は820円である[i].

● **引用文献**

i) 厚生労働省：令和3年度地域別最低賃金額改定状況, 〔https://www.mhlw.go.jp/content/11302000/000972054.pdf〕(最終確認：2023年7月8日)

4 ｜ 労働時間

a 労働時間

　使用者は，労働者に，休憩時間を除き1週間について40時間を超えて，労働させてはならない（第32条）．また，使用者は，1週間の各日については，労働者に，休憩時間を除き1日について8時間を超えて，労働させてはならない（第32条第2項）．

b 時間外労働

　労働組合もしくは労働者代表との書面による協定によって，1週間に40時間を超えて，労働させることができる（第32条の2）．

5 ｜ 休 憩

a 休憩の時間

　使用者は，労働時間が6時間を超える場合においては少なくとも45分，8時間を超える場合においては少なくとも1時間の休憩時間を労働時間の途中に与えなければならない（第34条）．

b 休憩の取り方

　休憩時間は，一斉に与えなければならない（第34条）．ただし，労働組合もしくは労働者代表との書面による協定がある時は，この限りでない（第34条第2項）．

　休憩時間は自由に利用させなければならない（第34条第3項）．法的には自由に利用できるが，休憩時間も拘束時間の一部であり，勤務時間に戻って来られなくなるおそれもあることから外出する場合などは，同僚，もしくは上司に外出する旨を説明しておくことが必要であろう．

6 ｜ 休 日

　使用者は，労働者に対して，毎週少なくとも1回の休日を与えなければならない（第35条）．ただし，4週間を通じて4日以上の休日を与えるようにしてもよい（第35条第2項）．

7 ｜ 時間外労働および休日労働

a 時間外労働および休日労働に必要な手続き

　使用者は，労働組合もしくは労働者代表との書面による協定（三六協定^{さぶろくきょうてい}）を締結し，これを行政官庁に届け出た場合は，労働時間を延長し，または休日に労働させることができる（第36条）．

b 時間外労働，休日労働の割増賃金

　使用者が，労働時間を延長し，または休日に労働させた場合においては，通常の労働時間または労働日の賃金の2割5分以上5割以下の範囲内で（政

令で時間外労働については2割5分，休日労働については3割5分と規定されている），割増賃金を支払わなければならない．ただし，時間外労働時間が1ヵ月あたり60時間を超えた場合は，60時間を超えた部分の労働時間に対して，通常の労働時間の賃金の5割以上の割増賃金を支払わなければならない（第37条）．

なお，これら労働時間，休憩および休日に関するの規定は，監督もしくは管理の地位にある者などは適応しない（第41条）．したがって管理職には適応されない．

8 深夜労働の割増賃金

午後10時から午前5時まで（厚生労働大臣が必要であると認める場合においては，その定める地域または期間については午後11時から午前6時まで）の間に労働させた場合は，通常の労働時間の賃金の計算額の2割5分以上の率で計算した割増賃金を支払わなければならない（第37条第4項）．

9 年次有給休暇

雇用してから6ヵ月間継続勤務し全労働日の8割以上出勤した労働者に対して，10日間の有給休暇を与えなければならない．また，1年6ヵ月以上継続勤務した労働者に対しては，雇入れの日から起算して6ヵ月を超えて継続勤務する日から起算した継続勤務年数1年ごとに，20日を限度として，1年では1日，2年では2日，3年は4日，4年は6日，5年は8日，6年以上は10日加算した有給休暇が取得できる（第39条）．

10 年少者の労働

原則として使用者は，児童が満15歳に達した日以後の最初の3月31日が終了するまで，これを使用してはならない（第56条）．また，原則として18歳に満たない者の8時間を超える労働は認めない．また，満18歳に満たない者を午後10時から午前5時まで使用してはならない（ただし，交代制で働く満16歳以上の男性は除外）（第61条）．

11 妊産婦の就労制限と母性保護

a 坑内労働の就労制限

妊娠中の女性，坑内での業務に従事しない旨を使用者に申し出た産後1年を経過しない女性の坑内でのすべての業務，および，18歳以上の女性については坑内で行われる女性に有害な業務と厚生労働省が定める業務を制限している（第64条の2）．

b 産前産後の休業

6週間（多胎妊娠の場合にあつては，14週間）以内に出産する予定の女性

メモ（坑内労働）

炭鉱や鉱坑の内部に入って行う労働．危険有害業務とされており18歳に満たない者（年少者）に対しても就業制限が定められている．

が休業を請求した場合は，就業させてはならない（第65条）．また，産後8週間を経過しない女性を就業させてはならない．ただし，産後6週間を経過した女性が請求した場合，医師が支障がないと認めた業務に就かせることは，差し支えない（第65条第2項）．

c 妊産婦の労働時間

使用者は，妊産婦が請求した場合，1週間の法定労働時間（40時間）または1日の法定労働時間（8時間）を超える労働，時間外労働，休日労働，深夜労働をさせてはならない（第66条）．

d 育児時間

生後満1年に達しない乳児を育てる女性は，法定の休憩時間のほか，1日2回おのおの少なくとも30分，育児時間を請求することができる（第67条）．

e 生理休暇

使用者は，生理日の就業が著しく困難な女性が休暇を請求した時は，その者を就業させてはならない（第68条）．

12 災害補償

a 療養の補償

労働者が業務上負傷または疾病にかかった場合においては，使用者は，その費用で必要な療養を行い，または必要な療養の費用を負担しなければならない（第75条）．ただし，労働者災害補償保険法（p.242参照）に基づいて補償された場合は免責される．療養の補償は，発症から治癒の時までである．この治癒とは，判例によると，症状が固定し，治療の必要（効果）がなくなった状態であり，いったん治癒しても再発した場合には療養補償が認められる[2]．

b 休業の補償

労働者が業務上負傷または疾病にかかり療養のため労働することができない場合，使用者は，平均賃金の100分の60（6割）の休業補償を行わなければならない（第76条）．労働基準法では，療養開始後3年を経過しても負傷または疾病が治らない場合，平均賃金の1200日分を払えば補償を行わなくてもよいという打切補償（第81条）がある．

13 就業規則

常時10人以上の労働者を使用する使用者は，①始業，終業時刻，②休憩時間，③休日，④休暇，⑤賃金，⑥退職（解雇の事由を含む）に関する事項などについて就業規則を作成し，行政官庁に届け出なければならない（第89条）．

就業規則は，働く時のルールを定めたものであり，病院や常時10人以上の診療所には就業規則があるので，看護職者も労働者として熟読し理解してお

く必要がある.

B 労働契約法 (平成 19 年法律第 128 号)

　日本では憲法で賃金,就業時間,休息その他の勤労条件に関する基準は,法律でこれを定める (第 27 条第 2 項) という原則を受けて,労働基準法等の労働法制が制定されてきた.しかし,労働契約の成立・展開・終了を規律するルールを定める法律はなく,この分野におけるルール形成は裁判所に委ねられてきた[3].ところが 1990 年代以降,就業形態の多様化,働く人の意識とワーク・ライフ・バランスの浸透,経営環境の急激な変化と人事管理制度の変化などから個別労働紛争が増加し,公正で透明性の高いルールが必要になってきた.そこで,トラブルが起こった場合にどのような解決がなされるかをあらかじめ示しておくために導入されたのが労働契約法である.

　この法律の目的は労働者および使用者の自主的な交渉の下で,労働契約が合意により成立し,または変更されるという「合意の原則」や,その他労働契約に関する基本的事項を定めることにより,合理的な労働条件の決定または変更が円滑に行われるようにすることを通じて,労働者の保護を図りつつ,個別の労働関係の安定に資することである.

C 労働安全衛生法 (昭和 47 年法律第 57 号)

　従来,労働安全,労働衛生に関する事項については,労働基準法に規定されていたが,技術の高度化や生産過程の複雑化などによって労働災害が増加するにいたった.それによって,より総合的・多角的に労働安全衛生政策を推進する必要性が高まり 1972 年に労働基準法から独立して労働安全衛生法が制定されるにいたった.

a 目 的

　職場における労働者の安全と健康を確保するとともに,快適な職場環境の形成を促進することを目的とする (第 1 条).

b 労働災害とは

　労働者の就業に係る建設物,設備,原材料,ガス,蒸気,粉じん等により,または作業行動その他業務に起因して,労働者が負傷し,疾病にかかり,または死亡することをいう (第 2 条第 1 号).

c 事業者と労働者の責務

1) 労働者の安全と健康を確保する責務

　事業者は,快適な職場環境の実現と労働条件の改善を通じて職場における労働者の安全と健康を確保するようにしなければならない.また,国が実施する労働災害の防止に関する施策に協力するようにしなければならない (第

3条）.

2）労働災害の防止に関する責務

　労働者は，労働災害を防止するため必要な事項を守るほか，事業者その他の関係者が実施する労働災害の防止に関する措置に協力するように努めなければならない（第4条）.

d 安全管理者と衛生管理者の設置

1）安全管理者

　常時50人以上の労働者を使用する鉱業，建設業，運送業，製造業その他の一定の事業所では安全管理者を専任し安全に関する技術的事項を管理させなければならない（第11条，同法施行令第3条など）.病院でも50人以上の施設では職員の安全を守るための安全管理者が配置される.

2）衛生管理者

　常時50人以上の労働者を使用する事業場では医師，歯科医師，保健師，その他衛生管理者免許を有する者から衛生管理者を選任し，衛生に係る技術的事項を管理させなければならない（第12条，同法規則第10条など）.病院でも50人以上の施設では衛生管理者が配置されている.

e 産業医の選任

　常時50人以上の労働者を使用する事業場では，医師のうちから産業医を選任し，その者に労働者の健康管理などを行わせなければならない.産業医は，労働者の健康を確保するため必要があると認める時は，事業者に対し，労働者の健康管理等について必要な勧告をすることができる.（第13条，同法施行令第5条など）.病院も労働者が働く事業場であるので，常時50人以上のスタッフがいる病院には「産業医」が選定されている.

f 安全衛生推進者，衛生推進者の選任

　安全管理者または，衛生管理者をおかない小規模事業場（常時10人以上50人未満）では，安全衛生推進者，または衛生推進者を選任し，安全衛生，または衛生に関する事項を担当させなければならない（第12条の2など）.

g 労働者の健康障害を防止するための事業者の講ずる措置

1）危険防止と健康障害防止の措置

　事業者は，機械，器具などによる危険を防止する措置，原材料，粉塵等による健康障害を防止するための措置，健康・生命保持に必要な措置，労働災害を防止するための措置を講じなければならない（第20条〜第24条）.

2）健康の保持増進のための措置

　事業者は有害な業務を行う作業場の作業環境測定，結果の評価，作業の管理等を通じて健康の保持増進のための措置を講じなければならない（第65条〜第65条の3など）.

3）快適な職場環境を形成する措置

　作業環境を快適な状態に維持管理すること，作業方法を改善すること，疲

労を回復するための施設・設備を設置することなどの措置を継続的かつ計画的に講ずることにより，快適な職場環境を形成するように努めなければならない（第71条の2）．ただし，受動喫煙の防止措置は努力義務となっている（第68条の2）．

h 労働者の安全衛生教育の推進

事業者は，労働者を雇い入れた時は，従事する業務に関する安全または衛生のための教育を行わなければならない（第59条）．

i 心理的な負担の程度を把握するための検査（ストレスチェック）

2014年に制定され，2015年12月1日から施行されている．ストレスチェック制度の目的は，従業員個人が特定されずに職場ごとのストレス状況を事業者が把握して，職場環境の改善を図ること[4]，そしてメンタルヘルス不調の未然防止を図ることにある[5]．

事業者は，労働者に対し，医師，保健師等による心理的な負担の程度を把握するための検査を行わなければならない（第66条の10）とされている．事業者は常時50人以上の労働者を使用する事業所の労働者にストレスチェックを1年以内ごとに1日，定期的に実施しなければならない．労働者が50人未満の事業所は，努力義務となっている．

> **メモ**
>
> 法に基づくストレスチェックは①仕事のストレス要因（職場における労働者の心理的な負担の原因に関する項目），②心身のストレス反応（心理的な負担による心身の自覚症状に関する項目），③周囲のサポート（職場における他の労働者によるその労働者への支援に関する項目）を含むことが必要とされている．国は，職業性ストレス簡易調査票（57項目）を推奨している．

ストレスチェック制度の要点

①常時雇用されている従業員に対して，医師，保健師等による心理的な負担の程度を把握するための検査を実施する．

②検査結果は，検査をした医師，保健師等から直接本人に通知され，労働者の同意を得ないで，労働者の検査結果を事業者に提供してはならない（第66条の10第2項）

③検査の結果，高ストレス者など一定の要件に該当する従業員から申し出があった場合，医師による面接指導を実施する．同時に，そのことによって事業者は，労働者に不利益な取り扱いをしてはならない（第66条の10第3項）．

④面接指導の結果，医師の意見を聞き，必要に応じて就業上の措置を講じることが事業主に義務化された．

調査の実施者には保健師や研修を受けた看護師や精神保健福祉士もなれるが，面接指導は診断行為が入ってくるため，医師にしか認められていない．

j 健康診断

事業者は，労働者を雇い入れたとき，および1年以内ごとに1回定期的に健康診断を行わなければならない（第66条，同法規則第43条，同法規則第44条）

k 病者の就業禁止

事業者は，伝染性の疾病，心臓，腎臓，肺等の疾病で労働のため病勢が著

表Ⅴ-1　保険の給付

事故の種類	給付の種類
業務上の事故	療養補償給付，休業補償給付，障害補償給付，遺族補償給付，葬祭料，傷病補償年金，介護補償給付
通勤による事故	療養給付，休業給付，障害給付，遺族給付，葬祭給付，傷病年金，介護給付

しく増悪するおそれのあるものにかかった者，その他厚生労働省令で定めるところにより，その就業を禁止しなければならない（第68条，同法規則第61条）．

D　労働者災害補償保険法（昭和22年法律第50号）

　労働者災害補償保険法は，業務上の事由または通勤による労働者の負傷，疾病，障害，死亡等に対して迅速かつ公正な保護をするため，必要な保険給付を行い，あわせて，業務上の事由または通勤により負傷し，または疾病にかかった労働者の社会復帰の促進，当該労働者およびその遺族の援護，労働者の安全および衛生の確保等を図り，もつて労働者の福祉の増進に寄与することを目的とする（第1条）．

　保険の給付には表Ⅴ-1のような種類がある．保険者は政府であり（第2条），保険料は，全額事業主の負担となっている．

E　雇用保険法（昭和49年法律第116号）

a　概要

　労働者が解雇や自発的離職，合意解約などによって職を失った場合，次の仕事を見つけるまでの間，生活を保障する制度がなければ生活を維持しながら適切な職業を選択することができなくなってしまう．そこで，1947年に失業保険法が制定され，失業者への失業給付を行ってきた．1974年に失業保険法は，雇用保険法に改編され，失業給付に加え，失業を予防する積極的な政策として雇用促進・失業予防を目指したものになった．

　雇用保険制度は，政府が管掌し，事務の一部を都道府県が行う（第2条，同条第2項）．事業の規模に関係なく，労働者が雇用されるすべての事業で強制的に適用される（第5条）．ただし，①1週間の所定労働時間が20時間未満の者，②同一事業主の適用事業に継続して31日以上雇用されることが見込まれない者，③季節的に雇用される者，④学生，⑤1年を通じて雇用されるものではない船員などは適用除外である（第6条第1項〜第6項）．

> **メモ**
>
> 雇用保険法では，原則として昼間学生は雇用保険法上の労働者とは認められないため，雇用保険の適用外になる．ただし，①卒業予定があり卒業後に継続して同事業所に勤務予定の者，②休学中の者，③定時制課程に在学中の者は例外として適用対象となる．

b 失業等給付

求職者給付，就職促進給付，教育訓練給付および雇用継続給付とする（第10条第1項）．

c 就職への努力

求職者給付の支給を受ける者は，必要に応じ職業能力の開発および向上を図りつつ，誠実かつ熱心に求職活動を行うことにより，職業に就くように努めなければならない（第10条の2）．

F 育児休業，介護休業等育児又は家族介護を行う労働者の福祉に関する法律（育児・介護休業法）（平成3年法律第76号）

a 概要

この法律は，当初は男女労働者を対象に育児休業の保障などを定めた育児休業法として制定され，その後，少子高齢化の進展を背景として1995年の改正で，現行法のような介護休業の保障などを含めたものに再編された．

b 目的

育児休業および介護休業に関する制度，子の看護休暇および介護休暇に関する制度を整備することによって，労働者等の雇用の継続および再就職の促進を図り，職業生活と家庭生活との両立に寄与することなどを目的としている（第1条）．

c 育児休業の取得要件

1歳に満たない子について，その事業主に申し出ることにより，育児休業をすることができる（第5条）．ただし，一定の事由がある場合は1歳6ヵ月までの期間に延長できる（第5条第3項）．子が1歳6ヵ月に達した時点で，保育所に入れないなどの場合は，2歳に達するまで延長できる．

d 介護休業

労働者は，その事業主に申し出ることにより，介護休業をすることができ（第11条），要介護状態（負傷・疾病または身体上もしくは精神上の障害により常時介護を要する状態）にある配偶者，父，母，子ならびに配偶者の介護のため，93日を限度として（第15条），介護休業を取得することができる．また，要介護の家族が1名の場合は年5日，2人以上の場合は年10日間の短期介護休暇が取得できる（第16条の5）．

e 子の看護休暇

小学校就学の始期に達するまでの子を養育する労働者は，その事業主に申し出ることにより，1年度において5労働日（2人以上いる場合は10労働日）を限度として，負傷し，若しくは疾病にかかった当該子の世話または疾病の予防を図るために必要なものとして子の看護休暇を取得することができる（第16条の2）．

f 事業主が講ずべき措置

事業主が講ずべき措置として，次のような事項などがある．

①3歳未満の子を養育する育児休業をしない労働者の申し出に対する勤務時間の短縮などの措置

②3歳から小学校就学までの子を養育する者に対する育児休業または労働時間の短縮などの必要な措置

③要介護状態にある家族を介護する労働者の申し出に対する労働時間短縮等の措置

④原則として小学校就学までの子を養育する労働者，要介護状態にある家族を介護する労働者が要求した場合には深夜（午後10時〜午前5時）に就労させないこと

⑤労働者の就業場所の変更を伴う配置の変更をしようとする場合に，子の養育，家族の介護に配慮すること

⑥労働者，配偶者が妊娠，出産した場合，または労働者が家族を介護していることを知った場合に，個別に育児休業・介護休業などに関する定めを周知するよう努めること

⑦小学校就学までの子を養育する労働者に育児目的で利用できる休暇制度を設けること

G 雇用の分野における男女の均等な機会及び待遇の確保等に関する法律（男女雇用機会均等法）（昭和47年法律第113号）

a 概要

一般に男女雇用機会均等法とよばれる．雇用の分野における男女の均等な機会および待遇の確保を図るとともに，女性労働者の就業に関して妊娠中および出産後の健康の確保を図る等の措置を推進することを目的とし（第1条），労働者が性別により差別されることなく，また，女性労働者にあっては母性を尊重されつつ，充実した職業生活を営むことができるようにすることをその基本的理念とする（第2条）．

1972年に成立・施行された勤労婦人福祉法の一部改正により，1985年に「雇用の分野における男女の均等な機会及び待遇の確保等女子労働者の福祉の増進に関する法律」が成立，翌1986年に施行された．その後，1997年改正（1999年施行），2006年改正（2007年施行）と改正を重ね，差別的取り扱いの禁止範囲の拡大や，職場におけるセクシュアル・ハラスメント防止規定の新設など，拡充が行われている．なお，1997年改正では，法律の中心的内容が雇用の分野における男女の均等な機会及び待遇の確保を図ることに変わったため，法律名が「雇用の分野における男女の均等な機会及び待遇の確保等に関する法律」に変更された．また，2006年改正では，女性への差別的

取り扱いの禁止から，男女双方に対する性別を理由とする差別的取り扱いが禁止となり，職場におけるセクシュアル・ハラスメント防止規定の対象に男性も追加されるなど，男女問わず性差別・ハラスメントをなくすという考えが表れている[6]．

b 性別を理由とする差別の禁止

事業主は，労働者に対して，①募集および採用，②配置，③昇進，降格および教育訓練，④住宅の貸付，他福利厚生，⑤職種・雇用形態の変更，⑥退職の勧奨，定年，解雇，労働契約の更新について，性別を理由に差別してはならない（第5条，第6条）．

c マタニティー・ハラスメントに関する雇用管理上の措置

事業主は，女性労働者が妊娠，出産に関する事由についての言動によって，その女性の労働環境が害されることのないよう，相談に応じ，適切に対応するなどの雇用管理上必要な措置を講じなければならないとされている．

コラム

マタハラ賠償命じる　東京地裁判決　雇止めも無効

育児休業の取得後に正社員から契約社員にさせられたことは，「マタニティー・ハラスメント」にあたり違法だとして，東京都内の女性（37歳）が会社を訴えた裁判で，東京地裁は，会社の対応に対し，慰謝料など110万円の支払いを命じ，契約社員になった後に雇止めされたことも無効と認定した．語学学校の講師であった女性は，2013年3月に出産し，育児休暇を終えた後，保育園が見つからなかったため有期契約の社員となった．その後保育園が見つかったため正社員への復帰を求めたが，上司の男性から「俺は彼女が妊娠したら俺の稼ぎだけで食わせる」と言われた．女性はこの発言を含めてマタハラだと主張．判決はこの発言に対して「許容されないものだ」とし不法行為を認定した．（9月11日東京地裁判決）

●参考文献
ⅰ）朝日新聞　2018年9月12日朝刊

H　職場におけるハラスメント

労働者の人権侵害問題として，職場においてパワー・ハラスメント，セクシュアル・ハラスメント，モラル・ハラスメントなどが起こる可能性がある．

a 職場におけるパワー・ハラスメント，およびモラル・ハラスメント

職場における上司や同僚からのいじめ・嫌がらせ，いわゆるパワー・ハラスメントが問題となっている．病院等の使用者は，労働契約上の信義誠実の原則に基づき，パワー・ハラスメントやモラル・ハラスメントがない働きやすい職場環境を整備する職場環境配慮義務を負う．職場環境配慮義務がある

＊不法行為
故意または過失により他人の権利や利益を侵害する行為（p.259 参照）

＊債務不履行
債務を弁済する時期になっても弁済されないこと（p.258 参照）

ということは，民事上の不法行為＊に対する責任，債務不履行＊に対する責任があるということである．したがって，使用者もしくは実質的に職場を管理している管理者は，当事者でなくても労働者に責任を負うことになり，職場の良好な人間関係の保持に努める必要がある．

　厚生労働省では，2012 年に職場のパワー・ハラスメント予防・解決に向けた提言を公表し，パワー・ハラスメントの定義や類型をとりまとめ啓発を行ってきた．同時に同年と2017年に職場のパワー・ハラスメントの実態調査を行い，2018 年 3 月には職場のパワー・ハラスメント防止対策についての検討会報告書を発表した．報告書によると都道府県労働局における職場のいじめ・嫌がらせに関する相談は増加傾向にあり，パワー・ハラスメントの予防・解決に取り組むことが，労働者と企業の双方にとって意義・効果があることを労働者や企業に広く理解を求め，対策を促していくことが非常に重要であるとしている[7]．

　2019 年（令和元年）6 月 5 日，女性の職業生活における活躍の推進に関する法律等の一部を改正する法律の公布により，労働施策の総合的な推進並びに労働者の雇用の安定及び職業生活の充実等に関する法律（労働施策総合推進法）等が改正され，職業におけるパワー・ハラスメント防止のために雇用管理上必要な措置を講じることが事業主の義務となった．雇用管理上の措置の具体的内容は，①事業主によるパワハラ防止の社内方針の明確化と周知・啓発，②苦情などに対する相談体制の整備，③被害を受けた労働者へのケアや再発防止などである．

b　セクシュアル・ハラスメント

　セクシュアル・ハラスメントとは，一般に「相手方の意に反する不快な性的言動」といわれている．加害者は，セクシュアル・ハラスメントによって，被害者の性的自己決定権などの人格的利益や，働きやすい職場環境の中で働く利益等を侵害したものとして，不法行為の責任を負う[8]．また，使用者は前述の職場環境配慮義務を負う．

　前述の女性の職業生活における活躍の推進に関する法律等の一部を改正する法律の公布により，労働施策総合推進法等にセクシュアル・ハラスメント等の防止対策強化が規定され，①セクシュアル・ハラスメント等に起因する問題に対する国，事業主及び労働者の責任の明確化，②労働者がセクシュアル・ハラスメント等の相談をしたこと等を理由とする事業主による不利益取り扱いの禁止が盛り込まれた．

Ⅰ 働き方改革を推進するための関係法律の整備に関する法律（働き方改革関連法）

1 働き方改革関連法とは

働き方改革を推進するための関係法律の整備に関する法律（働き方改革関連法）が，2019年4月から施行された．これまでの日本では，長時間働くことに価値がおかれ，1980年代後半から長時間労働による死亡事故が多発し，"過労死"が問題になってきた．しかも，労働時間と労働生産性を国際比較した場合，日本の長時間労働は，労働生産性が高くないことが明らかになった．過労死の問題は，人材不足が指摘される医療界においても長年の大きな問題であった（コラム参照）．

> **コラム　看護師の過労死事件**
>
> 2008年，夜勤中に急死した国立循環器病センターの看護師が月80時間を超える時間外労働をしていたことから過労死が認定された（大阪地裁判決）．2009年には24時間勤務を月に4回していた済生会中央病院の看護師の過労死が認定された（東京三田労働基準監督署）．日本看護協会は，2万人の看護師に過労死の危険があり，2交替でも3交替であっても前残業，後残業が恒常化していることを発表し（日本看護協会　協会ニュース，2009年5月15日），看護職員のワークライフバランス事業など，看護師の労働環境の改善に取り組んできた．

2017年3月の第10回会議で「働き方改革実行計画」が決定，2018年6月29日に「働き方改革関連法」が成立した．

働き方改革関連法のねらいは，労働時間を短くすれば女性や高齢者が働きやすくなり労働人口が増える，待遇格差を減らし効率よく仕事をすることで労働生産性が向上する，賃金アップによって個人消費も増え，企業収益も増える，というものである．

2 働き方改革関連法のポイント

a 時間外労働時間の上限規制

働く人の健康を守るため，長時間労働を抑えることに意義がある．規制内容を以下に示す．

- 時間外労働の上限原則を「月45時間，年360時間」とし，月45時間を超えて働けるのは年に6ヵ月まで，年720時間以内（休日労働を含めない）
- 休日を含めた場合：月100時間未満，2～6ヵ月の平均なら月80時間

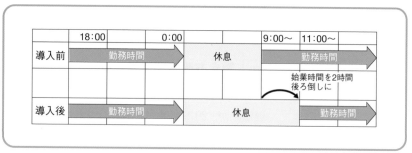

図Ⅴ-1　勤務間インターバル制度（11時間以上の休息時間とした場合）

- 上限を超えて働かせた企業には罰則あり
- 猶予されていた職業：建設業，自動車運転業務，医師（いずれも2024年4月1日から適用）
- 適用除外：研究開発業務

b 年次有給休暇（年休）の消化義務

年10日以上の年休が与えられている労働者に，企業側（使用者側）が消化日を指定してでも最低5日は年休を消化させることを義務づける．労働者が自主的に5日以上年休を取っていれば，それ以上休ませる義務はない．年休消化が5日未満の労働者がいた場合は，1人あたり最大30万円の罰金が科せられる．

c 勤務間インターバル制度の促進

仕事が終わってから次の仕事まで一定の休息時間を確保することが企業の努力義務となった（図Ⅴ-1）．

d 同一労働同一賃金

これまでは，同じように仕事をしていても正規労働者（正社員）とパートや契約社員など非正規労働者との基本給，手当，賞与などの待遇差が当然のごとく存在した．

同一労働同一賃金の仕組みはパートや契約社員の待遇を改善するもので，正社員との待遇格差を是正するものである．同一かどうかは，正規労働者と非正規労働者との①業務内容，②人材拡張の仕組み，③その他の事情を勘案する．ガイドラインによれば，雇用形態（正社員，パートなど）によって，待遇の違いが認められないものと，待遇差があってもよい，つまり待遇の違いが認められるものとがある（表Ⅴ-2）．待遇差の内容や理由について，企業や病院側は，非正規労働者に説明しなければならない．

e 高度プロフェッショナル制度

年収が高い一部の専門職において，労働時間の規制対象から完全に外すもので，これにより従来の労働基準法上の残業，休日・深夜の割増賃金制度の

表Ⅴ-2　同一労働同一賃金ガイドライン

違いを認めない	手当	役職手当，特殊作業手当，特殊勤務手当，精皆勤手当，時間外労働手当の割増率，深夜・休日労働手当の割増率，通勤手当・出張旅費，食事手当，単身赴任手当，地域手当
	福利厚生	食堂，休憩室，更衣室といった福利厚生施設の利用，転勤者用社宅（転勤の有無等の要件が同一の場合），慶弔休暇，健康診断に伴う勤務免除・有給保障，病気休職，勤続期間に応じて認めている法定外の有給休暇やその他の休暇
	教育訓練	現在の職務に必要な技能・知識を習得するために実施するもの
違いを認める	基本給	能力，経験，業績，成果，勤続年数に応じた基本給，労働者の勤続による能力の向上に応じた昇給
	賞与	会社の業績等への労働者の貢献の程度に応じた賞与

〔厚生労働省：同一労働同一賃金ガイドライン，〔https://www.mhlw.go.jp/stf/seisakunitsuite/bunya/0000190591.html〕（最終確認：2019 年 11 月 25 日）を参考に作成〕

規定から外れることになる．

f　フレックスタイム制

　フレックスタイム制とは労働者が始業と終業の時刻を自由に決められる制度．労使で事前に清算期間とその清算期間に働くべき時間数を決め，この期間全体で残業の有無を判断する．残業などを計算する際の基準となる「精算期間」が，最長 1 ヵ月から 3 ヵ月になる．1 ヵ月以上の清算期間を定めた場合，1 週間あたりの労働時間が 50 時間を超えないように定めた．それを超えた分は 25％の割り増し賃金が支払われる．

g　産業医・産業保健機能の強化（労働安全衛生法）

　産業医の活動環境の整備のために事業者には以下のことが義務化，もしくは努力義務化された．

1) 事業者は，産業医に対し労働者の健康管理を適切に行うための必要な情報を提供しなければならない（第 13 条第 4 項）．
2) 事業者は，産業医から勧告を受けた場合は，その勧告の内容を衛生委員会または安全衛生委員会に報告しなければならない（第 13 条第 6 項）．
3) 産業医が労働者からの健康相談に応じ適切に対処するために必要な整備・措置を講ずるように努めなければならない．
4) 産業医を選任した場合事業者は，産業医の業務内容等を常時各作業場の見やすい場所に提示するなどの方法で労働者に周知しなければならない（第 101 条第 2 項）．

h　医師の働き方改革，およびタスク・シフト/シェアの推進

　2024 年 4 月 1 日から医師にも残業の上限規制が適用されることとなった．上限規制は，下記の 4 つの水準が設定されている．将来的には暫定特例水準を解消し，C 水準を縮減する方向性で進められている[9)][10)][11)][12)]．

- A水準：年間の時間外労働の上限時間（以下，上限時間）を960時間とする．
- B水準：地域医療提供体制の確保の観点から水準を超えざるを得ない場合を想定し，地域医療確保暫定特例水準として，上限時間を1,860時間，月100時間未満（例外あり）とする．

C水準は集中的技能向上水準として2つ設定．いずれも上限時間を1,860時間，月100時間未満（例外あり）とする．

- C-1水準：臨床研修医・専門研修中の医師の研鑽意欲に応えて一定期間集中的に知識・手技を身に付けられるようにするもの
- C-2水準：高度な技能の育成が公益上必要な分野で診療に従事する際に適応するもの

　医師の働き方改革を進めるために，他の医療従事者へのタスク・シフト/シェアが推進されている[13]．看護職に関するものとしては，助産師の助産師外来・院内助産，看護師の特定行為，あらかじめ特定された患者に対するプロトコールに沿って医師が事前に指示した薬剤の投与，採血，検査の実施などである．タスク・シフト/シェアの推進にあたっては，管理者へのマネジメント研修，職員の研修，ICT導入等による業務の効率化が検討されている．

●引用文献

1) 厚生労働省労働基準局編：全訂七版　解釋通覧労働基準法，p.3，総合労働研究所，1991
2) 荒木尚志：労働法，第2版，p,224，有斐閣，2013
3) 両角道代，森戸英幸，梶川敦子，水町勇一郎：労働法，p.51，有斐閣，2017
4) 渡辺洋一郎，中西史子：ストレスチェック制度の狙いと課題，p.9-10，日本生産性本部　生産性労働情報センター，2016
5) 第186回国会衆議院会議録　第33号　官報号外　平成26年6月19日，労働安全衛生法の一部を改正する法律案及び同報告書，p.36，2014
6) 厚生労働省：Ⅲ　男女雇用機会均等法成立30年を迎えて．平成27年版働く女性の実情，〔https://www.mhlw.go.jp/bunya/koyoukintou/josei-jitsujo/15.html〕（最終確認：2023年10月16日）
7) 厚生労働省：職場のパワー・ハラスメント防止対策についての検討会報告書，平成30年3月，〔https://www.mhlw.go.jp/stf/houdou/0000201255.html〕（最終確認：2023年10月16日）
8) 荒木尚志：労働法，第2版，p99，有斐閣，2013
9) 日本医師会：医師の働き方改革の制度について，〔https://c2-shinsasoshiki.mhlw.go.jp/system/〕（最終確認：2023年7月8日）
10) 厚生労働省：令和3年度第1回医療政策研修会および地域医療構想アドバイザー会議．医師の働き方改革について，〔https://www.mhlw.go.jp/content/10800000/000818136.pdf〕（最終確認：2023年7月8日）
11) 厚生労働省：医師の働き方改革に関する検討会（2019年3月28日）．医師の働き方改革に関する検討会報告書，〔https://www.mhlw.go.jp/content/10800000/000496522.pdf〕（最終確認：2023年7月8日）
12) 厚生労働省：働き方改革関連法に関するハンドブック　時間外労働の上限規制等について，〔https://jsite.mhlw.go.jp/yamagata-roudoukyoku/content/contents/000465408.pdf〕（最終確認：2023年7月8日）
13) 厚生労働省：第77回社会保障審議会医療部会（2020年12月25日）．資料2-1　医師の働き方改革及びタスク・シフト/シェアの推進について，〔https://www.mhlw.go.jp/content/12601000/000711169.pdf〕（最終確認：2023年7月8日）

第VI章　看護の臨床業務と
法・制度の
かかわりを知る

1 看護の臨床業務に関係する法規を理解する

A はじめに

1 関係法規と医事法

　看護学科をはじめとする保健医療系の学部・学科では，一般に医療に関係する法令について学ぶ科目を「関係法規」（関連法規）と呼んでいる．他方，法学部では，同じ科目を「医事法」として開講されることが通例である．

　この点，法令集に「医事法」という名称の法典が存在するわけではなく，法と医療がクロス・オーバーする学際領域において問題となる様々な法律や命令，判例等を包摂して，講学上そのように呼んでいるにすぎない．実際に問題となる法分野としては，医療と人権については憲法が，医療過誤の損害賠償については民法が，同じく刑罰については刑法が，それらの裁判手続については民事訴訟法や刑事訴訟法が，また，業界を規律するいわゆる業法としては医療法や医師法，保健師助産師看護師法など  ，様々なものがある．

> **メモ**
> これらの大部分は，法律学の学問分野としては行政法学に位置づけられる．

> **コラム　六法**
>
> 　六法とは，基礎的な法分野である「憲法」「民法」「刑法」「商法」「民事訴訟法」「刑事訴訟法」の6つのことをさすと同時に，『六法全書』（有斐閣）のように法令集の代名詞として使われることもある．
> 　今日では，福祉国家における行政の役割の増大にともない，基本的な法分野として，これら6つに「行政法」も加えることが一般的になっている．その場合でも，あくまでも「六法」であって「七法」という呼び方はしない．

2 医療事故と医療過誤

　医療に関わるトラブルをさして，「医療事故」と「医療過誤」という用語が使われることがあるが，これらは同義でないことに注意する必要がある．

　「医療事故」とは，医療行為を原因として患者の生命や健康に不良な転帰（有害な結果）を来した場合の総称である．そうした不良な転帰をたどったことについて，医療関係者の帰責性*の有無を問わず，医療側に何らの過失がない場合をも含む ．

　これに対し「医療過誤」とは，医療事故のうち医療側に「責に帰すべき事

> ***帰責性**
> 責に帰すべき事由（帰責事由）のこと．具体的には，故意または過失のことをいう．

> **メモ**
> そうした場合を，法的には「不可抗力」というが，医療関係者は「合併症」と呼ぶこともある．

由」（帰責事由）があったと認められるものだけをいう。

　そうすると，医療過誤とはいわば医療サイドが有責の場合ということができる。この医療過誤に関与した医療スタッフには，法律上，①刑事上の責任，②民事上の責任，③行政上の責任，の3種類の責任が問題になる。

B 刑事上の責任

1 はじめに

> **メモ**
> 2022年の刑法改正により，同じく刑務所に収監される刑罰であった禁錮刑と統合され「拘禁刑」に一本化されることになった。

　「法的な責任」といったときに真っ先に思い浮かぶのは，懲役や罰金といった「刑罰」を科される場合ではないだろうか。この「刑罰」は，通説的には，加害者の反規範的な人格態度に対する一種の「非難」であると説明される。

　そして，加害者の反規範的な人格態度は，その行為を通じて外部に現れることになるから，人の行為は意思（主観）と身体の動静（客観）が結合したものということができる。

　そうすると，人の死に至るという同じ行為であったとしても，その主観面の相違によって，故意に人を殺した場合（殺人）に対する「重い非難」と，過失で人を死に至らしめた場合（過失致死）の「軽い非難」に分かれることになる。

　この場合の「重い非難」にあたる犯罪類型を「故意犯」といい，「軽い非難」にあたるものを「過失犯」という。刑法は，別段の規定がないかぎり，故意犯を処罰するのが原則である（故意犯処罰の原則）。

2 故意と過失

> **＊認容**
> 一定の結果が発生しても構わないと思っていることをいう。

　「故意」とは，国語的には「わざと」などと表現されることもあるが，法的には一定の結果の発生またはその危険性を認識し，かつ少なくとも認容＊している心理態度をいう（認識認容説）。

　他方，「過失」とは，同じく「うっかり」などと表現され，古くは不注意な心理状態などと説明されたこともあったが，今日では一定の注意義務の違反をさすのが一般的である（客観的過失論）。

　そして，この注意義務の要素としては，①そもそも有害な結果を予見できなければ，回避も困難であることから「結果予見可能性」が，②有害な結果の予見が可能である以上，それを予見すべきであることから「結果予見義務」が，③有害な結果を予見できたとしても，回避が不可能なら非難できないことから「結果回避可能性」が，④有害な結果が回避可能であった以上，回避すべきであることから「結果回避義務」が問題となり，これら4つの要素からなると考えられている。いわば，ある結果の予見可能性を基礎とした当該

結果の回避義務ということができる.

　そうすると，医療の現場において，不良な転帰を認識しながらあえて認容するということは通常考えにくいであろうから，不良な転帰を予見できたにもかかわらず，漫然と不適切な処置を続けた結果，不良な転帰に至ったという場合がほとんどであろう.

　したがって，医療過誤において問題となる犯罪は，そのほとんどが故意犯ではなく，過失犯ということになる.

3 単なる過失と業務上過失

　過失によって人の生命・身体の安全を害した場合に，それが日常生活における事故であれば，過失傷害罪（刑法第209条第1項）や過失致死罪（同第210条）が問題になるにとどまり，その制裁も罰金といった金銭的な罰にとどまる.

- 刑法第209条第1項：過失により人を傷害した者は，30万円以下の罰金又は科料に処する.
- 刑法第210条：過失により人を死亡させた者は，50万円以下の罰金に処する.

　他方，同じ事故が業務上の事故であった場合には，業務上過失致死傷罪（刑法第211条第1項）が成立することになる.一定の危険性のある業務に従事している者には，一般人に比べて特に高度の注意義務が要求され，その違反に対しては法定刑も加重されることになる.

- 刑法第211条第1項：業務上必要な注意を怠り，よって人を死傷させた者は，5年以下の懲役若しくは禁錮又は100万円以下の罰金に処する.重大な過失により人を死傷させた者も，同様とする.

　この点，業務上過失致死傷罪における「業務」とは，判例上①社会生活上の地位に基づき，②反復継続して行う行為であって，③他人の生命・身体に対し危険な行為，の①から③のすべてを満たすものをいうとされている（最高裁判所判決昭和33年4月18日）.

　これを医師や看護師をはじめとする医療専門職についてみると，①一定の専門職の地位にあって，②現実に反復継続して，③患者の生命・身体の安全に直接関わっているところから，優に前記①〜③のすべての要件を充足する.

　そうすると，医療過誤においては，医療専門職に「業務」性が認められることは明らかであるから，単なる過失致死傷罪ではなく業務上過失致死傷罪が適用され，重く処罰されることになる.

因果関係

業務上過失致死傷罪に限った問題ではないが，刑法上，一定の犯罪が成立するというためには，ある行為と発生した結果との間に，原因と結果の関係にあるといえるような一定の結びつきが必要となる．この結びつきのことを「因果関係」という．医療過誤でいえば，医療専門職の過失行為と患者の死傷の結果との間に，因果関係が必要になるということである．

この点，因果関係とは，一般に「あれ（行為）なくば，これ（結果）なし」の関係ということができる（条件関係の公式）．

確かに，医療過誤の事案でも，手技ミスや誤薬・誤投与，医療機器の誤操作のような「作為型」＊では，このとおり理解することができる．

しかし，医療過誤には，必要な検査をしなかったとか，検査結果を見落としたとか，必要な処置をしなかったという「不作為型」＊もありうる．

このような不作為型では，ある時点において適切な処置を行っていれば，死亡の結果は発生しなかったかという形で問題になる．そのため，不作為型の場合には，条件関係の公式が修正され「あれ（適切な行為）あらば，これ（結果）なし」の関係として表現されることになる．

ここにおいては，「ある時点において，ある適切な行為をしていれば」という仮定を付け加えて判断する必要がある．作為型の因果関係の判断も，一種の仮定を含む判断には違いない．しかし，既に発生した結果に至る過程から実際に行われた行為を除いて考えるのであるから，比較的高い確度をもって推論することが可能な場合が多いであろう．それに対して，不作為型の場合には，実際には行われていない適切な行為が行われていれば，転機がどの程度異なるものになったかを考えるのであるから，どうしても確率論的な議論にならざるをえない場合が少なくない．

このような因果関係の判断の構造にも，医療過誤事案の責任追及を難しいものにしている一因があるといえよう．

＊**作為型**
本来，すべきでない誤った行為に出たタイプ．

＊**不作為型**
期待される適切な行為をしなかったタイプ．

4 過失犯の制限法理──「信頼の原則」

今日は，「チーム医療」の時代といわれる．医師のみではなく，多くの医療専門職による役割分担と協働なしには，医療を提供することは難しくなっている．他方で，（医師ではない）看護師をはじめとする医療専門職は，医師の指示を受けなければ診療の補助をすることができないのが原則である（医師法第17条，保健師助産師看護師法第37条本文）．

そうすると，チーム医療において，ある医療専門職の過失によって患者の生命や健康を害した場合には，医師には，過誤の発生を防止するために必要な指導・監督をすべき注意義務の違反が問われることになりそうである．さらには，同じチームの他の医療専門職にも，同様に過誤の発生を防止する何らかの注意義務の違反が問題になるかもしれない．

確かに，かつては医師が適切な指示をしたにもかかわらず，看護師が誤薬をして患者が死亡したという事案においてすら，医師の監督義務違反を認

め，その刑事責任が肯定されていた時代もあった．

　しかし，医師が様々な医療専門職の行為を逐一確認することは現実的ではないであろうし，チームの医療専門職の一人の過失によって過誤が起きた場合に，常に他の医療専門職もまた刑罰を科せられるというのでは，一種の連帯責任のようなもので，国家刑罰権の行使が広きに失するといわざるをえないであろう．

　そこで，医療過誤においても，業務上過失致死傷罪の成立範囲を限定できないかと考えられるようになってきた．この過失犯の成立を制限するための法理が「信頼の原則」である．

　この「信頼の原則」とは，複数の者が役割を分担する共同作業においては，ある者は他の者が適切な行動をとるであろうことを信頼してよく，他の者が不適切な行動に出ることを想定して結果回避措置をとることまでは要求されないとする原則のことである．そもそもは，交通事故における過失犯の成立範囲を限定するための法理であったが，今日，交通事故に限られるわけではなく，建設作業や巨大な化学プラントの運転といった危険をともなう共同作業にも敷衍（おし広げること）して適用することが可能と考えられるに至っている．

　そこで，チーム医療の一定の役割分担の下で，ある医療専門職の過失により過誤が生じた可能性がある場合であっても，チームの他のメンバーは，当該医療専門職が不適切な行為に出ないことを信頼してよく，その信頼に反してなされた不適切な行為については（当該結果の回避義務はないものとして）業務上過失致傷罪の成立が否定されるようになった（p.270「北大電気メス事件」参照）．

C　民事上の責任

1　はじめに

　近年，よほど悪質なケースを別にすると，医療過誤について医師や看護師をはじめとする医療専門職の刑事上の責任が追及されることは少なくなっている．そのため，今日，医療過誤に対する責任は，主として患者ないしその家族との間での民事上の責任として追及されることになる．ここにいう民事上の責任とは，加害者に対して損害賠償を請求し，被害者が現実に被った損害の填補（埋め合わせ）を求めることが中心となる．

　この点，刑事上の責任では，故意犯処罰の原則との関係で「重い非難」としての故意犯と「軽い非難」としての過失犯の区別が重要であったが，民事上の責任における損害賠償は，被害者が現実に被った実損額を限度とする．したがって，入通院に要した医療費やその間に休職して得られなかった賃金

等の額に違いがないかぎり，加害者の故意によるものであろうと過失によるものであろうと，これに対する損害賠償の額に多寡はないのが原則である🖊.

> **コラム**　「患者は金目当て」なのか？
>
> 　山崎豊子著『白い巨塔』（新潮社）は，わが国の医療の問題点を鋭く追及した社会派の長編小説であり，たびたび映画化やテレビドラマ化されてきた名作であることから，実際に観たという人も少なくないと思われる.
>
> 　この初代テレビドラマ版において，田宮二郎扮する主人公の財前五郎教授が，自ら執刀した手術で亡くなった患者の遺族から訴えられたことを知った際に，「所詮，患者は金目当てだ.」と吐き捨てるようにいうシーンがある.
>
> 　はたして，医療過誤の民事訴訟において患者やその家族が金銭賠償を求めるのは，それが金目当てだからなのだろうか.
>
> 　この点，民法は「損害賠償は，別段の意思表示がないときは，金銭をもってその額を定める.」（同第417条，第722条第1項）として，金銭による損害賠償の支払いを原則としている（金銭賠償の原則）. これは，原状回復*を原則とすると，被った損害と原状回復のコストが見合わないことがあり，事柄の性質上，人の生命や健康のように一旦損なわれると元に戻すことができないものもあるからである.
>
> 　「お金なんか要らんから，お父ちゃん返して.」——これがほとんどの患者遺族の本心のはずであり，それにもかかわらず民法が金銭賠償を原則とするために，訴訟においては，やむなく金銭による損害賠償を請求しているにすぎないのである.
>
> 　今日，よもや財前教授のような物言いをする医療関係者はいないと信じたいが，このような心ない言が最も患者やその家族を傷つけることを肝に銘じたい.

2｜診療契約

　医療における患者との間の法律関係は，どのようなものなのであろうか.

　医療提供者と患者との間には，意識不明の患者が付き添いのない状態で救急搬送されたようなケースを別にすれば，契約関係があることがほとんどと考えられる. 契約とは，一種の合意であるから，一方当事者からの「申込」の意思表示と他方当事者の「承諾」の意思表示の合致によって成立（すなわち合意）する.

　そして，医療提供者と患者との間の契約は，一般に「診療契約」と呼ばれるが，実は，わが国の民法の中には，「診療契約」という名称の契約類型は規定されていない🖊.

　そこで，診療契約は，どのような法的性質を有する契約であるのかが問題となる.

　これについては，民法上，「契約自由の原則」があり，契約当事者は原則として契約内容を自由に定められることから，必ずしも民法典に規定がある必

要はなく，民法典に規定のない新しい契約類型と理解することもできなくはない．

しかし，民法典は，当事者が契約において一から十まで契約条項を定めておかなくても，当事者の合理的な意思を推測したり（解釈規定），契約条項の不足を補充したり（補充規定）できるように様々な条文を置いている．そのため，契約解釈に当たっては，可能なかぎり民法典に規定のある契約類型にひきつけて理解することが合理的であるとされる．

そこで，診療契約については，法律行為 でない事務としての診療（診察及び治療）を委託するものとして，典型契約である委任契約の一種（準委任契約）と解するのが通説である．

メモ
法律行為の一つに契約がある．

- 民法第643条：委任は，当事者の一方が法律行為をすることを相手方に委託し，相手方がこれを承諾することによって，その効力を生ずる．
- 民法第656条：この節の規定は，法律行為でない事務の委託について準用する．

コラム　診療契約の当事者

診療契約の当事者は，患者側においては，法的な判断能力が十分ではない制限行為能力者※を別にすれば，患者本人であることが通常であり，問題となる余地は比較的少ない．

それに対して，医療側においては，契約当事者が判然としないことが少なくない．というのも，実際，診察に際して契約書を取り交わすことはほとんどないであろうし，診察券にも「○○クリニック」「△△病院」という名称と連絡先しか記載されていないことが少なくない．そのため，患者側から見たときに契約当事者である病院・診療所の開設者が判然としないことが珍しくないからである．

この点，病院・診療所の開設者は，個人開業医であれば当該医師個人が，法人の場合には法人それ自体 が開設者であり，診療契約の当事者となる．

そして，法人が開設者の場合には，現実に医療を提供している医師個人や看護師をはじめとする医療スタッフ個人は，法人の被用者（従業員）に過ぎず，診療契約の当事者ではないことに注意が必要である．

※制限行為能力者
未成年者，成年被後見人，被保佐人，被補助人の4種類がある．

メモ
具体的には，独立行政法人国立病院機構（国立病院），地方独立行政法人（公立病院），学校法人（大学病院），その他医療法人や社会福祉法人といった様々な法人形態がある．それに対し，株式会社をはじめとする会社が病院の開設者となることは，原則として，認められていない（医療法第7条第6項参照）．

3　契約責任（債務不履行責任）

診療契約を含む委任契約とは，どのような特徴を有する契約類型なのであろうか．

まず，委任契約において，一定の事務を委託する側の当事者を「委任者」といい，委託された側の当事者を「受任者」という．診療契約における患者が委任者であり，医療側が受任者である．

そして，委任契約における受任者は，「善良なる管理者の注意義務」（善管注意義務）を負うとされる．この善管注意義務とは，注意義務の水準に高低がありうる場合に，高い水準の注意義務のことをいう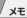.

メモ
それに対し，低い水準で足りる注意義務のことを「自己と同一の注意義務」という．

- **民法第644条**：受任者は，委任の本旨に従い，善良な管理者の注意をもって，委任事務を処理する義務を負う．

そうすると，委任契約の受任者が善管注意義務に違反したときは，委任契約は合意された契約内容どおりに履行されたことにならず，契約の不履行として一定の責任を負うことになる（債務不履行責任）．

- **民法第415条第1項**：債務者がその債務の本旨に従った履行をしないとき又は債務の履行が不能であるときは，債権者は，これによって生じた損害の賠償を請求することができる．ただし，その債務の不履行が契約その他の債務の発生原因及び取引上の社会通念に照らして債務者の責めに帰することができない事由によるものであるときは，この限りでない．

それでは，準委任契約である診療契約の債務不履行とは，どのような状態を指すのであろうか．

この点，典型契約の中には，建設業者が注文を受けて建物を建築する場合の請負契約のように，「仕事の完成」（民法第632条）を要するとされているものもある．

しかし，現実の医療においては，科学の限界として，いかに手を尽くしてみても今日の医学では完治できない病気があることは否定できない．そのため，準委任契約である診療契約においては，疾病や創傷が治癒したという「結果」において判断されるのではなく，診療の経過において善管注意義務を尽くしていたかという「手段（プロセス）」において判断されることになる（手段債務）.

メモ
診療契約における善管注意義務の具体的な内容を「医療水準」というが，この点については後述する．

4 | 不法行為責任

診療契約の債務不履行責任は，契約関係から生じる責任（契約責任）であるから，自ずと契約当事者の間でしか問題にならない．既にみたとおり，法人が開設者になっている病院・診療所の場合，契約当事者は法人そのものであって，責任を追及すべき相手方（すなわち裁判で訴えるべき相手方）も，法人それ自体ということになる．他方で，現実に医療を提供している医師・看護師個人は，契約当事者ではなく履行補助者にすぎない以上，これらを相手方として診療契約の債務不履行責任を追及することはできないことになる．

しかし，患者やその家族の心情としては，法人ではなく，あくまでも現実に医療を提供した医師・看護師個人を訴えたいという場合もあるだろう．そ

うした場合に，民法は，診療契約の債務不履行責任以外に法的な責任を追及する方法として，不法行為責任を規定している（民法第709条）．

- ●民法第709条：故意又は過失によって他人の権利又は法律上保護される利益を侵害した者は，これによって生じた損害を賠償する責任を負う．

この不法行為責任は，契約関係のありなしに関係なく追及することができる．そのため，現実に医療を提供した医師や看護師その他の医療スタッフ個人については，不法行為として構成することにより，診療契約の当事者ではなかったとしても，直接その責任を追及されることもありうる．

5　善管注意義務と過失

医療過誤の民事上の責任の追及にあたっては，診療契約の債務不履行と不法行為という二通りの構成があることは，既に述べたとおりである．このいずれの構成によったとしても，つまるところ裁判においては，医師又は看護師その他の医療スタッフの注意義務違反の有無が争点となるのが通例である．

というのも，診療契約の債務不履行構成では，準委任契約における善管注意義務が問題となるし，不法行為構成であれば，過失の具体的な内容である一定の注意義務が問題となるからである．そして，これらの注意義務を問題にする際に前提となる生の事実は，同じ一つの診療経過だからである．

ところで，刑事上の責任において問題となる「過失」と民事上の責任において問題となる「過失」は，同じものと考えてよいのであろうか．これについては今日，両者ともに一定の注意義務（結果予見可能性を前提とした結果回避義務）の違反という枠組みで理解する以上，基本的に同じものと考えて差し支えない．

では，このような過失判断における注意義務は，誰を基準にして判断されるのだろうか．これは，大学の講義室において周囲を見渡してみれば分かるように，教員が講義を始めようとする雰囲気を察して早々にお喋りをやめるような，周囲の様子を注視して適切な態度をとることができる注意深い人もいれば，教員が講義を始めてもなお喋り続けていて教員から大目玉を食らうような，注意力が散漫であるか，周囲の状況の変化に気づいていながら適切な態度をとることができない人もいる．ことほどさように，人によって結果回避義務の前提となる注意力に相当の差があるのが実態であり，誰を基準とするかによって，過失の有無の結論も変わってしまうことになりかねない．

この点，法は，市民一般に対して適用されることから，平均的な市民を前提に規定を設けられるのが原則である．この平均的な市民のことを法学においては「通常人」というが，過失の判断において結果を回避すべき注意義務を尽くしたかどうかも，この通常人を基準に判断されることになる．

メモ

不法行為の加害者・被害者との間に，契約関係があったとしても構わない．その場合には，契約責任と不法行為責任のいずれを主張してもよい．このような関係を「請求権競合」という．

メモ

刑事上と民事上の過失概念が基本的に同じであるとしても，訴訟において裁判官に確信を抱かせる立証の程度（証明度）については，刑事事件の方が高く要求されるというのが実務上の感覚である（「疑わしきは被告人の有利に」の原則）．

メモ

あまりにも現実離れした高すぎる基準を設けてしまうと，誰にも守られない「空しい当為」となってしまうからである．この点が同じ「規範」でありながら，法と倫理の大きな違いである．

> **コラム** **新人の過失**
>
> 　過失の有無を判断するにあたっての注意義務が通常人を基準に判断されることは，理論的には正当なものではあるのだが，現実には，知識・経験の浅い新人に不利に働くことがある．
>
> 　自動車の運転を例にしてみると，一定の運転経歴のあるベテラン・ドライバーには，道路の状況等から容易に事故になることが予見でき，運転技術上も，容易に事故を回避することができる状況であったとしよう．他方，新人ドライバーには，同じ状況で，経験的にこの先に起きる現象を予見することが難しかったり，技術的に事故を回避することが難しかったりすることがあるのは想像に難くない．
>
> 　これと同じことは，医療の現場においても起こりうる．一定の知識・経験を有するベテラン看護師には容易に予見し回避できる事態が，新人看護師には，経験的に予見できないか，予見できたとしても技術的に回避できないということが多々あるからである．
>
> 　ただ，患者は，担当の看護師を選ぶことができない．それにもかかわらず，担当の看護師がベテランか新人かで注意義務の水準が変わることになり，ひいては同じ医療事故であるのに，看護師次第で過失のありなしが変わるというのでは，患者にとってはたまったものではない．
>
> 　新人看護師（の卵である看護学生）は，患者に良い医療を提供するためにも，そして，医療過誤から自らの身を守るためにも，よく学びよく研鑽を積んで，一日も早く先輩看護師の平均的な水準にキャッチ・アップするほかない．

6 | 医療水準

　過失の前提となる注意義務が通常人を基準として決定されるのは既に述べたとおりであるが，人は現実の社会においては，職業や組織や地域といったある程度，類型化された集団の中で社会生活を送っている．その結果，注意義務の水準もまた，このような社会活動の場面に応じて類型化されることになり，過失の判断も「当該類型の通常人」として期待される行為に出たかどうかを基準に行われることになる．

　これを医療について見ると，通常の医師に期待される医療を提供していたかどうかという形で表現されるが，この通常の医師に要求される注意義務の水準を「医療水準」という．

　そして，人の生命や健康にかかわる医療においては，一般の社会生活の場面と比して，特に高い水準の注意義務が求められることは容易に理解できるであろう．これを判例は，「人の生命及び健康を管理すべき業務（医業）に従事する者は，その業務の性質に照らし，危険防止のために実験上*必要とされる最善の注意義務を要求される」（最高裁判所昭和36年2月16日判決，いわゆる東大輸血梅毒事件）としている．

　それでは，この「最善の注意義務」とは，どういうことをいうのであろう

＊実験上
実際の経験ないし実践の意．「科学実験」のことではない．

か.

　確かに, 医療における水準としては, 学問としての医学における最先端の研究水準や, 実験的な治療方法における安全性の確立途上の試験水準なども考えられなくはない.

　しかし, ここで問題にしているのは, 標準的な臨床において通常の医師が行うべき医療の水準である. そこで, 判例は「診療当時のいわゆる臨床医学の実践における医療水準」(最高裁判所判決昭和57年3月30日, いわゆる未熟児網膜症日赤高山病院事件) をいうものとしている.

　それでは, この「臨床医学の実践における医療水準」は, 全国一律に定められるのであろうか. これは, 現実には, 問題となっている医療施設が大都市圏の病院であるか地方の病院であるか, 専門病院であるか一般開業医であるか等, 事情が様々であることから, それらについて全国一律に医療水準を画するべきかが問題となるからである. この点について, 判例は「当該医療機関の性格, 所在地域の医療環境の特性等の諸般の事情を考慮すべきであり, 右の事情を捨象して, すべての医療機関について診療契約に基づいて要求される医療水準を一律に解するのは相当ではない」としている (p.273,「未熟児網膜症日赤姫路病院事件」参照).

7 ｜ 看護師にとっての医療水準

　医療における注意義務の水準である医療水準は, 主として医師について問題になるものであるが, それでは, 看護師の過失についてはどのように判断されるのであろうか.

　この点, 医師についての医療水準を看護師の看護の場面にひきなおせば,「診療当時の臨床看護の実践における医療水準」が問題となることになる (以下「看護水準」という).

　そして, 看護師の業務は「診療の補助」と「療養上の世話」に大別されることから, 看護水準もまた, これらの業務に大別して考えられることになる.

　すなわち, 診療の補助は, 医師の指示を受けて行う業務であることから, そこにおける注意義務もまた, 医師の指示・監督と看護師の知識・技能とが相まって, 医師自ら行う場合と同じ水準が確保されるべきもの (いい換えれば, 看護水準だけを単体で見たときには, 医療水準よりも低い水準で足りる) といえる. そして, 今日のチーム医療の観点からは, 看護師がこのような看護水準にかなった診療の補助を行っているかぎり, 看護師として尽くすべき注意義務を尽くしていたものとして, 過失はないというべきであろう (チーム医療における「信頼の原則」).

　他方, 療養上の世話については, 法文上, 医師の指示を必要とする規定はなく, 看護師が自らの専門的知識・技能に基づいて主体的に行う業務であるから, 看護師の知識・技能単体で医療水準と同じ水準が確保される必要がある.

D 行政上の責任

1 はじめに

そもそも，医師法上，医業は医師に限って認められている（医業独占）.

●医師法第 17 条：医師でなければ，医業をなしてはならない.

他方で，憲法上，国民には「職業選択の自由」が保障され，公共の福祉に反しないかぎり，いかなる職業を選択し遂行することも原則として自由とされている（日本国憲法第 22 条第 1 項）. そうすると，医業について免許制が敷かれていることは，医師以外の国民にとって職業選択の自由の制約となることから，医業独占の範囲はその規制目的に照らし必要最小限のものでなければならない.

確かに，免許制をはじめ参入に規制が設けられている業種の中には，公衆浴場（銭湯）のように，その需要が構造的に著しく減少して厳しい経営環境を余儀なくされているものもある. このような規制は，いわば経済的弱者の保護のために設けられている（積極目的規制）.

しかし，病院・診療所の経営環境は様々であろうが，少なくとも医師を経済的弱者ということはできないであろう. 医療の対象は人の生命や健康であるから，医業に関する規制は人の生命や身体の安全の確保のために設けられているものというべきである（消極目的規制）.

そうすると，法が医業を一定の資格を有する者に独占させている趣旨は，病院経営の安定のためではなく，一定の知識・技能を有しない者が診療に携わることによって国民の生命・健康が害されることを防止しようとするものである.

2 懲戒処分

法が医業独占を認めている趣旨が前節に述べたとおりであるとすると，看護師をはじめとする医療専門職にも免許制が敷かれ，一定の資格を有する者のみに限って診療の補助に携わることを認めているのも，国民の生命や身体の安全のためということができる.

ところが，そのような医療専門職の中に知識や技能が不足する者があり，医療過誤により，国民の生命や健康に危害を及ぼすのであれば，免許制の趣旨に反すること著しいといわざるをえない.

そこで，法は，看護師をはじめとする医療専門職について，保健衛生上必要な知識・技能を備えていないような免許制の趣旨に反する者に対して免許を与えないこととし（欠格事由，p.55 参照），免許を与えた後にそのような事実が明らかになったときは，その者を医療から排除する懲戒処分の制度を設

けて，免許制度からも医療安全の確保を図っている．

　　懲戒処分は，重い方から①免許取消処分，②一定期間の業務停止処分，③戒告*，の3種類の処分が規定されている（保健師助産師看護師法第9条，第14条）．

＊戒告
必要な指導をし注意を与えること（権利を制限したり義務を課したりする性質のものではない．）．

コラム　**看護師等に対する行政処分の状況**

　　医師や看護師等に対する懲戒処分は，免許権者である厚生労働大臣が行うことになる．そこで，医療過誤事案に関連して有罪判決を受けた被告人が医師や看護師である場合には，判決確定後，検察官は厚生労働省に対して一定の事実を通告する運用になっている．その上で，厚生労働省は医道審議会に付議し，懲戒処分にすることが相当か審議されることになる．

　　少し古い数字にはなるが，2002～2006年度の処分者数は，合計110名に上っている．このうち，医療過誤事案による懲戒は，下の図のとおり，業務停止1年未満の処分に集中する傾向にある．

　　後にも見るように，医療過誤が問題となる刑事事件においては，一般の被告人であれば，控訴してまで争わないであろうと思われる有罪判決（罰金や執行猶予付きのもの）についても，医師や看護師をはじめとする医療スタッフは，控訴・上告して争うことが少なくない．これは，医療過誤事案で刑罰に処せられる懲戒処分を受け，医師や医療スタッフとして業務に従事できなくなる危険があるからなのである．

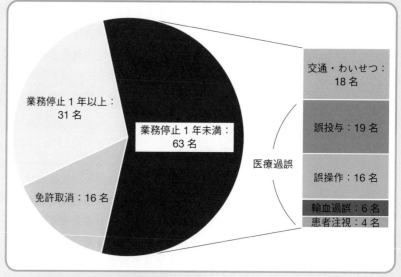

図　看護師等に対する懲戒処分の内訳
［厚生労働省：行政処分を受けた保健師・助産師・看護師に対する再教育に関する検討会報告書，〔https://www.mhlw.go.jp/shingi/2007/06/dl/s0606-4f.pdf〕（最終確認：2023年8月1日）を参考に作成］

E 医療過誤と裁判

1 裁判とは

「裁判」と「訴訟」を同義の単語として使っている人も少なくないと思われるが，これらは厳密には異なるものである．すなわち，「裁判」とは，法律上の争訟（トラブル）について，公権的に一定の判断を示す裁断作用のある手続一般を指すのに対して，「訴訟」とは，争訟裁断作用のある手続の中でも，特に厳格な一定の手続に則って行われるものだけを指す．

紛争解決のための法的手続きには，「訴訟」のほかにも様々な広義の「裁判」手続きがあり，さらに「裁判」外の手続きもある．それらの特徴をまとめると**表Ⅵ-1**のようになる．

ここでは，各手続きの「開始」と「終了」について，それぞれ「任意」と「強制」という観点から4つに分類した．「手続の開始」が「任意」とは，手続を申し立てられた相手方において，一定の日時に出頭するようにという呼び出しを無視しても特段の不利益がなく，手続に応じない自由があることを意味している．他方，「強制」とは，呼び出しに応じないと何らかの不利益があるため，当該手続に応じざるをえないことを意味している．

また，「手続の終了」が「任意」とは，第三者から何らかの判断が示されるわけではなく，当事者の話し合いにより手続きが終了させられることを意味している．他方，「強制」とは，第三者から何らかの判断が示され，当事者がその判断に拘束されて手続きが終了することを意味している．

この点，「訴訟」は，被告が呼出状の送達を受けながら期日に出頭しなければ，訴えを提起した原告の主張を認めたものとみなされ（擬制自白．民事訴訟法第159条第1項本文），自動的に原告勝訴の判決（請求認容判決）が言い渡されるという不利益があることから，被告としては手続に応じざるをえないという点において，「手続の開始」が「強制」されている．また，最終的に主張・立証が尽きた段階で，裁判所から「判決」という形で判断が示され，判決が確定すれば強制執行が可能となるという点において，「手続の終了」も

> **メモ**
> 一定の合意が成立して紛争が解決する場合もあれば，何らの合意に達せず紛争が未解決のままという場合もある．

表Ⅵ-1 各種の紛争解決手続き

		手続の終了	
		任意	強制
手続の開始	任意	民間ADR（p.266参照）	仲裁
	強制	民事調停	訴訟

「強制」されている.

　このように見てくると,「訴訟」は, いわば紛争解決に非協力的な相手方当事者を強制的に手続に引き込むことができ, かつ, 最終的に（勝ち負けは別にして）一定の判断が示されて必ず紛争が終結するという点に, 手続の特徴があるということができる.

2 ADRとは

　訴訟が法律上の紛争解決の仕組みである以上, そこにおける審判の対象は, 法律上の請求権に限られることになる. 医療訴訟は, 既にみたとおり, 診療契約の債務不履行責任か不法行為責任として法律構成される以上, そこにおける法律上の請求権は, 原則として損害賠償請求権ということにならざるをえない.

　しかし, 実際の医療過誤事件の被害者である患者本人あるいはその家族の心情としては,「謝罪してほしい」「真相を究明してほしい」「再発を防止してほしい」ということがほとんどであろうと思われる.

　そうすると, 訴訟は, 極めて強力な法律上の紛争解決の手段ではあるものの, 必ずしも当事者の心情や希望に沿った紛争解決の手段とはいえない. そこで, 法的な請求権の存否にかぎらず, 当事者の意向や紛争の実情に沿った紛争解決の手続の必要性が自覚されることになる.

　こうした裁判によらない紛争解決の手続を総称して,「Alternative（裁判に代替する） Dispute（紛争） Resolution（解決手段）」の頭文字をとって,「ADR（裁判外紛争解決手続）」と呼ぶ. わが国では, 2016年施行の「裁判外紛争解決手続の利用の促進に関する法律」（以下「ADR利用促進法」という.）により, 法体系の中に位置づけが与えられた.

　ADRも様々な手続が考えうるが, 一般に次のような特徴をあげることができる.①利用者の自主性を活かした解決（⇔訴訟では第三者の判断に拘束される）,②プライバシーや営業秘密を保持した非公開での解決（⇔訴訟の口頭弁論は公開で行われる）,③簡易・迅速で廉価な解決（⇔訴訟の平均的審理期間は, 短くなったとはいえ, 民事通常事件でもなお10ヵ月近くを要する）,④多様な分野の専門家の知見を活かしたきめ細かな解決（⇔訴訟は専門家の知見を活用する限られた仕組みはあるものの, 最終的に判断するのは法曹である裁判官である）,⑤法律上の権利義務の存否に留まらない実情に沿った解決（⇔訴訟は法律上の請求権の存否の判断しかできない）が可能である.

　そのため, 事案によってはADRの方が訴訟よりも, 柔軟な手続きで, 早期に, より紛争の実情に即した解決が可能になる利点がある.

コラム　　**裁判外での紛争の解決と ADR**

　ADR 利用促進法上，ADR とは，訴訟手続によらずに民事上の紛争を解決しようとする当事者のため，公正な第三者が関与して，その解決を図る手続をいうとされている（ADR 利用促進法第 1 条）.

　そうすると，一般に，「調停」や「あっせん」といった手続が ADR に分類されることは疑いがない（なお，医療事件で用いられることは少ないが，「仲裁」が ADR に分類されるかは争いがある.）.

　これに対して，交通事故などの解決に際して，いわゆる「示談」が行われることがある. この「示談」は，「裁判外の和解」のことであり，加害者・被害者本人のほか，時に加害者・被害者が契約している損害保険会社や加害者・被害者の代理人弁護士が関与して行われるが，法が定める「公正な第三者」の関与がなく，基本的に当事者間での話し合いによる紛争解決ということができる.

　そのため，示談をはじめとする裁判外の和解は，少なくとも ADR 利用促進法上の ADR ということはできない.

3 ｜ 医療 ADR とは

　前述した ADR の特徴を活かして，各種の団体がそれぞれの得意な分野に特化した ADR の手続を設けて，社会の紛争解決の一助となっている. こうした流れを受けて，一般的な民事訴訟よりも審理に長期間を要する医療事件についても，医療過誤に精通した弁護士・学識経験者・医師等からなる複数名の調停人が手続を実施する「医療 ADR」が各地で設立されるようになった. その系譜としては，大きく 3 つのものがある.

　まず，①全国各地の弁護士会の中でも比較的大規模な会の「紛争解決センター」が取り扱うものであり，札幌会・仙台会・東京三会・愛知会・大阪会（他士業と合同）・京都会・岡山会・広島会・愛媛会・福岡県会の 12 会に設置されている. 次に，②医師会が設置するものであり，茨城県医師会の「医療問題中立処理センター」がある. さらに，③非営利法人（NPO）が設立するもので，千葉県にある「医療紛争相談センター」がある.

　これらの中で，東京三弁護士会の医療 ADR には，近年，年間数十件の申し立てがなされている実情がある. また，茨木県医師会の「医療問題中立処理センター」が医療過誤事案の解決をあっせんした事例などがある（2014 年 8 月 28 日毎日新聞「医療事故:中央病院で昨年 12 月　県，認める　遺族に 2300 万円賠償へ／茨城」参照）. このように医療 ADR は，実際にも医療事件の解決に一定の役割を果たしている.

メモ

古くからある有名なものとしては，スポーツの試合における事故やドーピング判断に関するトラブルを取り扱う公益財団法人スポーツ仲裁機構の「スポーツ仲裁」がある.

2 臨床で重要となる法判断 ——判例を通して考える

 医療における自己決定と患者の同意
（最高裁判所平成12年2月29日第三小法廷判決・東大医科研病院事件／エホバの証人輸血拒否事件）

1 事案の概要

　X は，宗教団体「エホバの証人」の信者である．X は，宗教上の信念から，いかなる場合にも輸血を受けることは拒否する（絶対的無輸血）という固い意思を有していた．

　X は，他の病院で悪性の肝臓血管腫と診断されたが，同病院では無輸血の手術はできないといわれたため，無輸血で手術を受けることができる医療機関を探し，Y1 病院に入院した．Y1 病院は，患者が「エホバの証人」の信者であった場合，患者の意向を尊重してできるかぎり輸血をしないが，輸血以外に救命手段がない場合には，患者の意向にかかわりなく輸血を実施するという方針（相対的無輸血）を採用していた．

　X は，入院後，Y1 病院の Y2 医師らに対して，輸血を受けることができない旨を伝えたうえで，Y1 病院に対し署名した免責証書を差し入れた．

　Y2 医師らは，輸血を必要とする事態になる可能性が予見されたことから，あらかじめ輸血の準備をした上で手術に臨んだ．手術中に X の出血量が約2,245mL に達する状態になったため，Y2 医師らは，輸血をしないかぎり X の救命が困難となる可能性が高いと判断し，あらかじめ準備しておいた輸血を実施した．

　X は，手術後に輸血が実施されたことを知ったことから，Y1 病院及び Y2 医師らに対し，計1200万円の損害賠償を求めて訴えた．

2 判旨

＊公序良俗

「公の秩序又は善良の風俗」のこと．公序良俗に反する法律行為は無効とされる（民法第90条）．

　第一審（東京地裁）は，①絶対的無輸血の合意は公序良俗＊に反して無効，②Y2 医師らが X の意思に従うかのようにふるまって手術を受けさせたことが違法とはいえない，等と判断して原告の請求を棄却する判決をした（X 敗訴）．そこで，X が控訴した．

　控訴審（東京高裁）は，①絶対的無輸血の合意は公序良俗に反しないが，本件では合意は成立していない，②医師は輸血が予測される手術をするに先立ち，患者が判断能力を有する成人であるときには，治療方針を説明する必要があるのに，Y2 医師らは説明を怠り，X は自己決定権行使の機会を奪われた，等と判断して控訴を認容する判決をした（X 逆転勝訴）．そこで，Y1 病

院側が上告した.

最高裁は, 次のように判断して上告を棄却する決定をした (55 万円の限度で損害賠償を認めた X 勝訴の控訴審の判断を維持).

「患者が, 輸血を受けることは自己の宗教上の信念に反するとして, 輸血を伴う医療行為を拒否するとの明確な意思を有している場合, このような意思決定をする権利は, 人格権の一内容として尊重されなければならない.」

X が絶対的無輸血の固い意思を有していることを Y2 医師らにおいて知っていたのであれば, Y2 医師らは, X に対し, Y1 病院が相対的無輸血の治療方針を採用していることを説明して, その治療方針を「X 自身の意思決定にゆだねるべきであった」.

ところが, Y2 医師らは「本件手術に至る約 1 か月の間に, 手術の際に輸血を必要とする事態が生じる可能性があることを認識していたにもかかわらず, X に対して Y1 病院が採用している…(中略)…治療方針を説明せず, 同人…(中略)…に対して輸血する可能性があることを告げないまま本件手術を施行し, 右方針に従って輸血をしたのである.」

そうすると, Y2 医師らは, 説明を怠ったことにより, X が治療方針について「意思決定する権利を奪ったものといわざるを得ず, この点において同人の人格権を侵害したものとして, 同人がこれによって被った精神的苦痛を慰謝する責任を負う」.

3 分析

まず, 本件では, 絶対的無輸血の合意が法的に有効なものだったのかが問題となっている.

この点, 第一審判決は, 医療の目的, 人命の崇高性, 医師の救命義務などを理由に, 公序良俗 (民法第 90 条) に反して無効であると判断した. これに対して, 控訴審は, 信念に基づき生命を賭しても守るべき価値が存在すること, 他者の権利や公序を侵害しないかぎり適法というべきでそれに他者が関与しても同様に適法であること, 等を理由に公序良俗に違反しないと判断した (ただし, 本件においては当該合意が成立したとは認定していない.).

そして, 上告審も, 判断能力を有する成人であるときは, 宗教上の信念に基づく輸血をともなう医療行為を拒否する意思決定は, 人格権として保護されると判断した.

次に, 医師の説明義務の内容が問題となっている.

この点, 医療におけるインフォームド・コンセント (説明と同意) の重要性が指摘されて久しいが, 従前は法律上, インフォームド・コンセントに関する明文の規定は置かれていなかった. その後, 1997 年の医療法改正を経て, インフォームド・コンセントに係ることについて, 次のように示されている.

> **メモ**
>
> 最高裁は, 常に患者の権利が医師の裁量権に優先するとまでいっているわけではなく, あくまでも事例ごとの判断であることには注意を要する.

> **メモ**
>
> 本件において問題となっているのは, 「療養指導義務」(医師法第 23 条) としての説明ではなく, 侵襲行為に際しての説明義務である.

● 医療法第1条の4第2項：医師，歯科医師，薬剤師，看護師その他の
　医療の担い手は，医療を提供するに当たり，適切な説明を行い，医療
　を受ける者の理解を得るよう努めなければならない．

　このインフォームド・コンセントにおける「説明」の法的な位置づけは，
侵襲行為が刑法上の傷害罪ないし暴行罪の構成要件に該当しうるところ，当
該侵襲行為が業務上正当行為（刑法第35条）の一種としての「治療行為」に
当たれば違法性が阻却*されることから（違法性阻却事由），この「治療行
為」の要件の1つである「患者の同意」の有効性を基礎づけるものというこ
とができる．

　この侵襲行為に際しての説明において，具体的に何を説明すべきかについ
ては，次のような見解の対立がある．すなわち，①一般的な医師ならば説明
するであろう事項を説明すべきとする「合理的医師基準説」，②一般的な患者
であれば知りたいであろう事項を説明すべきとする「合理的患者基準説」，③
当該患者が知りたい事項について説明すべきとする「具体的患者基準説」，④
①説と③説を足し合わせた「複合説」である．これについて，従前は①説が
有力とされてきたが，本判決は④説に立ったものということができる．

　最後に，判例の射程が問題となる．

　本件では，医師が相対的無輸血の治療方針を採用していることを説明すべ
きであったのに，これを怠って手術を施行し輸血をしたことが違法とされ
た．他方で，本判例は，①医師が輸血の可能性がまったくないと判断して手
術を開始したが，予想外の事態が発生したために輸血をした，②患者に判断
能力がなかったり救急患者が意識不明であったりしたときに，家族が輸血を
拒否している，といった場合については何らの判断を示していない．

B　チーム医療と「信頼の原則」
（札幌高等裁判所昭和51年3月18日判決・北大電気メス事件）

1　事案の概要

　被告人A1は，医師であり，北大附属病院の第二外科医局に籍を置いて患
者の診療に携わっていた．被告人A2は，看護師であり，北大附属病院の手
術部に所属して医師による手術執刀の介助等をしていた．

　患児Vは，当時2歳4月の幼児であり，先天的な循環器系の障害である動
脈管開存症の手術を受けるため，北大附属病院に入院していた．

　A2をはじめとする看護師数名がVの手術の準備をし，止血のために用い
る電気メスの準備はA2が行った．

　A1は，Vの様子を確認したうえで，執刀を開始した（その際，電気メス
の電源ケーブルの接続状況を確認することはなかった）．A1は，手術中にV

の止血が必要となった際に電気メスのスイッチを入れたが，出力が弱く止血の効果が得られないとして，A2に対し，再三にわたり，電気メスの出力を上げるよう指示した．

Vの手術自体は成功裏に終わったが，電気メスの対極板を装着したVの右足関接直上部には熱傷Ⅲ度が生じ，右下腿を切断せざるをえなくなった．

そこで，検察官は，手術に携わった医師・看護師ら9名のうち，A1とA2のみを業務上過失致傷罪で起訴した．

2 判旨

第一審（札幌地裁）は，事故の原因を電気メスの準備をしたA2が電気メスのケーブルを誤接続したことにあると認定した．そして，A2にはケーブルを誤接続したまま電気メスを手術の用に供した過失があるとして，有罪判決（罰金5万円）を言い渡した．他方，A1については，チーム医療の際の作業分担から，ケーブルの接続を点検確認すべき注意義務を認めることはできず過失はなかったとして，無罪判決を言い渡した．そのため，A2のみが控訴した．

控訴審（札幌高裁）は，次のように述べて，A2のみ有罪の結論を維持し，控訴を棄却する判決をした（確定）．

「本件の場合，チームワークによる手術の執刀医として危険性の高い重大な手術を誤りなく遂行すべき任務を負わされた被告人A1が，その執刀直前の時点において，極めて単純容易な補助的作業に属する電気手術器のケーブルの接続に関し，経験をつんだベテランの看護婦である被告人A2の作業を信頼したのは，当時の具体的状況に徴し無理からぬものであったことを否定できない.」

「本件当時，北大医学部附属病院若しくは札幌医大中央手術部における実情として，電気手術器のケーブルの誤接続による傷害事故の発生をおもんぱかって，執刀医ないし助手の医師が一々ケーブルの接続の成否を点検する取扱いがなされていなかったのは既述のとおりであり，…（中略）…これらによれば，本件事故当時の実情として，被告人A1と同様の立場におかれた執刀医がケーブル接続の点検について一般に被告人と同じ態度に出たであろう事は窺うに難くない.」

3 分析──「信頼の原則」

本件の第一審判決は，当時，「看護婦 / だけ有罪」との見出しの下，新聞各紙で大きく報じられ社会の注目を浴びた事件である．

従来，「診療の補助」に携わる医療専門職に具体的な過失が認められる場合には，主治医・執刀医も監督義務または点検義務の違反が肯定され，刑事責任を負うのが通例であった．本判決は，チーム医療に「信頼の原則」を適用

> ✎ メモ
> 保助看法改正以前の事案であるため，当時は「看護婦」と呼ばれていた.

して医師の過失を否定した，唯一の高裁判例である．

この「信頼の原則」を適用する前提としては，加害結果が発生しないであろうことを確実視できるだけの役割分担の体制（システム）ができあがっており，他の関与者が不適切な行動に出ることはないという信頼を正当化する事実関係が存在することが必要となる．本件では，手術部の看護師（A2）と診療科の医師（A1）との間に，電気メスの接続・点検についての役割分担があったかどうかがポイントになる．

この点，電気メスのケーブル接続は「極めて単純容易な補助作業」で，これまで誤接続による熱傷は「未知の事故」という実態があった．そのような本件の事情の下では，電気メスのケーブルの準備が手術部の分担とされ，執刀医がケーブルの接続を点検する取扱いとなっていなかったのは，一応の合理性がある．そうすると，それに従ったA1に過失はないというべきである．

これに対し，本件と異なり，事故が起きる可能性が具体的に予見されるような場合には，それまでの慣行の合理性に関係なく，事故を回避するためにダブル・チェック等の措置をとるべきであり，そのような場合にまで「信頼の原則」が適用されて刑事責任が否定されるものでないことは当然である．

コラム

「看護師だけ有罪」と看護師の専門性

本件の当時においては，看護師だけが有罪とされ医師が刑事責任を問われないことは大きな驚きをもって迎えられたが，今日では，医師が起訴あるいは送検すらされずに，看護師のみが刑事責任を問われるのは珍しくなくなっている．

このことは，看護師の知識・技能がそれだけ高まったことの裏返しとみることもできる．

確かに，近時の看護師の専門性向上へ向けた努力は，まさに目を見張るばかりである．学部卒業後に大学院に進学して学位を修めたり，特定行為にかかる研修を受講したり，所定の研修を受講して日本看護協会の認定を受けたり，等々．

もとより，知らない病気の経過観察はできないであろうし，知らない手技の実践はできようはずもない道理であるから，患者によりよい医療を提供するためには，「よく学び，よく遊べ」ではなく，「よく学び，よく学べ」しかありえないということなのであろう．

ただ，本来，チーム医療や在宅医療・介護において，その中心的役割を果たすべき看護師の中に，「真のチーム医療」を阻害する意識がないだろうか．

戦後の保健師助産師看護師法の制定過程も複雑なものであったが，看護師という資格それ自体も，一つの法律の中に「甲」「乙」あるいは「正」「准」という上下の関係にある複数の資格が併存する点で，稀有なものである．

医療現場を見渡してみれば，看護の領域において，看護師，准看護師，（無資格のいわゆる）看護助手がいて，さらには，介護スタッフも協働している場合もあるであろう．筆者の管見ではあるが，そのような中で，看護師が准看護師を，准看護師が看護助手を，看護職が介護職を見下していないだろうか．あるいは，同じ看護師の中で，四大卒が短大卒を，短大卒が専門学校卒を見下して

メモ

看護師以外の他の医療専門職の資格は，基本的に看護師の「診療の補助」の業務を母体に作られているが，他の医療専門職の資格には，看護師のように同一資格の中に上下の関係にある複数の資格が設けられている例は見当たらない．

はいないだろうか.

旧約聖書の「創世記」9章6節にこうある.「人の血を流すものは, 人にまた血を流される」. 日頃, 誰かを見下しているならば, 看護師は, 医師が看護師を見下すことを道義的に非難できない.

看護師が専門性を高めることへの期待があるとすれば, それは, 国民によりよい医療を提供するためであって, 誰かを見下すためではないのである.

（文責：鮫川誠司）

C 「医療水準」による注意義務違反の判断枠組み
（最高裁判所平成7年6月9日第二小法廷判決・未熟児網膜症姫路日赤病院事件）

1 事案の概要

Y病院においては, 1973年10月頃から, 小児科医のA医師が中心になり未熟児網膜症の発見と治療を意識して, 小児科と眼科とが連携する体制をとっていた. 眼底検査は, 小児科医が患児の全身状態から眼科検診に耐えうると判断した時期に眼科のB医師に依頼して行い, 眼底検査の結果本症の発生が疑われる場合には, 光凝固法を実施することのできるC病院に転医（転院）させることにしていた.

A医師は, 本症と保育器内での多量の酸素の使用との関連, 治療法として光凝固法があることを知っていたが, 本症の臨床経過等の認識はなく, 一方, B医師は, 低出生体重児の眼底検査および本症の診断についてあまり経験がなく, 特別の修練も受けていなかった.

X1は, 1974年12月11日14時8分, 姫路市内のD病院において在胎31週, 体重1508グラムの低出生体重児として出生し, 同日16時10分, Y病院に転医をし, 小児科の「新生児センター」に入院した. X1の担当医は, 小児科のA医師ほか1名であった.

X1の両親X2らは, 転医の際, Y病院の設置者との間で, X1の保育・診療等を内容とする診療契約を締結した.

A医師は, 同日, X1を保育器に収容し, 濃度が30%以下になるようにして酸素投与を開始し, 同21日20時まで, チアノーゼ発作等を認めた時には濃度を34～37%に上げたが, それ以外は28%前後の濃度の酸素を投与し, 同日20時以降1975年1月16日まで, 21～28%の濃度の酸素を投与した.

X1の体重が2000gを超え, 体温が36℃を超え, 呼吸および脈拍が安定し, 呼吸停止およびチアノーゼの症状がしばらくみられなくなったので, A医師は, 同日, 酸素投与を中止してX1を保育器から出してみたところ, 呼吸停止およびチアノーゼの症状を呈したため, 再度保育器に収容し, 同月23日まで24%前後の濃度の酸素を投与した. A医師は, 同日, 酸素投与を中止してX1を保育器から出したが, 同月27日および同年2月13日, 呼吸停止および

全身チアノーゼを生じたので，酸素ボックスによる酸素吸入をした．

　X1は，この間，1974年12月27日にY病院の眼科のB医師による眼底検査を受けたが，B医師は，X1の眼底に格別の変化がなく次回検診の必要なしと診断した．その後，1975年2月21日の退院時まで眼底検査は実施されなかった．

　X1は，退院後の同3月28日，B医師による眼底検査を受け，異常なしと診断されたが，同4月9日，D医師により眼底に異常の疑いありと診断された．

　これを受けて，X1は，同月16日，A医師の紹介により，C病院の眼科において診察を受けたところ，すでに両眼とも未熟児網膜症瘢痕期Ⅲ度であると診断された．X1の現在の視力は両眼とも0.06である．

　そこで，X1とX2らが，X1出生後の保育診療に当たったY病院に対し，未熟児網膜症に罹患したことについて，診療契約上の債務不履行に基づく損害賠償を求めて訴えた．

2 ｜ 判 旨

　第一審（神戸地裁）は，Xらの請求を棄却する判決をした（Xら全面敗訴）．そこで，Xらが控訴した．

　控訴審（大阪高裁）は，未熟児網膜症の新治療法である光凝固法について統一的な指針が得られたのが，厚生省研究班の報告が医学雑誌に掲載された1975年8月以降であることを理由に，X1がY病院を受診した当時において，光凝固法は有効な治療法として確立されていなかったとして，Y病院に当時の医療水準を前提とした注意義務違反があったとはいえないと判断し，Xらの請求を一部のみ認容する判決をした（Xら実質的に敗訴）．そこで，Xらが上告した．

　上告審は，次のように述べて，Xら敗訴部分を破棄し審理を控訴審に差し戻す判決をした（Xら逆転勝訴）．

　「新規の治療法の存在を前提にして検査・診断・治療等に当たることが診療契約に基づき医療機関に要求される医療水準であるかどうかを決するについては，当該医療機関の性格，その所在する地域の医療環境の特性等の諸般の事情を考慮すべきであり」「新規の治療法に関する知見が当該医療機関と類似の特性を備えた医療機関に相当程度普及しており，当該医療機関において右知見を有することを期待することが相当と認められる場合には，特段の事情のないかぎり，右知見は当該医療機関にとっての医療水準であるというべきである．」

3 ｜ 背景——未熟児網膜症

　未熟児網膜症は，在胎32週未満・出生体重1600g以下の低出生体重児に

多く発生する網膜血管の増殖性変化を本態とする疾病で，最悪の場合には網膜剥離から失明に至るとされている．酸素投与が引き金となって発症することは否定できないが，その正確な発症機序についてはなお不明な点が多いとされる．

本症の治療法については，1971年頃から，光凝固法が有効との報告が相次いだが，まだ研究を要することも指摘されており，本件当時も研究が続けられている状態であった．

本件以前は，未熟児網膜症の診療に関する厚生省報告書が発表された1975年頃を境に，訴訟の勝敗が逆転する傾向があった（いわゆる昭和50年線引論）．

4 | 分析

本件の主要な争点は，低出生体重児として出生したX1がY病院を受診した昭和49年12月当時，X1に対し光凝固法を実施すること，またはそのために転医させることがY病院の医師の注意義務の内容（医療水準）になっていたかである．

未熟児網膜症に関する裁判は多く，日赤高山病院事件，新小倉病院事件，坂出市民病院事件，北九州市立八幡病院事件，名古屋掖済会病院事件，日赤山田病院事件，など各地の中核的な病院がその舞台になっている．

一般の開業医と高度の診療を行う医療機関とでは，患者の期待する診療の水準に違いがあるのが一般的であると思われる．ところが，控訴審は，Y病院の医療機関としての性格，所在地域の未熟児網膜症治療の実態について，全く検討していない．このことは，注意義務の基準となる医療水準が，当該医療機関の性格等に関係なく全国一律のものと考えていることを示しており，「実践としての医療水準」を現実に定着して一般臨床医に十分に普及したものを内容とする立場に親和的である．

これに対し，上告審は，医療機関の性格や当該地域の医療環境等の事情によって，新規の治療法が浸透するまでに要する時間に差異が生じることに配慮し，「実践としての医療水準」を現に行われている臨床医療に尽きるものではなく，要求すべき水準として捉え，医療機関を取り巻く具体的状況も考慮して判断すべきとした．その結果，厚生省報告書以前には光凝固法が医療水準となったとは認められないとする「昭和50年線引論」をとらないことを明らかにした．

本判決は，最高裁として初めて，診療契約に基づき医療機関に要求される医療水準の判断内容および判断枠組みを明らかにしたもので，その後の医療過誤訴訟に大きな影響を与えた．

コラム　**医療機関ごとの看護水準**

　　医療水準が医療機関の性格等を考慮して個別に定められるべきものとすると，看護師の過失を判断する際の看護水準についても，同様に医療機関ごとに差異が生じることになる．

　　確かに，職業人として，学校での実習や最初に勤務した職場で習ったことは，それが自分の中の一つの基準となり，その後のキャリアに大きな影響を与えることが少なくない．

　　しかし，医療水準や看護水準が医療機関ごとに異なる性質のものであるとすると，最初に入職した医療機関で行っていたことが，次の職場でも同じように看護水準として妥当するとはかぎらない．もとより，前の職場ではこれが普通だったということは，単なる「医療慣行（看護慣行）」であって，あるべき水準としての「医療水準（看護水準）」ですらない．職場によっては，それが医療水準（看護水準）をはるかに下回る「悪しき医療慣行（看護慣行）」でしかない場合もありうる．

　　実際，本件では，病院に未熟児網膜症の診断や治療に精通した医師がおらず，光凝固法のための設備もなかったにもかかわらず，当該医療機関の性格等に照らして，光凝固法の施行が医療水準の内容になると判断されているのである．

　　したがって，看護師としてよい医療を提供することに加え，医療事故に際して自分の身を守るためにも，日頃，漫然と同じ看護をするのではなく，勤務先の医療機関の性格等を踏まえたうえで，自分の頭で，不断に，あるべき看護とは何かを考える必要がある．

D　一般医療施設における身体拘束の是非
（最高裁判所平成22年1月26日第三小法廷判決・愛知一宮病院事件）

1　事案の概要

　Xは，本件当時80歳の女性である．

　Xは，Y病院に入院していたが，ある日，せん妄状態で，深夜，頻繁にナースコールを繰り返し，車椅子で詰所に行ってはオムツの交換を求め，大声を出すなどしたうえ，興奮してベッドに起き上がろうとする行動を繰り返していた．

　Xは，4か月前に他院において転倒して骨折したことがあったほか，10日ほど前にもせん妄状態で前述と同様の行動を繰り返して転倒していた．

　看護師らは，約4時間にわたり，Xの求めに応じて，汚れていなくてもオムツを交換し，お茶を飲ませるなどして落ち着かせようと努めたが，Xの興奮状態は一向に収まらず，また，勤務体制からして深夜，長時間にわたり，看護師がXにつきっきりで対応することは困難であった．そのため，看護師らは，抑制具であるミトンを用いてXの両上肢をベッドに拘束した（拘束時間は約2時間）．

　そこで，Xは，Y病院に対し，診療契約の債務不履行または不法行為に基

づき損害賠償の支払いを求めて訴えた.

2 判旨

　第一審（名古屋地裁）は，債務不履行および不法行為の成立をいずれも否定して，Xの請求を棄却する判決をした（X敗訴）．そこで，Xが控訴した．

　控訴審（名古屋高裁）は，Xの挙動は転倒・転落により重大な傷害を負う危険があったとは認められず，抑制行為に切迫性や非代替性があったとは認められないとして，債務不履行及び不法行為の成立を肯定し，Xの請求を一部認容する判決をした（X逆転勝訴）．そこで，Y病院側が上告受理申立てをした．

　最高裁は，次のように述べて上告を認容する判決をした（X逆転敗訴）．

　「入院患者の身体を抑制することは，その患者の受傷を防止するなどのために必要やむをえないと認められる事情がある場合にのみ許容されるべきものである.」「本件抑制行為は，Aの療養看護に当たっていた看護師らが，転倒，転落によりAが重大な傷害を負う危険を避けるため緊急やむを得ず行った行為であって，診療契約上の義務に違反するものではなく，不法行為法上違法ということもできない.」

　「前記事実関係の下においては，看護師らが事前に当直医の判断を経なかったことをもって違法とする根拠を見出すことはできない.」

3 背景──身体拘束ガイドライン

　今日では，日本集中治療学会看護部会から『ICUにおける身体拘束（抑制）のガイドライン』（2010年）が，日本看護倫理学会から『身体拘束予防ガイドライン』（2015年）が出され，急性期病床をはじめとする一般病棟における身体拘束（抑制）についても一定のガイドラインが示されるに至っている.

　しかし，本件の当時は，介護施設について，介護保険の適用対象となるための基準の一つとして身体拘束（抑制）が原則として違法とされていたにとどまっていた（介護老人保健施設の人員，施設及び設備並びに運営に関する基準．以下「指定基準」という）．この指定基準を受けて，厚生労働省が介護施設における身体拘束（抑制）のガイドラインとして示したのが『身体拘束ゼロへの手引き』（2001年）である.

　指定基準においては，例外的に身体拘束（抑制）が許される場合として「当該入所者（利用者）又は他の入所者（利用者）の生命又は身体を保護するため緊急やむを得ない場合」（同第13条第4項）とされていたところ，同ガイドラインでは「指定基準上，…（中略）…身体拘束が認められるが，これは，『切迫性』『非代替性』『一時性』の三つの要件を満たし，かつ，それらの要件の確認等の手続きが極めて慎重に実施されているケースに限られる」として，身体拘束が例外的に許される3つの要件（いわゆる**身体拘束三要件**）を具体

化した.

　このうち, ①「切迫性」とは, 利用者本人または他の利用者等の生命または身体が危険にさらされる可能性が著しく高いこと, ②「非代替性」とは, 行動制限を行う以外に代替する介護方法がないこと, ③「一時性」とは, 行動制限が一時的なものであることをいい, さらに, 指定基準にいう「緊急やむを得ない場合」か否かの判断は, 担当者個人ではなく施設全体で行わなければならず, その過程(プロセス)においても慎重な手続が要求されている.

　また, 身体拘束(抑制)は, 高齢者虐待防止法上も, 身体的虐待の一種として違法となりうるが, 同法は, 要介護施設・要介護事業の業務従事者による虐待を規制しており, 介護保険の適用外である医療施設には直接の規制はない.

　確かに, 急性期領域では, 手術後の患者が術後せん妄等の影響下でチューブ類の自己抜去を防止するために, 身体拘束(抑制)の必要のある場合が一定程度ありうる.

　しかし, 急性期領域での抑制が急性期の患者特有の理由からのみ行われているわけではなく, 転倒・転落の防止といった介護施設と同様の理由からなされる場合も十分考えられ, そのような場合にまで急性期病棟を介護施設と区別して扱うことに合理性はないのではないかとも思われるところである.

　実際, **図Ⅵ-1** にみるとおり, 一般医療施設の方が介護施設よりも, 有意に身体拘束(抑制)が行われている割合が高いという実態がある.

　そういった事情を背景として, 本件では, 介護保険適用外の(かつ精神科病床ではない)一般医療施設において, 身体拘束(抑制)が適法とされる要件, 特に介護施設における身体拘束三要件が一般医療施設にも適用されるかが問題となったものである.

4 ｜ 分析——違法性阻却の要件

　日本国憲法は, 国民一人ひとりが「個人として尊重される」(同第13条前段)ことを大命題としている(個人主義). 患者の意思に反した身体拘束(抑制)が「個人として尊重」にもとることは, 多言を要しないであろう. このような憲法秩序は, 民法上は, 診療契約の債務不履行責任ないしは不法行為責任の解釈を通じて, 刑法上も, 逮捕監禁罪(刑法第220条)ないしは違法性阻却事由としての業務上正当行為(同第35条)の解釈を通じて, 市民間の法律関係にもあらわれてくることになる.

　このような身体拘束(抑制)の違法性を判断する場合に, 裁判所は, ことさらに介護保険施設と一般医療施設を区別しないのが一般的な傾向である. 実際, 本件の控訴審と第一審は, 前述の身体拘束三要件が一般医療施設における判断枠組みとしても妥当することを当然の前提として判断していた.

　これに対し, 上告審は, 身体拘束三要件に直接は言及していないのみなら

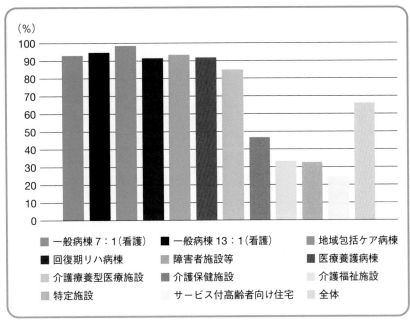

図Ⅵ-1　身体拘束を「行うことがある」と回答した病棟・介護施設の割合
［公益社団法人全日本病院協会：身体拘束ゼロの実践に伴う課題に関する調査研究事業報告書,
〔https://www.ajha.or.jp/voice/pdf/other/160408_2.pdf〕（最終確認：2023年8月1日）を参考に作成］

ず,「切迫性」「非代替性」「一時性」という用語を使用することも注意深く避けている. ただ, 最高裁も, 少なくとも身体拘束が原則として違法であることは明言しており, その判断にあたり検討した具体的事情も控訴審・第一審とほぼ同じものである.

　他方で,「切迫性」について判断する文脈においては「必要やむを得ない」事情があれば足りるとしており, この部分に限っては「緊急やむを得ない」事情を必要とする身体拘束三要件よりも, いくらか要件を緩やかに解したようにも思われる. これは, 身体拘束の要件をあまり厳しく解すると, その結果, 転倒・転落の増加や「見えない拘束」である向精神薬の大量処方・多剤処方といった波及的効果*もありえることから, そのことに考慮した可能性がある.

　また, 本件では, 身体拘束（抑制）に医師の指示を要するかという点も問題となった. これは, 身体拘束（抑制）の看護業務における法的位置づけを「診療の補助」と解するか「療養上の世話」と解するか, の相違に対応する.

　この点, 本件の第一審は, これを療養上の世話と解し, 医師の指示は不要としていた. それに対し, 控訴審は, せん妄に対する処置であることを重視して, これを診療の補助と解し, 医師の指示を必要としていた.

　上告審は, 単に本件の事情の下では不要というのみで, 診療の補助と療養上の世話のいずれであるかを明言していない. これについては, 結果的に,

＊波及的効果
判決の副作用とでもいうべき社会に与える思いがけない効果のこと.

医師の指示を不要とした点を重く見れば，最高裁が身体拘束（抑制）を「診療の補助」ではなく，「療養上の世話」であることを前提にしているとも考えられる．他方で，最高裁が「緊急やむを得ず行った行為」であることに言及している点を重く見るならば，身体拘束（抑制）を「診療の補助」と解したうえで，なお「臨時応急の手当」（保助看法第37条但書）に当たるとして，医師の指示を不要としたとも考えられる．

本判決は，（精神科病床ではない）一般医療施設における身体拘束（抑制）の違法性が争われ，法的にも医療現場においても重要な意義があったが，身体拘束（抑制）が例外的に許容される一般的な基準は明示されなかった（事例判例）．

今後の課題として，看護関係の各学会から身体拘束（抑制）に関するガイドラインが示されているものの，ガイドラインはあくまでも実務における「指針」であって，ただちに法規範（裁判規範）となるわけではない．看護師が安心して医療に従事するためには，法規範（裁判規範）として入院患者の身体拘束が許されるための一般的な要件・基準が明らかにされていることが必要なはずであるが，判例によっては解決されなかったことになる．

> ### コラム　身体拘束（抑制）と「ケアの質」
>
> 　介護保険適用外の（かつ精神科病床ではない）一般医療施設における身体拘束（抑制）の一般的な要件・基準の定立について，仮に，立法的解決を図るとしても，立法作業は一朝一夕になされるものではない．
>
> 　他方で，身体拘束（抑制）の背景にある医療現場の人手不足の現状もまた，容易には改善されないであろう．しかし，人手不足は，身体拘束（抑制）を許容する理由にはなりえない．医療水準論は，各地域の医療環境や当該病院の医療機関としての性質を踏まえたうえで，あくまでも，あるべき医療の水準を問題にしていたのであって，悪しき医療慣行を追認するものではなかったことを思い出す必要がある．
>
> 　考えてみると，身体拘束（抑制）の廃止は，高齢者の医療・介護に限られた問題ではない．一般医療施設における身体拘束（抑制）の一般的な要件・基準が立法によって示されるまでの間も，医療の現場では日々，身体拘束（抑制）の要否が問題となることであろう．そこでは，医療・福祉全般にわたって，人身の自由をはじめとする患者の人権にも目配りした「ケアの質」が問われているのである．

> **メモ**
>
> 本稿では触れないが，身体拘束に関しては，精神科領域においても大きな問題が残されている．

第Ⅶ章 政策と立法を理解する

A　政策とはなにか

　政策の定義はさまざまである．たとえば広辞苑では，「政府，政党などの方策ないし施政の方針」とある．それでは政策は何のためにつくられるのだろうか．政策は，政策を作る主体が何らかの問題を認識しており，それを解決するためにつくられる．つまり政策とは「問題解決のための手法」[1] なのである．問題がまったくない場合や，問題があってもその所在が見えない場合には政策をつくる必要性は生まれない．そういった意味では，問題意識をいかに持つかは大変重要な出発点となる．久常らが実施した「看護職の医療・看護政策に対する関心に関する研究」[2] では，対象者の約8割が医療・看護政策に対して関心をもっており，年齢が高くなるほど，また管理職にある人ほど関心の程度が高くなることが明らかになった．関心をもったきっかけは，どの年代にも共通していて，「医療問題に関するマスコミ報道」や「現場の問題に直面したこと」であった．このように政策に関する関心は高い一方で，政策決定過程に関心がある人は約6割に減っていた．関心がもてない理由は，政策決定過程に関する「情報が伝わってこないこと」であった．そこで，本章では，まず政策過程について述べ，それから立法過程についての概略を示し，看護者として立ち位置がどこにあろうとも責任をもって社会参加をすることを考えてみたい．

B　政策過程

　政策によって問題解決を図ろうとする全体のプロセスを政策過程とよぶ．そのプロセスは大きくは3段階に分けることができる．

1. 政策が形成される段階（Plan）
2. 政策が実施される段階（Do）
3. 実施された政策が評価される段階（See）

　本節では，政策プロセスについて，このプラン・ドゥ・シーの3段階やPDCAサイクル*の4段階よりもさらに細かく分けて，次のような8つの段階で考えることにしたい．すなわち，①問題発見（公共的問題かの評価），②課題設定，③問題分析（問題解決手法の追究），④政策立案（組織内調整），⑤政策決定＝合意形成の過程，⑥政策実施，⑦政策評価，⑧フィードバック，である（**図Ⅶ-1**）．①〜⑤が政策形成（Plan）にあたる．従来の考え方よりも政策プロセスを細かく区分しているが，このことによって各段階において課題をより詳細に把握し，分析することによって，より適切な問題解決が実現できるものと思われる．

> **＊PDCAサイクル**
> PDCAはPLAN（計画），DO（実施），CHECK（評価），ACT（改善）の頭文字をとったもの．問題解決プロセスの考え方の1つ．

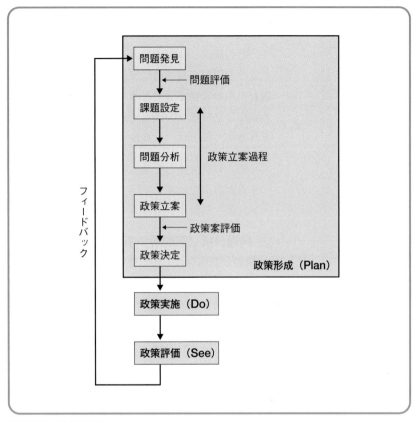

図Ⅶ-1　政策過程

1 政策形成

a 問題の発見

　まずは，問題の発見であるが，ここではまず市民社会に存在する問題を発見する能力を磨くことが不可欠である．問題発見能力がなければ，そもそもの出発点に立つことができない．市民社会における問題を発見する能力とは，市民が抱えている問題を発見する能力であるが，まず問題を解決する能力がどのように変わったのかについての認識と理解が必要であり，繊細な洞察力が必要である．たとえば，核家族化が進展し成熟した都市型社会では，「介護や保育」（問題）を「家族単位で行う」（解決方法）ことが困難になる（解決能力が変わった）場合が多く，そのことを理解しないと介護や保育に困っているという問題が見えないことになる．さらには，その問題が，市民社会の存続のために解決が不可欠か否かという視点である．市民社会が本当に解決を望む問題を取り出し，その解決をめざす政策を展開しなければならない．

b 課題設定

　市民社会にとって解決することが求められている問題が把握できたとして，その解決に政府の介入が不可欠か否かを検討することが必要になる．つまりその問題が公共的に解決するべき問題かどうかを決定するのである．組織レベルの問題でその組織で解決すればことが済む規模のものには，公共政策を作る必要はないからである．国や自治体が行う政策は公共政策の中に含まれるが，松下は，公共政策の条件として，以下の3つをあげている[1]．

- 個人の解決能力を超える「問題領域」をめぐって
- 資源の集中効果を発揮できる「解決手法」があり，
- 政策・制度によるミニマム保障としての「市民合意」がえられる

c 問題分析（問題解決手法の追究）

　問題が認識され，それを公共政策として対応することにした（課題設定した）ならば，次の段階として必要となることは，どのような手法がもっとも効果的・効率的に問題を解決するかという視点であり，またどの程度までの問題解決を図るかという視点である．情報の収集・分析，解決手法の検討・考察，その結果の予測などを一定の制約のもとで，できる限り客観的・科学的な思考過程を経て，解決手法を組み立てる．また，解決レベルの設定で重要なのは，それが市民社会の合意を得られるかどうかである．

d 政策立案

　問題解決手法としての政策を実施するためには，その法的根拠，財源（予算），人員が必要となり，それを考え・調整し，解決方法の案をつくることが政策立案である．中央政府について考えると，法的根拠については，法令により権限を委任されることであり，その権限が従来の行政と矛盾なく行使できるものであるかどうか，条文として適切であるかどうかなどを内閣法制局と調整する．財源（予算）については，財務省主計局との調整があり，人員については総務省行政管理局との調整が必要とされている．自治体の場合にも，文書担当課による条例・規則との調整，財政担当課との予算折衝，行政管理担当課との人員調整が行われる．こうした組織内の調整は，組織人として重要であるが，政府組織の基本は社会に閉ざされた組織ではなく，社会に支えられている組織であることから，組織外との調整がずっと重要である．政策プロセスにおいては，ここでの組織内の調整よりも，次に述べる，政策にかかわる利害関係者（ステークホルダー）やその他の参加者（アクター）を無視すると政策の実施段階で多くの障害が生じてくることになるため，関係者との合意形成のプロセスが重要になる．

e 政策決定（＝合意形成の過程）

　組織として検討・調整されてきた解決方法の案は，議会の承認を経て正式な決定となる．国会での政策決定には，大きく分けて2つの流れがある．1

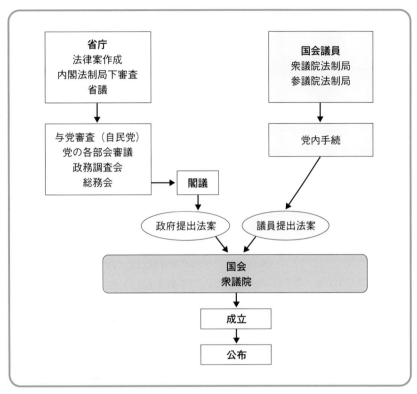

図Ⅶ-2　国会における立法過程

つはいわゆる議員立法とよばれる「議員提出法案」で，一定数の議員が連名で提出する法案であり，議院法制局の補佐を受けて作成される．もう1つは「内閣提出法案」（閣法）で，これは省庁の官僚だけではなく，有識者や利害関係者を含む審議会など，外部の意見も取り入れながら原案が作成される**（図Ⅶ-2）**．

　医療や看護をめぐる多くの課題も，それらが政策としてかたちづくられるためには，それそのものの正当性だけではなく，世の中の流れを見極めて，タイミングを見計らうということも大切な思考であるといえる．

2 ┃ **政策実施**

　決定された問題解決手法は実施の段階に移行する．実施主体については，①中央政府および自治体の行政組織による直営，②特殊法人や特別法人などの準行政機関による実施，③第三セクター・公益法人・非営利法人・公共的団体・民間企業・地縁的団体（自治会・町内会）・特定非営利活動法人・市民グループなどの多様な団体への委託があり，政策立案時に決定されているが，実施に際して，どのような組織・団体にどの程度の裁量権を委ねるのか，どのような形態が効率的・効果的であるのか，などの問題を引き続き具体的

に検討する必要がある．また，別の側面からいえば，公設公営，公設民営，民設民営のどの方法が適切なのか，また委託方式としてはどのような形式が必要なのか，という問題等々を検討する．

　実際の政策はその政策目的を達成するためにより具体的な施策や事業といった形で具現化していくことが必要である．この政策実施の段階になってから具体策を検討するのではなく，事前にモデル事業で一定のシミュレーションをしたうえで検討しておくなど，さまざまな準備が実施段階には必須である．

3｜政策評価

　以上のプロセスを経てでき上がった政策が，現実にどの程度の費用をかけて実施され，どのような効果をもたらしたのかを測定し，判断することが評価である．かつての行政は，政策立案時の事業予算の査定がひとつのポイントであるため，予算を軸にして事前の評価が行われていた．しかし，そうした事前の評価は予算を獲得することが目的であったため，予算がつけられると，議会での質問など特別の場合を除いて，実施活動やその結果・効果については比較的無関心であった．しかし，行政の無駄や非効率に対する批判が高まり，2000年代に入り，「政策評価」に対する期待が急激に高まった．2001年には，「行政機関が行う政策の評価に関する法律」が制定された．この法律は，行政機関が行う政策の評価に関する基本的事項等を定めることにより，政策の評価の客観的かつ厳格な実施を推進し国民に対して説明する責務が果たされることを目的としたものである．

　政策評価の中心は政策の効果を客観的・科学的に測る方法である．つまり，政策が働きかけの対象にどれだけの変化をもたらしたかを明らかにすることであり，手法は評価対象によってさまざまである．政策の事後評価は，政策決定される時に行われる事前評価の考え方と基本は同じである．そのうち，（狭義の）政策評価，業績評価について述べる．

　政策評価の理想は，実験で介入していない群と比較することだが，これは倫理的，政治的観点からも批判を受ける可能性がある．そのため，代替手段として，準実験法であるマッチング法を用い，政策実施によって結果に与える重要な要因について，介入群と近い者を選び対照群を構成し比較する．あるいは，実験を行わずに事前評価で用いた統計分析を利用し，実施の際のデータを用いて評価する方法もある．

　業績評価は，政策立案時点で評価項目を単一または複数あらかじめ決めておき，その目標値を定めていれば，政策実施後に達成率をみることで評価できる．

　事前に目標値を定めたり，効果を測定する評価項目を確定するのが難しい（なじまない）政策もある．その際にも政策が効果を発現し，政策介入が対象

に変化をもたらす経路を記述するロジック・モデルを描き，代替指標の候補を考えることが，政策評価を行うには重要である．

4 | フィードバック

　議会での質問など特別の場合を除いて，最後に，この評価活動によって得られた結果を，次の行政運営に反映される工夫をしなければ，評価を行う意味がない．評価結果に基づいて政策プロセスの改善を図ることがフィードバックであり，PDCA サイクルの最後のアクションである．さまざまな視点からの評価を行うことで政策の改善点も見えてくる．しかし政策によっては効果が現れるのに時間がかかるものもある．たとえば前述のように，教育に関する改革などの政策は，単年度ごとに反映というよりも，長期的に評価を継続し，フィードバックしていく必要がある．

C | 立法過程

1 | 内閣による法律提案

　内閣の提案による法律案は前述したように，閣法（政府提出法案）とよばれる．課題設定の段階では，省庁に設置された検討会などで時間をかけて検討が行われる場合がある．課題が整理され報告書が発行された後に次のステップに進むことが多い．まず，審議会等で政策課題が討議されて，法制担当者が新規立法や法律改正案を作成する．作成された法律案は内閣法制局で憲法や他の法律との整合性，法律の条文の表現や内容などを法律的な観点から詳細に審議される．この内閣法制局審査が終了すると，所管する省庁の大臣が閣議での審議手続きを行い，閣議で決定された法案は与党内で審議を経て国会に提出される．

　審議会は，法令による必要な事項や基本的な政策を審議するための会であり，たとえば厚生労働省の社会保障関係の審議会は 2023 年 11 月現在，13 審議会ある．基本的な政策を審議する①社会保障審議会，②厚生科学審議会，③労働政策審議会の 3 つの審議会と，行政の執行過程おける事項を審議する④疾病・障害認定審査会，⑤薬事・食品衛生審議会，⑥中央社会保険医療審議会，⑦医道審議会，⑧援護審査会，⑨社会保険審査会，⑩労働保険審査会，⑪中央最低賃金審議会，⑫旧優生保護法一時金認定審査会，⑬ハンセン病元患者家族補償金認定審査会の 11 の審議会である．なお，看護職に関しては，医道審議会の中の保健師助産師看護師分科会に，看護倫理部会と保健師助産師看護師国家試験制度改善検討部会，看護師特定行為・研修部会が設置されており，看護者の倫理的態度や行政処分等については看護倫理部会で，国家試験の今後のあり方などについては国家試験制度改善検討部会で，保健師助

産師看護師法の一部を改正する法律で規定された看護師特定行為・研修については看護師特定行為・研修部会において審議されている.

2 ｜ 国会議員による法律提案

　国会議員が法案を発議する場合は，法案の提出理由と所定の数の賛成者の署名を添えて，議長宛に提出する（議員立法）．国会法によって国会議員の政策立案および立法活動が補佐される仕組みが規定されている．また，国会議員の政策立案および立法活動を補佐するために政策担当秘書をおくことができると規定されている．国会議員が発議をするためには，国会法第56条で「衆議院においては議員20人以上，参議院においては議員10人以上の賛成を要する」とある.

　議員立法は政府がなかなか法改正を行わない問題，1つの省庁では対応が難しい問題，緊急性があるものなどが対象となることが多い．そのため，議員立法は内閣による提案と比べ，幅広くさまざまな人々に広く恩恵をもたらすような目的の法律が多い．今までの議員立法の例では，「臓器移植に関する法律」（2007年成立），「少子化社会対策基本法」（2003年成立），「配偶者からの暴力の防止及び被害者の保護に関する法律（DV防止法）」（2001年成立），「保健婦助産婦看護婦法の一部を改正する法律」（2001年成立）などがある.

D ｜ 政策へのさまざまなレベルでの参画

　政策過程は，政策に何らかのかかわりをもつ人たち，集団あるいは組織が参加して，相互作用しながら進む．野村は，「"看護政策"とは，看護制度を創設または改変していく政治過程」[3]と位置づけている．こうした政策過程へ参画する者はアクターと呼ばれる．アクターは政党と議員といった政治の場にいる者，諸省庁と官僚機構といった行政の場にいる者，日本医師会や日本看護協会といった職能団体のほか，マスコミや患者団体など多様である.

　それでは，看護職はどのように政策に参画することができるだろうか.

　大きくは，政府を監視したり，提案することを通じてかかわるか，直接政策を実施するかの2つだろう．1つ目の方法には，選挙に行き投票するという行為も入る．これは，これまでの業績を評価することにもなる．また政府が広く市民から意見を求めるパブリックコメントの募集に際して意見を言うなどの方法がある．2つ目の直接的な方法では，職能団体に加入し，政治家に働きかけるだけではなく，国・自治体以外で当事者や困りごとの解決にあたるといった活動の場をつくることがある．団体には研究機関やNPO（特定非営利活動法人）のほか，いろいろな集団が考えられる．本来看護職は「患者・家族・住民の生命と健康・安寧を守る」という大義名分の基に，リーダーシップを発揮しやすい立場にある．しかし，看護職は臨床現場で把握し

た課題を解決し，誰もが健康を享受できる社会を創造するために，政策形成過程に参画しリーダーシップを発揮する方法論を系統的に学習する機会が少ない．

そこで，今後は看護職がこの章で説明した政策形成過程や立法過程を知り，そこでのリーダーシップを系統的に学習できる機会があれば，既に獲得しているクリニカル・リーダーシップをさらに発展させて，チェンジ・エージェント（Change agent）として政策へ参画できる可能性が広がると考える．

コラム ## 良き市民（Effective citizenship）

患者の代弁者であり，アドボケーター（権利擁護者）である看護師が，その声なき声をくみ上げて，その人々を支える，「システム・制度」を創設するためには，政策的な思考ができる看護職の存在が重要であると筆者は考えている．日本では2008年から大学院の専門看護師教育課程の共通科目として「看護政策論」が設定されたが，教育内容はさまざまである．米国看護大学協会は，「医療政策」を看護学の学部教育の必須要素の1つとしてあげている．米国では幼いころから，自立を促され，幼いながらも自分の能力に合わせた貢献をすること，そして責任は果たすというように教育されている．「良き市民であること」，このようなパブリックマインドの醸成が初等教育から行われている．筆者は10歳から米国で5年間過ごしたが，学校教育のみならず，課外活動でも実感したことである．

誰が困っているのか，何が問題なのか，社会に存在する問題を発見する能力を磨くことが不可欠であるが，それとともに，社会がどのように変化しているのかについての認識と理解も必要である．筆者は，大学院で看護政策論を講義しているが，受講した学生からは，「講義を受けたことによって，政策過程におけるアクターは誰なのかを考え，思考過程が変化したと感じる．思考過程の変化の次は行動変容ができるように具体的な実践を意識していきたい」「政策過程を調べていくなかで，政策にかかわった人たちの努力や課題解決をしようという熱意を共有できた．さまざまな過程を乗り越えて策定された政策と真剣に向き合っていこうと思った」といったフィードバックを得ている．学生は現場経験から感じている制度的な課題に対して，政策過程を学ぶことで現場の看護師のかかわりや，他のアクターについても考えて，自らの立ち位置を理解し，次の行動につなげようとしている．まずは，良き市民であること，その意識の下に看護専門職としてアドボケーターとなってほしい．

●引用文献
1) 松下圭一：政策型思考と政治，p.10，東京大学出版会，1991
2) 久常節子・小池智子・齋藤訓子：看護職の医療・看護政策に対する関心．日本看護管理学会誌6(2)：27-45，2003
3) 野村陽子：看護制度と政策，p.3，法政大学出版会，2015

付　録　看護関係法令集

付録　看護関係法令集

保健師助産師看護師法（昭和23年法律第203号）

第1章　総則

第1条　この法律は、保健師、助産師及び看護師の資質を向上し、もつて医療及び公衆衛生の普及向上を図ることを目的とする。

第2条　この法律において「保健師」とは、厚生労働大臣の免許を受けて、保健師の名称を用いて、保健指導に従事することを業とする者をいう。

第3条　この法律において「助産師」とは、厚生労働大臣の免許を受けて、助産又は妊婦、じよく婦若しくは新生児の保健指導を行うことを業とする女子をいう。

第4条　削除

第5条　この法律において「看護師」とは、厚生労働大臣の免許を受けて、傷病者若しくはじよく婦に対する療養上の世話又は診療の補助を行うことを業とする者をいう。

第6条　この法律において「准看護師」とは、都道府県知事の免許を受けて、医師、歯科医師又は看護師の指示を受けて、前条に規定することを行うことを業とする者をいう。

第2章　免許

第7条　保健師になろうとする者は、保健師国家試験及び看護師国家試験に合格し、厚生労働大臣の免許を受けなければならない。

2　助産師になろうとする者は、助産師国家試験及び看護師国家試験に合格し、厚生労働大臣の免許を受けなければならない。

3　看護師になろうとする者は、看護師国家試験に合格し、厚生労働大臣の免許を受けなければならない。

第8条　准看護師になろうとする者は、准看護師試験に合格し、都道府県知事の免許を受けなければならない。

第9条　次の各号のいずれかに該当する者には、前2条の規定による免許（以下「免許」という。）を与えないことがある。

一　罰金以上の刑に処せられた者

二　前号に該当する者を除くほか、保健師、助産師、看護師又は准看護師の業務に関し犯罪又は不正の行為があつた者

三　心身の障害により保健師、助産師、看護師又は准看護師の業務を適正に行うことができない者として厚生労働省令で定めるもの

四　麻薬、大麻又はあへんの中毒者

第10条　厚生労働省に保健師籍、助産師籍及び看護師籍を備え、登録年月日、第14条第1項の規定による処分に関する事項その他の保健師免許、助産師免許及び看護師免許に関する事項を登録する。

第11条　都道府県に准看護師籍を備え、登録年月日、第14条第2項の規定による処分に関する事項その他の准看護師免許に関する事項を登録する。

第12条　保健師免許は、保健師国家試験及び看護師国家試験に合格した者の申請により、保健師籍に登録することによつて行う。

2　助産師免許は、助産師国家試験及び看護師国家試験に合格した者の申請により、助産師籍に登録することによつて行う。

3　看護師免許は、看護師国家試験に合格した者の申請により、看護師籍に登録することによつて行う。

4　准看護師免許は、准看護師試験に合格した者の申請により、准看護師籍に登録することによつて行う。

5　厚生労働大臣又は都道府県知事は、免許を与えたときは、それぞれ保健師免許証、助産師免許証若しくは看護師免許証又は准看護師免許証を交付する。

第13条　厚生労働大臣は、保健師免許、助産師免許又は看護師免許を申請した者について、第9条第3号に掲げる者に該当すると認め、同条の規定により当該申請に係る免許を与えないこととするときは、あらかじめ、当該申請者にその旨を通知し、その求めがあつたときは、厚生労働大臣の指定する職員にその意見を聴取させなければならない。

2　都道府県知事は、准看護師免許を申請した者について、第9条第3号に掲げる者に該当すると認め、同条の規定により准看護師免許を与えないこととするときは、あらかじめ、当該申請者にその旨を通知し、その求めがあつたときは、当該都道府県知事の指定する職員にその意見を聴取させなければならない。

第14条　保健師、助産師若しくは看護師が第9条各号のいずれかに該当するに至つたとき、又は保健師、助産師若しくは看護師としての品位を損するような行為のあつたときは、厚生労働大臣は、次に掲げる処分をすることができる。

一　戒告

二　三年以内の業務の停止

三　免許の取消し

2　准看護師が第9条各号のいずれかに該当するに至つたとき、又は准看護師としての品位を損するような行為のあつたときは、都道府県知事は、次に掲げる処分をすることができる。

一　戒告

二　三年以内の業務の停止

三　免許の取消し

3　前2項の規定による取消処分を受けた者（第9条第1号若しくは第2号に該当し、又は保健師、助産師、看護師若しくは准看護師としての品位を損するような行為のあつた者として前2項の規定による取消処分を受

けた者にあつては、その処分の日から起算して5年を経過しない者を除く。）であつても、その者がその取消しの理由となつた事項に該当しなくなつたとき、その他その後の事情により再び免許を与えるのが適当であると認められるに至つたときは、再免許を与えることができる。この場合においては、第12条の規定を準用する。

第15条　厚生労働大臣は、前条第1項又は第3項に規定する処分をしようとするときは、あらかじめ医道審議会の意見を聴かなければならない。

2　都道府県知事は、前条第2項又は第3項に規定する処分をしようとするときは、あらかじめ准看護師試験委員の意見を聴かなければならない。

3　厚生労働大臣は、前条第1項の規定による免許の取消処分をしようとするときは、都道府県知事に対し、当該処分に係る者に対する意見の聴取を行うことを求め、当該意見の聴取をもつて、厚生労働大臣による聴聞に代えることができる。

4　行政手続法（平成5年法律第88号）第3章第2節（第25条、第26条及び第28条を除く。）の規定は、都道府県知事が前項の規定により意見の聴取を行う場合について準用する。この場合において、同節中「聴聞」とあるのは「意見の聴取」と、同法第15条第1項中「行政庁」とあるのは「都道府県知事」と、同条第3項（同法第22条第3項において準用する場合を含む。）中「行政庁は」とあるのは「都道府県知事は」と、「当該行政庁が」とあるのは「当該都道府県知事が」と、「当該行政庁の」とあるのは「当該都道府県の」と、同法第16条第4項並びに第18条第1項及び第3項中「行政庁」とあるのは「都道府県知事」と、同法第19条第1項中「行政庁が指名する職員その他政令で定める者」とあるのは「都道府県知事が指名する職員」と、同法第20条第1項、第2項及び第4項中「行政庁」とあるのは「都道府県」と、同条第6項及び同法第24条第3項中「行政庁」とあるのは「都道府県知事」と読み替えるものとする。

5　厚生労働大臣は、都道府県知事から当該処分の原因となる事実を証する書類その他意見の聴取を行う上で必要となる書類を求められた場合には、速やかにそれらを当該都道府県知事あて送付しなければならない。

6　都道府県知事は、第3項の規定により意見の聴取を行う場合において、第4項において読み替えて準用する行政手続法第24条第3項の規定により同条第1項の調書及び同条第3項の報告書の提出を受けたときは、これらを保存するとともに、当該調書及び報告書の写しを厚生労働大臣に提出しなければならない。この場合において、当該処分の決定についての意見があるときは、当該写しのほか当該意見を記載した意見書を提出しなければならない。

7　厚生労働大臣は、意見の聴取の終結後に生じた事情に鑑み必要があると認めるときは、都道府県知事に対し、前項前段の規定により提出された調書及び報告書の写し並びに同項後段の規定により提出された意見書を返戻して主宰者に意見の聴取の再開を命ずるよう求めることができる。行政手続法第22条第2項本文及び第3項の規定は、この場合について準用する。

8　厚生労働大臣は、当該処分の決定をするときは、第6項の規定により提出された意見書並びに調書及び報告書の写しの内容を十分参酌してこれをしなければならない。

9　厚生労働大臣は、前条第1項の規定による業務の停止の命令をしようとするときは、都道府県知事に対し、当該処分に係る者に対する弁明の聴取を行うことを求め、当該弁明の聴取をもつて、厚生労働大臣による弁明の機会の付与に代えることができる。

10　前項の規定により弁明の聴取を行う場合において、都道府県知事は、弁明の聴取を行うべき日時までに相当な期間をおいて、当該処分に係る者に対し、次に掲げる事項を書面により通知しなければならない。

　一　前条第1項の規定を根拠として当該処分をしようとする旨及びその内容
　二　当該処分の原因となる事実
　三　弁明の聴取の日時及び場所

11　厚生労働大臣は、第9項に規定する場合のほか、厚生労働大臣による弁明の機会の付与に代えて、医道審議会の委員に、当該処分に係る者に対する弁明の聴取を行わせることができる。この場合において、前項中「前項」とあるのは「次項」と、「都道府県知事」とあるのは「厚生労働大臣」と読み替えて、同項の規定を適用する。

12　第10項（前項後段の規定により読み替えて適用する場合を含む。）の通知を受けた者は、代理人を出頭させ、かつ、証拠書類又は証拠物を提出することができる。

13　都道府県知事又は医道審議会の委員は、第9項又は第11項前段の規定により弁明の聴取を行つたときは、聴取書を作り、これを保存するとともに、報告書を作成し、厚生労働大臣に提出しなければならない。この場合において、当該処分の決定についての意見があるときは、当該意見を報告書に記載しなければならない。

14　厚生労働大臣は、第3項又は第9項の規定により都道府県知事が意見の聴取又は弁明の聴取を行う場合においては、都道府県知事に対し、あらかじめ、次に掲げる事項を通知しなければならない。

　一　当該処分に係る者の氏名及び住所
　二　当該処分の内容及び根拠となる条項
　三　当該処分の原因となる事実

15　第3項の規定により意見の聴取を行う場合における第4項において読み替えて準用する行政手続法第15条第1項の通知又は第9項の規定により弁明の聴取を行う場合における第10項の通知は、それぞれ、前項の規定により通知された内容に基づいたものでなければならない。

16　都道府県知事は、前条第2項の規定による業務の停止の命令をしようとするときは、都道府県知事による弁明の機会の付与に代えて、准看護師試験委員に、当

該処分に係る者に対する弁明の聴取を行わせることができる。

17　第10項、第12項及び第13項の規定は、准看護師試験委員が前項の規定により弁明の聴取を行う場合について準用する。この場合において、第10項中「前項」とあるのは「第16項」と、「前条第1項」とあるのは「前条第2項」と、第12項中「第10項（前項後段の規定により読み替えて適用する場合を含む。）」とあるのは「第17項において準用する第10項」と、第13項中「都道府県知事又は医道審議会の委員」とあるのは「准看護師試験委員」と、「第9項又は第11項前段」とあるのは「第16項」と、「厚生労働大臣」とあるのは「都道府県知事」と読み替えるものとする。

18　第3項若しくは第9項の規定により都道府県知事が意見の聴取若しくは弁明の聴取を行う場合、第11項前段の規定により医道審議会の委員が弁明の聴取を行う場合又は第16項の規定により准看護師試験委員が弁明の聴取を行う場合における当該処分については、行政手続法第3章（第12条及び第14条を除く。）の規定は、適用しない。

第15条の2　厚生労働大臣は、第14条第1項第1号若しくは第2号に掲げる処分を受けた保健師、助産師若しくは看護師又は同条第3項の規定により保健師、助産師若しくは看護師に係る再免許を受けようとする者に対し、保健師、助産師若しくは看護師としての倫理の保持又は保健師、助産師若しくは看護師として必要な知識及び技能に関する研修として厚生労働省令で定めるもの（以下「保健師等再教育研修」という。）を受けるよう命ずることができる。

2　都道府県知事は、第14条第2項第1号若しくは第2号に掲げる処分を受けた准看護師又は同条第3項の規定により准看護師に係る再免許を受けようとする者に対し、准看護師としての倫理の保持又は准看護師として必要な知識及び技能に関する研修として厚生労働省令で定めるもの（以下「准看護師再教育研修」という。）を受けるよう命ずることができる。

3　厚生労働大臣は、第1項の規定による保健師等再教育研修を修了した者について、その申請により、保健師等再教育研修を修了した旨を保健師籍、助産師籍又は看護師籍に登録する。

4　都道府県知事は、第2項の規定による准看護師再教育研修を修了した者について、その申請により、准看護師再教育研修を修了した旨を准看護師籍に登録する。

5　厚生労働大臣又は都道府県知事は、前2項の登録をしたときは、再教育研修修了登録証を交付する。

6　第3項の登録を受けようとする者及び保健師、助産師又は看護師に係る再教育研修修了登録証の書換交付又は再交付を受けようとする者は、実費を勘案して政令で定める額の手数料を納めなければならない。

7　前条第9項から第15項まで（第11項を除く。）及び第18項の規定は、第1項の規定による命令をしようとする場合について準用する。この場合において、必要な技術的読替えは、政令で定める。

第16条　この章に規定するもののほか、免許の申請、保健師籍、助産師籍、看護師籍及び准看護師籍の登録、訂正及び抹消、免許証の交付、書換交付、再交付、返納及び提出並びに住所の届出に関して必要な事項は政令で、前条第1項の保健師等再教育研修及び同条第2項の准看護師再教育研修の実施、同条第3項の保健師籍、助産師籍及び看護師籍の登録並びに同条第4項の准看護師籍の登録並びに同条第5項の再教育研修修了登録証の交付、書換交付及び再交付に関して必要な事項は厚生労働省令で定める。

第3章　試験

第17条　保健師国家試験、助産師国家試験、看護師国家試験又は准看護師試験は、それぞれ保健師、助産師、看護師又は准看護師として必要な知識及び技能について、これを行う。

第18条　保健師国家試験、助産師国家試験及び看護師国家試験は、厚生労働大臣が、准看護師試験は、都道府県知事が、厚生労働大臣の定める基準に従い、毎年少なくとも1回これを行う。

第19条　保健師国家試験は、次の各号のいずれかに該当する者でなければ、これを受けることができない。

　一　文部科学省令・厚生労働省令で定める基準に適合するものとして、文部科学大臣の指定した学校において1年以上保健師になるのに必要な学科を修めた者

　二　文部科学省令・厚生労働省令で定める基準に適合するものとして、都道府県知事の指定した保健師養成所を卒業した者

　三　外国の第2条に規定する業務に関する学校若しくは養成所を卒業し、又は外国において保健師免許に相当する免許を受けた者で、厚生労働大臣が前2号に掲げる者と同等以上の知識及び技能を有すると認めたもの

第20条　助産師国家試験は、次の各号のいずれかに該当する者でなければ、これを受けることができない。

　一　文部科学省令・厚生労働省令で定める基準に適合するものとして、文部科学大臣の指定した学校において1年以上助産に関する学科を修めた者

　二　文部科学省令・厚生労働省令で定める基準に適合するものとして、都道府県知事の指定した助産師養成所を卒業した者

　三　外国の第3条に規定する業務に関する学校若しくは養成所を卒業し、又は外国において助産師免許に相当する免許を受けた者で、厚生労働大臣が前2号に掲げる者と同等以上の知識及び技能を有すると認めたもの

第21条　看護師国家試験は、次の各号のいずれかに該当する者でなければ、これを受けることができない。

　一　文部科学省令・厚生労働省令で定める基準に適合するものとして、文部科学大臣の指定した学校教育法（昭和22年法律第26号）に基づく大学（短期大学を除く。第4号において同じ。）において看護師

になるのに必要な学科を修めて卒業した者

二　文部科学省令・厚生労働省令で定める基準に適合するものとして、文部科学大臣の指定した学校において3年以上看護師になるのに必要な学科を修めた者

三　文部科学省令・厚生労働省令で定める基準に適合するものとして、都道府県知事の指定した看護師養成所を卒業した者

四　免許を得た後3年以上業務に従事している准看護師又は学校教育法に基づく高等学校若しくは中等教育学校を卒業している准看護師で前3号に規定する大学、学校又は養成所において2年以上修業したもの

五　外国の第5条に規定する業務に関する学校若しくは養成所を卒業し、又は外国において看護師免許に相当する免許を受けた者で、厚生労働大臣が第1号から第3号までに掲げる者と同等以上の知識及び技能を有すると認めたもの

第22条　准看護師試験は、次の各号のいずれかに該当する者でなければ、これを受けることができない。

一　文部科学省令・厚生労働省令で定める基準に適合するものとして、文部科学大臣の指定した学校において2年の看護に関する学科を修めた者

二　文部科学省令・厚生労働省令で定める基準に従い、都道府県知事の指定した准看護師養成所を卒業した者

三　前条第1号から第3号まで又は第5号に該当する者

四　外国の第5条に規定する業務に関する学校若しくは養成所を卒業し、又は外国において看護師免許に相当する免許を受けた者のうち、前条第5号に該当しない者で、厚生労働大臣の定める基準に従い、都道府県知事が適当と認めたもの

第23条　厚生労働大臣は、保健師国家試験、助産師国家試験若しくは看護師国家試験の科目若しくは実施若しくは合格者の決定の方法又は第18条に規定する基準を定めようとするときは、あらかじめ、医道審議会の意見を聴かなければならない。

2　文部科学大臣又は厚生労働大臣は、第19条第1号若しくは第2号、第20条第1号若しくは第2号、第21条第1号から第3号まで又は前条第1号若しくは第2号に規定する基準を定めようとするときは、あらかじめ、医道審議会の意見を聴かなければならない。

第24条　保健師国家試験、助産師国家試験及び看護師国家試験の実施に関する事務をつかさどらせるため、厚生労働省に保健師助産師看護師試験委員を置く。

2　保健師助産師看護師試験委員に関し必要な事項は、政令で定める。

第25条　准看護師試験の実施に関する事務（以下「試験事務」という。）をつかさどらせるために、都道府県に准看護師試験委員を置く。

2　准看護師試験委員に関し必要な事項は、都道府県の条例で定める。

第26条　保健師助産師看護師試験委員、准看護師試験委員その他保健師国家試験、助産師国家試験、看護師国家試験又は准看護師試験の実施に関する事務をつかさどる者（指定試験機関（次条第1項に規定する指定試験機関をいう。）の役員又は職員（第27条の5第1項に規定する指定試験機関准看護師試験委員を含む。第27条の6において同じ。）を含む。）は、その事務の施行に当たつては厳正を保持し、不正の行為のないようにしなければならない。

第27条　都道府県知事は、厚生労働省令で定めるところにより、一般社団法人又は一般財団法人であつて、試験事務を適正かつ確実に実施することができると認められるものとして当該都道府県知事が指定する者（以下「指定試験機関」という。）に、試験事務の全部又は一部を行わせることができる。

2　都道府県知事は、前項の規定により指定試験機関に試験事務の全部又は一部を行わせることとしたときは、当該試験事務の全部又は一部を行わないものとする。

3　都道府県は、地方自治法（昭和22年法律第67号）第227条の規定に基づき准看護師試験に係る手数料を徴収する場合においては、准看護師試験（第1項の規定により指定試験機関が試験事務を行うものに限る。）を受けようとする者に、条例で定めるところにより、当該手数料の全部又は一部を当該指定試験機関へ納めさせ、その収入とすることができる。

第27条の2　試験事務に従事する指定試験機関の役員の選任及び解任は、都道府県知事の認可を受けなければ、その効力を生じない。

2　都道府県知事は、指定試験機関の役員が、この法律（この法律に基づく命令又は処分を含む。）若しくは第27条の4第1項に規定する試験事務規程に違反する行為をしたとき、又は試験事務に関し著しく不適当な行為をしたときは、当該指定試験機関に対し、当該役員の解任を命ずることができる。

第27条の3　指定試験機関は、毎事業年度、事業計画及び収支予算を作成し、当該事業年度の開始前に（指定を受けた日の属する事業年度にあつては、その指定を受けた後遅滞なく）、都道府県知事の認可を受けなければならない。これを変更しようとするときも、同様とする。

2　指定試験機関は、毎事業年度の経過後3月以内に、その事業年度の事業報告書及び収支決算書を作成し、都道府県知事に提出しなければならない。

第27条の4　指定試験機関は、試験事務の開始前に、試験事務の実施に関する規程（以下この条において「試験事務規程」という。）を定め、都道府県知事の認可を受けなければならない。これを変更しようとするときも、同様とする。

2　試験事務規程で定めるべき事項は、厚生労働省令で定める。

3　都道府県知事は、第1項の認可をした試験事務規程が試験事務の適正かつ確実な実施上不適当となつたと認めるときは、指定試験機関に対し、これを変更すべ

きことを命ずることができる。

第27条の5　指定試験機関は、試験事務を行う場合において、試験の問題の作成及び採点については、指定試験機関准看護師試験委員（以下この条において「試験委員」という。）に行わせなければならない。

2　指定試験機関は、試験委員を選任しようとするときは、厚生労働省令で定める要件を備える者のうちから選任しなければならない。

3　第27条の2第1項の規定は試験委員の選任及び解任について、同条第2項の規定は試験委員の解任について、それぞれ準用する。

第27条の6　指定試験機関の役員若しくは職員又はこれらの職にあつた者は、試験事務に関して知り得た秘密を漏らしてはならない。

2　試験事務に従事する指定試験機関の役員又は職員は、刑法（明治40年法律第45号）その他の罰則の適用については、法令により公務に従事する職員とみなす。

第27条の7　指定試験機関は、厚生労働省令で定めるところにより、試験事務に関する事項で厚生労働省令で定めるものを記載した帳簿を備え、これを保存しなければならない。

第27条の8　都道府県知事は、試験事務の適正かつ確実な実施を確保するため必要があると認めるときは、指定試験機関に対し、試験事務に関し監督上必要な命令をすることができる。

第27条の9　都道府県知事は、試験事務の適正かつ確実な実施を確保するため必要があると認めるときは、その必要な限度で、指定試験機関に対し、報告を求め、又は当該職員に、関係者に対し質問させ、若しくは指定試験機関の事務所に立ち入り、その帳簿書類その他の物件を検査させることができる。

2　前項の規定による質問又は立入検査を行う場合においては、当該職員は、その身分を示す証明書を携帯し、関係者の請求があるときは、これを提示しなければならない。

3　第1項の規定による権限は、犯罪捜査のために認められたものと解釈してはならない。

第27条の10　指定試験機関は、都道府県知事の許可を受けなければ、試験事務の全部又は一部を休止し、又は廃止してはならない。

第27条の11　都道府県知事は、指定試験機関が一般社団法人又は一般財団法人でなくなつたときその他厚生労働省令で定める場合には、その指定を取り消さなければならない。

2　都道府県知事は、試験事務の適正かつ確実な実施を確保するため必要があると認められる場合として厚生労働省令で定める場合には、指定試験機関の指定を取り消し、又は期間を定めて、指定試験機関に対し、試験事務の全部若しくは一部の停止を命ずることができる。

第27条の12　第27条第1項、第27条の2第1項（第27条の5第3項において準用する場合を含む。）、第27条の3第1項、第27条の4第1項又は第27条の10の規定

による指定、認可又は許可には、条件を付し、及びこれを変更することができる。

2　前項の条件は、当該指定、認可又は許可に係る事項の確実な実施を図るため必要な最小限度のものに限り、かつ、当該指定、認可又は許可を受ける者に不当な義務を課することとなるものであつてはならない。

第27条の13　指定試験機関が行う試験事務に係る処分又はその不作為について不服がある者は、都道府県知事に対し、審査請求をすることができる。この場合において、都道府県知事は、行政不服審査法（平成26年法律第68号）第25条第2項及び第3項、第46条第1項及び第2項、第47条並びに第49条第3項の規定の適用については、指定試験機関の上級行政庁とみなす。

第27条の14　都道府県知事は、指定試験機関が第27条の10の規定による許可を受けて試験事務の全部若しくは一部を休止したとき、第27条の11第2項の規定により指定試験機関に対し試験事務の全部若しくは一部の停止を命じたとき、又は指定試験機関が天災その他の事由により試験事務の全部若しくは一部を実施することが困難となつた場合において必要があると認めるときは、当該試験事務の全部又は一部を自ら行うものとする。

第27条の15　都道府県知事は、次に掲げる場合には、その旨を公示しなければならない。

一　第27条第1項の規定による指定をしたとき。

二　第27条の10の規定による許可をしたとき。

三　第27条の11の規定により指定を取り消し、又は試験事務の全部若しくは一部の停止を命じたとき。

四　前条の規定により試験事務の全部若しくは一部を自ら行うとき、又は同条の規定により自ら行つていた試験事務の全部若しくは一部を行わないこととしたとき。

第28条　この章に規定するもののほか、第19条から第22条までの規定による学校の指定又は養成所に関して必要な事項は政令で、保健師国家試験、助産師国家試験、看護師国家試験又は准看護師試験の試験科目、受験手続、指定試験機関その他試験に関して必要な事項は厚生労働省令で定める。

第28条の2　保健師、助産師、看護師及び准看護師は、免許を受けた後も、臨床研修その他の研修（保健師等再教育研修及び准看護師再教育研修を除く。）を受け、その資質の向上を図るように努めなければならない。

第4章　業務

第29条　保健師でない者は、保健師又はこれに類似する名称を用いて、第2条に規定する業をしてはならない。

第30条　助産師でない者は、第3条に規定する業をしてはならない。ただし、医師法（昭和23年法律第201号）の規定に基づいて行う場合は、この限りでない。

第31条　看護師でない者は、第5条に規定する業をしてはならない。ただし、医師法又は歯科医師法（昭和23年法律第202号）の規定に基づいて行う場合は、こ

の限りでない。

2 保健師及び助産師は、前項の規定にかかわらず、第5条に規定する業を行うことができる。

第32条 准看護師でない者は、第6条に規定する業をしてはならない。ただし、医師法又は歯科医師法の規定に基づいて行う場合は、この限りでない。

第33条 業務に従事する保健師、助産師、看護師又は准看護師は、厚生労働省令で定める2年ごとの年の12月31日現在における氏名、住所その他厚生労働省令で定める事項を、当該年の翌年1月15日までに、その就業地の都道府県知事に届け出なければならない。

第34条 削除

第35条 保健師は、傷病者の療養上の指導を行うに当たつて主治の医師又は歯科医師があるときは、その指示を受けなければならない。

第36条 保健師は、その業務に関して就業地を管轄する保健所の長の指示を受けたときは、これに従わなければならない。ただし、前条の規定の適用を妨げない。

第37条 保健師、助産師、看護師又は准看護師は、主治の医師又は歯科医師の指示があつた場合を除くほか、診療機械を使用し、医薬品を授与し、医薬品について指示をしその他医師又は歯科医師が行うのでなければ衛生上危害を生ずるおそれのある行為をしてはならない。ただし、臨時応急の手当をし、又は助産師がへその緒を切り、浣かん腸を施しその他助産師の業務に当然に付随する行為をする場合は、この限りでない。

第37条の2 特定行為を手順書により行う看護師は、指定研修機関において、当該特定行為の特定行為区分に係る特定行為研修を受けなければならない。

2 この条、次条及び第42条の4において、次の各号に掲げる用語の意義は、当該各号に定めるところによる。

一 特定行為 診療の補助であつて、看護師が手順書により行う場合には、実践的な理解力、思考力及び判断力並びに高度かつ専門的な知識及び技能が特に必要とされるものとして厚生労働省令で定めるものをいう〔※注：最後に定められた一覧表を掲載した〕。

二 手順書 医師又は歯科医師が看護師に診療の補助を行わせるためにその指示として厚生労働省令で定めるところにより作成する文書又は電磁的記録（電子的方式、磁気的方式その他人の知覚によつては認識することができない方式で作られる記録であつて、電子計算機による情報処理の用に供されるものをいう。）であつて、看護師に診療の補助を行わせる患者の病状の範囲及び診療の補助の内容その他の厚生労働省令で定める事項が定められているものをいう。

三 特定行為区分 特定行為の区分であつて、厚生労働省令で定めるものをいう。

四 特定行為研修 看護師が手順書により特定行為を行う場合に特に必要とされる実践的な理解力、思考力及び判断力並びに高度かつ専門的な知識及び技能の向上を図るための研修であつて、特定行為区分ごとに厚生労働省令で定める基準に適合するものをいう。

五 指定研修機関 1又は2以上の特定行為区分に係る特定行為研修を行う学校、病院その他の者であつて、厚生労働大臣が指定するものをいう。

3 厚生労働大臣は、前項第1号及び第4号の厚生労働省令を定め、又はこれを変更しようとするときは、あらかじめ、医道審議会の意見を聴かなければならない。

第37条の3 前条第2項第5号の規定による指定（以下この条及び次条において単に「指定」という。）は、特定行為研修を行おうとする者の申請により行う。

2 厚生労働大臣は、前項の申請が、特定行為研修の業務を適正かつ確実に実施するために必要なものとして厚生労働省令で定める基準に適合していると認めるときでなければ、指定をしてはならない。

3 厚生労働大臣は、指定研修機関が前項の厚生労働省令で定める基準に適合しなくなつたと認めるとき、その他の厚生労働省令で定める場合に該当するときは、指定を取り消すことができる。

4 厚生労働大臣は、指定又は前項の規定による指定の取消しをしようとするときは、あらかじめ、医道審議会の意見を聴かなければならない。

第37条の4 前2条に規定するもののほか、指定に関して必要な事項は、厚生労働省令で定める。

第38条 助産師は、妊婦、産婦、じよく婦、胎児又は新生児に異常があると認めたときは、医師の診療を求めさせることを要し、自らこれらの者に対して処置をしてはならない。ただし、臨時応急の手当については、この限りでない。

第39条 業務に従事する助産師は、助産又は妊婦、じよく婦若しくは新生児の保健指導の求めがあつた場合は、正当な事由がなければ、これを拒んではならない。

2 分べんの介助又は死胎の検案をした助産師は、出生証明書、死産証書又は死胎検案書の交付の求めがあつた場合は、正当な事由がなければ、これを拒んではならない。

第40条 助産師は、自ら分べんの介助又は死胎の検案をしないで、出生証明書、死産証書又は死胎検案書を交付してはならない。

第41条 助産師は、妊娠4月以上の死産児を検案して異常があると認めたときは、24時間以内に所轄警察署にその旨を届け出なければならない。

第42条 助産師が分べんの介助をしたときは、助産に関する事項を遅滞なく助産録に記載しなければならない。

2 前項の助産録であつて病院、診療所又は助産所に勤務する助産師が行つた助産に関するものは、その病院、診療所又は助産所の管理者において、その他の助産に関するものは、その助産師において、5年間これを保存しなければならない。

3 第1項の規定による助産録の記載事項に関しては、厚生労働省令でこれを定める。

第42条の2 保健師、看護師又は准看護師は、正当な理由がなく、その業務上知り得た人の秘密を漏らしては

表　看護師の特定行為区分と具体的な特定行為

特定行為区分の名称	特定行為
呼吸器（気道確保に係るもの）関連	経口用気管チューブ又は経鼻用気管チューブの位置の調整
呼吸器（人工呼吸療法に係るもの）関連	侵襲的陽圧換気の設定の変更
	非侵襲的陽圧換気の設定の変更
	人工呼吸管理がなされている者に対する鎮静薬の投与量の調整
	人工呼吸器からの離脱
呼吸器（長期呼吸療法に係るもの）関連	気管カニューレの交換
循環器関連	一時的ペースメーカの操作及び管理
	一時的ペースメーカリードの抜去
	経皮的心肺補助装置の操作及び管理
	大動脈内バルーンパンピングからの離脱を行うときの補助の頻度の調整
心嚢ドレーン管理関連	心嚢ドレーンの抜去
胸腔ドレーン管理関連	低圧胸腔内持続吸引器の吸引圧の設定及びその変更
	胸腔ドレーンの抜去
腹腔ドレーン管理関連	腹腔ドレーンの抜去（腹腔内に留置された穿刺針の抜針を含む。）
ろう孔管理関連	胃ろうカテーテル若しくは腸ろうカテーテル又は胃ろうボタンの交換
	膀胱ろうカテーテルの交換
栄養に係るカテーテル管理（中心静脈カテーテル管理）関連	中心静脈カテーテルの抜去
栄養に係るカテーテル管理（末梢留置型中心静脈注射用カテーテル管理）関連	末梢留置型中心静脈注射用カテーテルの挿入
創傷管理関連	褥瘡又は慢性創傷の治療における血流のない壊死組織の除去
	創傷に対する陰圧閉鎖療法
創部ドレーン管理関連	創部ドレーンの抜去
動脈血液ガス分析関連	直接動脈穿刺法による採血
	橈骨動脈ラインの確保
透析管理関連	急性血液浄化療法における血液透析器又は血液透析濾過器の操作及び管理
栄養及び水分管理に係る薬剤投与関連	持続点滴中の高カロリー輸液の投与量の調整
	脱水症状に対する輸液による補正
感染に係る薬剤投与関連	感染徴候がある者に対する薬剤の臨時の投与
血糖コントロールに係る薬剤投与関連	インスリンの投与量の調整
術後疼痛管理関連	硬膜外カテーテルによる鎮痛剤の投与及び投与量の調整
循環動態に係る薬剤投与関連	持続点滴中のカテコラミンの投与量の調整
	持続点滴中のナトリウム、カリウム又はクロールの投与量の調整
	持続点滴中の降圧剤の投与量の調整
	持続点滴中の糖質輸液又は電解質輸液の投与量の調整
	持続点滴中の利尿剤の投与量の調整
精神及び神経症状に係る薬剤投与関連	抗けいれん剤の臨時の投与
	抗精神病薬の臨時の投与
	抗不安薬の臨時の投与
皮膚損傷に係る薬剤投与関連	抗癌剤その他の薬剤が血管外に漏出したときのステロイド薬の局所注射及び投与量の調整

［保健師助産師看護師法第37条の2第2項第1号に規定する特定行為及び同項第4号に規定する特定行為に関する省令：別表第1、別表第2をもとに作成］

ならない。保健師、看護師又は准看護師でなくなつた後においても、同様とする。

第42条の3　保健師でない者は、保健師又はこれに紛らわしい名称を使用してはならない。

2　助産師でない者は、助産師又はこれに紛らわしい名称を使用してはならない。

3　看護師でない者は、看護師又はこれに紛らわしい名称を使用してはならない。

4　准看護師でない者は、准看護師又はこれに紛らわしい名称を使用してはならない。

第4章の2　雑則

第42条の4　厚生労働大臣は、特定行為研修の業務の適正な実施を確保するため必要があると認めるときは、指定研修機関に対し、その業務の状況に関し報告させ、又は当該職員に、指定研修機関に立ち入り、帳簿書類その他の物件を検査させることができる。

2　前項の規定により立入検査をする職員は、その身分を示す証明書を携帯し、かつ、関係人にこれを提示しなければならない。

3　第1項の規定による権限は、犯罪捜査のために認められたものと解釈してはならない。

第42条の5　第15条第3項及び第7項前段、同条第9項及び第10項（これらの規定を第15条の2第7項において準用する場合を含む。）、第15条第4項において準用する行政手続法第15条第1項及び第3項（同法第22条第3項において準用する場合を含む。）、第16条第4項、第18条第1項及び第3項、第19条第1項、第20条第6項並びに第24条第3項並びに第15条第7項後段において準用する同法第22条第3項において準用する同法第15条第3項の規定により都道府県が処理することとされている事務は、地方自治法第2条第9項第1号に規定する第1号法定受託事務とする。

第42条の6　この法律に規定する厚生労働大臣の権限は、厚生労働省令で定めるところにより、地方厚生局長に委任することができる。

2　前項の規定により地方厚生局長に委任された権限は、厚生労働省令で定めるところにより、地方厚生支局長に委任することができる。

第5章　罰則

第43条　次の各号のいずれかに該当する者は、2年以下の懲役若しくは50万円以下の罰金に処し、又はこれを併科する。

一　第29条から第32条までの規定に違反した者

二　虚偽又は不正の事実に基づいて免許を受けた者

2　前項第1号の罪を犯した者が、助産師、看護師、准看護師又はこれに類似した名称を用いたものであるときは、2年以下の懲役若しくは100万円以下の罰金に処し、又はこれを併科する。

第44条　次の各号のいずれかに該当する者は、1年以下の懲役又は50万円以下の罰金に処する。

一　第26条の規定に違反して故意若しくは重大な過失により事前に試験問題を漏らし、又は故意に不正の採点をした者

二　第27条の6第1項の規定に違反して、試験事務に関して知り得た秘密を漏らした者

第44条の2　第27条の11第2項の規定による試験事務の停止の命令に違反したときは、その違反行為をした指定試験機関の役員又は職員は、1年以下の懲役又は50万円以下の罰金に処する。

第44条の3　次の各号のいずれかに該当する者は、6月以下の懲役若しくは50万円以下の罰金に処し、又はこれを併科する。

一　第14条第1項又は第2項の規定により業務の停止を命ぜられた者で、当該停止を命ぜられた期間中に、業務を行つたもの

二　第35条から第37条まで及び第38条の規定に違反した者

第44条の4　第42条の2の規定に違反して、業務上知り得た人の秘密を漏らした者は、6月以下の懲役又は10万円以下の罰金に処する。

2　前項の罪は、告訴がなければ公訴を提起することができない。

第45条　次の各号のいずれかに該当する者は、50万円以下の罰金に処する。

一　第15条の2第1項又は第2項の規定による命令に違反して保健師等再教育研修又は准看護師再教育研修を受けなかつた者

二　第33条又は第40条から第42条までの規定に違反した者

第45条の2　次の各号のいずれかに該当する者は、30万円以下の罰金に処する。

一　第42条の3の規定に違反した者

二　第42条の4第1項の規定による報告をせず、若しくは虚偽の報告をし、又は同項の規定による検査を拒み、妨げ、若しくは忌避した者

第45条の3　次の各号のいずれかに該当するときは、その違反行為をした指定試験機関の役員又は職員は、30万円以下の罰金に処する。

一　第27条の7の規定に違反して帳簿を備えず、帳簿に記載せず、若しくは帳簿に虚偽の記載をし、又は帳簿を保存しなかつたとき。

二　第27条の9第1項の規定による報告をせず、若しくは虚偽の報告をし、同項の規定による質問に対して答弁をせず、若しくは虚偽の答弁をし、又は同項の規定による立入り若しくは検査を拒み、妨げ、若しくは忌避したとき。

三　第27条の10の許可を受けないで試験事務の全部又は一部を休止し、又は廃止したとき。

附則　［※注：法改正に伴う附則は掲載していない］

第46条　この法律中、学校及び養成所の指定に関する部分並びに第47条から第50条までの規定は、医師法施行の日から、看護婦に関する部分は、昭和25年9月1日から、その他の部分は、昭和26年9月1日から、

これを施行する。

第47条　保健婦助産婦看護婦令（昭和22年政令第124号）は、これを廃止する。

第48条　保健婦助産婦看護婦令第21条から第24条までの規定によつて文部大臣又は厚生大臣の行つた指定は、それぞれこの法律の相当規定によつてなしたものとみなす。

第51条　旧保健婦規則により都道府県知事の保健婦免許を受けた者は、第29条の規定にかかわらず、保健師の名称を用いて第2条に規定する業を行うことができる。

2　前項の者については、この法律中保健師に関する規定を準用する。

3　第1項の者は、第7条第1項の規定にかかわらず、厚生労働大臣の免許を受けることができる。

第52条　旧助産婦規則により助産婦名簿に登録を受けた者は、第30条の規定にかかわらず、第3条に規定する業をなすことができる。

2　前項の者については、この法律中助産師に関する規定（第31条第2項の規定を除く。）を準用する。

3　第1項の者は、第7条第2項の規定にかかわらず、厚生労働大臣の免許を受けることができる。

4　前項の規定により免許を受けた者に対しては、第31条第2項の規定を適用しない。

第53条　旧看護婦規則により都道府県知事の看護婦免許を受けた者は、第31条及び第42条の3第3項の規定にかかわらず、看護師の名称を用いて、第5条に規定する業を行うことができる。

2　前項の者については、その従事することのできる業務の範囲以外の事項に関しては、この法律のうち准看護師に関する規定を準用する。

3　第1項の者は、第7条第3項の規定にかかわらず、厚生労働大臣の免許を受けることができる。

4　第1項の者で第19条各号のいずれかに該当するものは、同条の規定にかかわらず、保健師国家試験を受けることができる。

5　第1項の者で第20条各号のいずれかに該当するものは、同条の規定にかかわらず、助産師国家試験を受けることができる。

第54条から第56条まで　削除

第57条　旧保健婦規則、旧助産婦規則又は旧看護婦規則によつてなした業務停止の処分は、この法律の相当規定によつてなしたものとみなす。この場合において停止の期間は、なお従前の例による。

第58条　旧助産婦規則第19条により都道府県知事の免許を受けた者については、なお従前の例による。

第59条　旧看護婦規則による准看護婦については、なお従前の例による。

第60条　旧看護婦規則による看護人については、第53条の規定を準用する。

保健師助産師看護師法施行令（昭和28年政令第386号）

（保健師等再教育研修修了の登録等に関する手数料）

第1条　保健師助産師看護師法（昭和23年法律第203号。以下「法」という。）第15条の2第6項の政令で定める手数料の額は、3,100円（情報通信技術を活用した行政の推進等に関する法律（平成14年法律第151号）第6条第1項の規定により同項に規定する電子情報処理組織を使用する場合にあつては、2,950円）とする。

（保健師等再教育研修の命令に関する技術的読替え）

第1条の2　法第15条の2第7項の規定による技術的読替えは、次の表［※注：表1として掲載］のとおりとする。

（免許の申請）

第1条の3　保健師免許、助産師免許又は看護師免許を受けようとする者は、申請書に厚生労働省令で定める書類を添え、住所地の都道府県知事を経由して、これを厚生労働大臣に提出しなければならない。

2　准看護師免許を受けようとする者は、申請書に厚生労働省令で定める書類を添え、住所地の都道府県知事にこれを提出しなければならない。

（籍の登録事項）

第2条　保健師籍、助産師籍又は看護師籍には、次に掲げる事項を登録する。

一　登録番号及び登録年月日

二　本籍地都道府県名（日本の国籍を有しない者については、その国籍）、氏名及び生年月日

三　保健師籍又は看護師籍にあつては、性別

四　保健師国家試験、助産師国家試験又は看護師国家試験合格の年月

五　法第14条第1項の規定による処分に関する事項

六　法第15条の2第3項に規定する保健師等再教育研修を修了した旨

七　その他厚生労働大臣の定める事項

2　准看護師籍には、次に掲げる事項を登録する。

一　登録番号及び登録年月日

二　本籍地都道府県名（日本の国籍を有しない者については、その国籍）、氏名、生年月日及び性別

三　准看護師試験合格の年月及び試験施行地都道府県名

四　法第14条第2項の規定による処分に関する事項

五　法第15条の2第4項に規定する准看護師再教育研修を修了した旨

六　その他厚生労働大臣の定める事項

（登録事項の変更）

第3条　保健師又は看護師は、前条第1項第2号又は第3号の登録事項に変更を生じたときは、30日以内に、保健師籍又は看護師籍の訂正を厚生労働大臣に申請しなければならない。

2　助産師は、前条第1項第2号の登録事項に変更を生じたときは、30日以内に、助産師籍の訂正を厚生労働大臣に申請しなければならない。

表1

法の規定中読み替える規定	読み替えられる字句	読み替える字句
第15条第9項	前条第1項	次条第1項
	業務の停止	保健師等再教育研修
第15条第10項第1号	前条第1項	次条第1項
第15条第12項	第10項（前項後段の規定により読み替えて適用する場合を含む。）	第10項
第15条第13項	都道府県知事又は医道審議会の委員	都道府県知事
	第9項又は第11項前段	第9項
第15条第14項	第3項又は第9項	第9項
	意見の聴取又は弁明の聴取	弁明の聴取
第15条第15項	第3項の規定により意見の聴取を行う場合における第4項において読み替えて準用する行政手続法第15条第1項の通知又は第9項	第9項
第15条第18項	第3項若しくは第9項	第9項
	意見の聴取若しくは弁明の聴取を行う場合、第11項前段の規定により医道審議会の委員が弁明の聴取を行う場合又は第16項の規定により准看護師試験委員が弁明の聴取	弁明の聴取

3　准看護師は、前条第2項第2号の登録事項に変更を生じたときは、30日以内に、免許を与えた都道府県知事に准看護師籍の訂正を申請しなければならない。

4　前3項の申請をするには、申請書に申請の事由を証する書類を添えなければならない。

5　業務に従事する保健師、助産師若しくは看護師又は准看護師が第1項から第3項までの申請をする場合には、就業地の都道府県知事を経由しなければならない。

（登録の抹消）

第4条　保健師籍、助産師籍又は看護師籍の登録の抹消を申請するには、厚生労働大臣に申請書を提出しなければならない。

2　准看護師籍の登録の抹消を申請するには、免許を与えた都道府県知事に申請書を提出しなければならない。

3　業務に従事する保健師、助産師若しくは看護師又は准看護師が前2項の申請をする場合には、就業地の都道府県知事を経由しなりればならない。

（死亡等の場合の登録の抹消）

第5条　保健師、助産師、看護師又は准看護師が、死亡し、又は失踪その宣告を受けたときは、戸籍法（昭和22年法律第224号）による死亡又は失踪その届出義務者は、30日以内に、保健師籍、助産師籍、看護師籍又は准看護師籍の登録の抹消を申請しなければならない。

2　業務に従事していた保健師、助産師、看護師又は准看護師について前項の申請をする場合には、就業地の都道府県知事を経由しなければならない。

（登録抹消の制限）

第5条の2　法第9条第1号若しくは第2号に該当し、又は保健師、助産師若しくは看護師としての品位を損するような行為のあつた者について、法第14条第1項の規定による取消処分をするため、当該処分に係る保健師、助産師又は看護師に対し、厚生労働大臣が行政手続法（平成5年法律第88号）第15条第1項の規定による通知をした後又は都道府県知事が法第15条第4項において準用する行政手続法第15条第1項の規定による通知をした後に当該保健師、助産師又は看護師から第4条第1項の規定による保健師籍、助産師籍又は看護師籍の登録の抹消の申請があつた場合には、厚生労働大臣は、当該処分に関する手続が結了するまでは、当該保健師、助産師又は看護師に係る保健師籍、助産師籍又は看護師籍の登録を抹消しないことができる。

2　法第9条第1号若しくは第2号に該当し、又は准看護師としての品位を損するような行為のあつた者について、法第14条第2項の規定による取消処分をするため、当該処分に係る准看護師に対し、都道府県知事が行政手続法第15条第1項の規定による通知をした後に当該准看護師から第4条第2項の規定による准看護師籍の登録の抹消の申請があつた場合には、都道府県知事は、当該処分に関する手続が結了するまでは、当該准看護師に係る准看護師籍の登録を抹消しないことができる。

（免許証の書換交付）

第6条　保健師、助産師又は看護師は、免許証の記載事項に変更を生じたときは、厚生労働大臣に免許証の書換交付を申請することができる。

2　准看護師は、免許証の記載事項に変更を生じたとき

は、免許を与えた都道府県知事に免許証の書換交付を申請することができる。

3　前2項の申請をするには、申請書に免許証を添えなければならない。

4　第1項又は第2項の申請は、就業地の都道府県知事を経由してすることができる。

（免許証の再交付）

第7条　保健師、助産師又は看護師は、免許証を亡失し、又は損傷したときは、厚生労働大臣に免許証の再交付を申請することができる。

2　准看護師は、免許証を亡失し、又は損傷したときは、免許を与えた都道府県知事に免許証の再交付を申請することができる。

3　第1項の申請をする場合には、厚生労働大臣の定める額の手数料を納めなければならない。

4　免許証を損傷した保健師、助産師若しくは看護師又は准看護師が、第1項又は第2項の申請をする場合には、申請書にその免許証を添えなければならない。

5　保健師、助産師若しくは看護師又は准看護師は、免許証の再交付を受けた後、亡失した免許証を発見したときは、5日以内に、これを厚生労働大臣又は免許を与えた都道府県知事に返納しなければならない。

6　第1項又は第2項の申請及び前項の免許証の返納は、就業地の都道府県知事を経由してすることができる。

（免許証の返納）

第8条　保健師、助産師又は看護師は、保健師籍、助産師籍又は看護師籍の登録の抹消を申請するときは、厚生労働大臣に免許証を返納しなければならない。第5条第1項の規定により保健師籍、助産師籍又は看護師籍の登録の抹消を申請する者についても、同様とする。

2　准看護師は、准看護師籍の登録の抹消を申請するときは、免許を与えた都道府県知事に免許証を返納しなければならない。第5条第1項の規定により准看護師籍の抹消を申請する者についても、同様とする。

3　保健師、助産師又は看護師は、免許の取消処分を受けたときは、5日以内に、免許証を厚生労働大臣に返納しなければならない。

4　准看護師は、免許の取消処分を受けたときは、5日以内に、免許証を当該処分をした都道府県知事に返納しなければならない。

5　前各項の免許証の返納は、就業地の都道府県知事を経由してすることができる。

（行政処分に関する通知）

第9条　都道府県知事は、他の都道府県知事の免許を受けた准看護師について、免許の取消しを適当と認めるときは、理由を付して、その准看護師の免許を与えた都道府県知事にその旨を通知しなければならない。

2　都道府県知事は、他の都道府県知事の免許を受けた准看護師について、業務の停止処分をしたときは、その准看護師の免許を与えた都道府県知事に、その処分の年月日並びに処分の事由及び内容を通知しなければならない。

（省令への委任）

第10条　前各条に定めるもののほか、保健師、助産師、看護師又は准看護師の免許、籍の訂正又は免許証の書換交付若しくは再交付の申請の手続に関して必要な事項は、厚生労働省令で定める。

（学校又は看護師等養成所の指定）

第11条　行政庁は、法第19条第1号、第20条第1号、第21条第2号若しくは第22条第1号に規定する学校若しくは法第21条第1号に規定する大学（以下「学校」という。）又は法第19条第2号に規定する保健師養成所、法第20条第2号に規定する助産師養成所若しくは法第21条第3号に規定する看護師養成所（以下「看護師等養成所」という。）の指定を行う場合には、入学又は入所の資格、修業年限、教育の内容その他の事項に関し主務省令で定める基準に従い、行うものとする。

2　都道府県知事は、前項の規定により看護師等養成所の指定をしたときは、遅滞なく、当該看護師等養成所の名称及び位置、指定をした年月日その他の主務省令で定める事項を厚生労働大臣に報告するものとする。

（学校又は看護師等養成所に係る指定の申請）

第12条　前条第1項の学校又は看護師等養成所の指定を受けようとするときは、その設置者は、申請書を、行政庁に提出しなければならない。

（指定学校養成所の変更の承認又は届出）

第13条　第11条第1項の指定を受けた学校又は看護師等養成所（以下「指定学校養成所」という。）の設置者は、主務省令で定める事項を変更しようとするときは、行政庁に申請し、その承認を受けなければならない。

2　指定学校養成所の設置者は、主務省令で定める事項に変更があつたときは、その日から1月以内に、行政庁に届け出なければならない。

3　都道府県知事は、第1項の規定により、第11条第1項の指定を受けた看護師等養成所（以下この項及び第16条第2項において「指定養成所」という。）の変更の承認をしたとき、又は前項の規定により指定養成所の変更の届出を受理したときは、主務省令で定めるところにより、当該変更の承認又は届出に係る事項を厚生労働大臣に報告するものとする。

（行政庁に対する報告）

第14条　指定学校養成所の設置者は、毎学年度開始後2月以内に、主務省令で定める事項を行政庁に報告しなければならない。

2　都道府県知事は、前項の規定により報告を受けたときは、毎学年度開始後4月以内に、当該報告に係る事項（主務省令で定めるものを除く。）を厚生労働大臣に報告するものとする。

（指定学校養成所に対する報告の徴収及び指示）

第15条　行政庁は、指定学校養成所につき必要があると認めるときは、その設置者又は長に対して報告を求めることができる。

2　行政庁は、第11条第1項に規定する主務省令で定める基準に照らして、指定学校養成所の教育の内容、教育の方法、施設、設備その他の内容が適当でないと認

めるときは、その設置者又は長に対して必要な指示をすることができる。

（指定学校養成所の指定の取消し）

第16条　行政庁は、指定学校養成所が第11条第1項に規定する主務省令で定める基準に適合しなくなつたと認めるとき、若しくはその設置者若しくは長が前条第2項の規定による指示に従わないとき、又は次条の規定による申請があつたときは、その指定を取り消すことができる。

2　都道府県知事は、前項の規定により指定養成所の指定を取り消したときは、遅滞なく、当該指定養成所の名称及び位置、指定を取り消した年月日その他の主務省令で定める事項を厚生労働大臣に報告するものとする。

（指定学校養成所の指定取消しの申請）

第17条　指定学校養成所について、行政庁の指定の取消しを受けようとするときは、その設置者は、申請書を行政庁に提出しなければならない。

（准看護師養成所の指定）

第18条　都道府県知事は、法第22条第2号に規定する准看護師養成所（以下「准看護師養成所」という。）の指定を行う場合には、入学又は入所の資格、修業年限、教育の内容その他の事項に関し主務省令で定める基準に従い、行うものとする。

（准看護師養成所に係る指定の申請）

第19条　前条の准看護師養成所の指定を受けようとするときは、その設置者は、申請書をその所在地の都道府県知事に提出しなければならない。

（準用）

第20条　第13条第1項及び第2項、第14条第1項、第15条、第16条第1項並びに第17条（これらの規定を次条の規定により読み替えて適用する場合を含む。）の規定は、第18条の指定を受けた准看護師養成所について準用する。この場合において、これらの規定中「第11条第1項」とあるのは「第18条」と、第13条第1項及び第2項並びに第14条第1項（これらの規定を次条の規定により読み替えて適用する場合を含む。）中「行政庁」とあるのは「その所在地の都道府県知事」と、第15条及び第16条第1項（これらの規定を次条の規定により読み替えて適用する場合を含む。）中「行政庁」とあるのは「都道府県知事」と、第17条（次条の規定により読み替えて適用する場合を含む。）中「行政庁の」とあるのは「都道府県知事の」と、「行政庁に」とあるのは「その所在地の都道府県知事に」読み替えるものとする。

（国の設置する学校若しくは看護師等養成所又は准看護師養成所の特例）

第21条　国の設置する学校若しくは看護師等養成所又は准看護師養成所に係る第11条から第19条までの規定の適用については、次の表［※注：表2として掲載］の上欄［※注：表2の左欄］に掲げる規定中同表の中欄に掲げる字句は、それぞれ同表の下欄［※注：表2の右欄］に掲げる字句と読み替えるものとする。

（主務省令への委任）

第22条　第11条から前条までに定めるもののほか、申請書の記載事項その他学校若しくは看護師等養成所又は准看護師養成所の指定に関して必要な事項は、主務省令で定める。

（行政庁等）

第23条　この政令における行政庁は、学校の指定に関する事項については文部科学大臣とし、看護師等養成所の指定に関する事項については都道府県知事とする。

2　この政令における主務省令は、文部科学省令・厚生労働省令とする。

（保健師助産師看護師試験委員）

第24条　保健師助産師看護師試験委員（以下「委員」という。）は、保健師国家試験、助産師国家試験又は看護師国家試験を行うについて必要な学識経験のある者のうちから、厚生労働大臣が任命する。

2　委員の数は、92人以内とする。

3　委員の任期は、2年とする。ただし、補欠の委員の任期は、前任者の残任期間とする。

4　委員は、非常勤とする。

（事務の区分）

第25条　第1条の3第1項、第3条第5項、第4条第3項、第5条第2項、第6条第4項、第7条第6項及び第8条第5項の規定により都道府県が処理することとされている事務（第3条第5項、第4条第3項、第5条第2項、第6条第4項、第7条第6項及び第8条第5項の規定により処理することとされている事務にあつては、准看護師に係るものを除く。）は、地方自治法（昭和22年法律第67号）第2条第9項第1号に規定する第1号法定受託事務とする。

（権限の委任）

第26条　この政令に規定する厚生労働大臣の権限は、厚生労働省令で定めるところにより、地方厚生局長に委任することができる。

2　前項の規定により地方厚生局長に委任された権限は、厚生労働省令で定めるところにより、地方厚生支局長に委任することができる。

附則［※注：法改正に伴う附則は掲載していない］

（施行期日）

1　この政令は、公布の日から施行する。

（経過規定）

2　法第51条第1項に規定する者（以下「旧規則による保健婦」という。）、法第52条第1項に規定する者（以下「旧規則による助産婦」という。）及び法第53条第1項に規定する者（以下「旧規則による看護婦」という。）については、この政令中准看護師に関する規定（旧規則による助産婦については、免許証に関する規定を除く。）を準用する。この場合において、これらの規定中「准看護師籍」とあるのは、「保健婦籍」、「助産婦名簿」又は「看護婦籍」と、「准看護師試験合格の年月及び試験施行地都道府県名」とあるのは、「保健婦試験合格の年月及び都道府県名又は学校若しくは

表2

第11条第2項	ものとする	ものとする。ただし、当該看護師等養成所の所管大臣が厚生労働大臣である場合は、この限りでない
第12条	設置者	所管大臣
	申請書を、行政庁に提出しなければならない	書面により、行政庁に申し出るものとする
第13条第1項	設置者	所管大臣
	行政庁に申請し、その承認を受けなければならない	行政庁に協議し、その承認を受けるものとする
第13条第2項	設置者	所管大臣
	行政庁に届け出なければならない	行政庁に通知するものとする
第13条第3項	この項	この項、次条第2項
	届出	通知
	ものとする	ものとする。ただし、当該指定養成所の所管大臣が厚生労働大臣である場合は、この限りでない
第14条第1項	設置者	所管大臣
	行政庁に報告しなければならない	行政庁に通知するものとする
第14条第2項	報告を	通知を
	当該報告	当該通知
	ものとする	ものとする。ただし、当該通知に係る指定養成所の所管大臣が厚生労働大臣である場合は、この限りでない
第15条第1項	設置者又は長	所管大臣
第15条第2項	設置者又は長	所管大臣
	指示	勧告
第16条第1項	第11条第1項に規定する主務省令で定める基準に適合しなくなつたと認めるとき、若しくはその設置者若しくは長が前条第2項の規定による指示に従わないとき	第11条第1項に規定する主務省令で定める基準に適合しなくなつたと認めるとき
	申請	申出
第16条第2項	ものとする	ものとする。ただし、当該指定養成所の所管大臣が厚生労働大臣である場合は、この限りでない
第17条	設置者	所管大臣
	申請書を行政庁に提出しなければならない	書面により、行政庁に申し出るものとする
第19条	設置者	所管大臣
	申請書をその所在地の都道府県知事に提出しなければならない	書面により、その所在地の都道府県知事に申し出るものとする

養成所卒業の年月及びその学校若しくは養成所の名称」、「助産婦試験合格の年月及び都道府県名又は学校若しくは養成所卒業の年月及びその学校若しくは養成所の名称」又は「看護婦試験合格の年月及び都道府県名又は学校若しくは養成所卒業の年月及びその学校若しくは養成所の名称」と読み替え、「免許証」とあるのは、旧規則による保健婦については「保健婦免状」と、旧規則による看護婦については「看護婦免状」と読み替えるものとする。

3　旧規則による保健婦又は旧規則による看護婦は、法第51条第3項又は第53条第3項の規定により保健師又は看護師の免許を受けたときは、保健婦免状又は看護婦免状を下付した都道府県知事に、保健婦免状又は看護婦免状を返納しなければならない。

4　前項の規定による保健婦免状又は看護婦免状の返納は、住所地又は就業地の都道府県知事を経由してすることができる。

5　厚生労働大臣は、旧規則による保健婦、旧規則による助産婦又は旧規則による看護婦に対し法第51条第3項、第52条第3項又は第53条第3項の規定により免許を与えたときは、これらの者につき保健婦籍、助産婦名簿又は看護婦籍に登録をしている都道府県知事に対し、その旨を通知しなければならない。

6　前項の通知を受けた都道府県知事は、当該保健婦、助産婦又は看護婦に関する保健婦籍、助産婦名簿又は看護婦籍の登録をまつ消しなければならない。

7　法第51条第3項、第52条第3項又は第53条第3項の規定により厚生労働大臣の免許を受けた者については、第2条第1項第3号に「保健師国家試験、助産師国家試験又は看護師国家試験合格の年月」とあるのは、「保健婦免状若しくは看護婦免状の下付又は助産婦名簿登録の年月及び当該都道府県名」と読み替えるものとする。

保健師助産師看護師法施行規則（昭和26年厚生省令第34号）

第1章　免許

（法第9条第3号の厚生労働省令で定める者）

第1条　保健師助産師看護師法（昭和23年法律第203号。以下「法」という。）第9条第3号の厚生労働省令で定める者は、視覚、聴覚、音声機能若しくは言語機能又は精神の機能の障害により保健師、助産師、看護師又は准看護師の業務を適正に行うに当たつて必要な認知、判断及び意思疎通を適切に行うことができない者とする。

（障害を補う手段等の考慮）

第1条の2　厚生労働大臣は、保健師免許、助産師免許又は看護師免許の申請を行つた者が前条に規定する者に該当すると認める場合において、当該者に免許を与えるかどうかを決定するときは、当該者が現に利用している障害を補う手段又は当該者が現に受けている治療等により障害が補われ、又は障害の程度が軽減している状況を考慮しなければならない。

2　前項の規定は、准看護師免許について準用する。この場合において、「厚生労働大臣」とあるのは、「都道府県知事」と読み替えるものとする。

（保健師免許、助産師免許及び看護師免許の申請手続）

第1条の3　保健師助産師看護師法施行令（昭和28年政令第386号。以下「令」という。）第1条の3第1項の保健師免許の申請書にあつては第1号様式によるものとし、助産師免許の申請書にあつては第1号の2様式によるものとし、看護師免許の申請書にあつては第1号の3様式によるものとする。

2　令第1条の3第1項の規定により、前項の申請書に添えなければならない書類は、次のとおりとする。

　一　保健師免許の申請にあつては、保健師国家試験及び看護師国家試験の合格証書の写

　二　助産師免許の申請にあつては、助産師国家試験及び看護師国家試験の合格証書の写

　三　看護師免許の申請にあつては、看護師国家試験の合格証書の写

　四　戸籍謄本若しくは戸籍抄本又は住民票の写し（住民基本台帳法（昭和42年法律第81号）第7条第5号に掲げる事項（出入国管理及び難民認定法（昭和26年政令第319号）第19条の3に規定する中長期在留者（以下「中長期在留者」という。）及び日本国との平和条約に基づき日本の国籍を離脱した者等の出入国管理に関する特例法（平成3年法律第71号）に定める特別永住者（以下「特別永住者」という。）にあつては住民基本台帳法第30条の45に規定する国籍等）を記載したものに限る。第5条の4において同じ。）（出入国管理及び難民認定法第19条の3各号に掲げる者にあつては旅券その他の身分を証する書類の写し。第5条の4において同じ。）

　五　視覚、聴覚、音声機能若しくは言語機能若しくは精神の機能の障害又は麻薬、大麻若しくはあへんの中毒者であるかないかに関する医師の診断書

3　第1項の保健師免許又は助産師免許の申請書に合格した保健師国家試験又は助産師国家試験の施行年月、受験地及び受験番号並びに看護師籍の登録番号又は合格した看護師国家試験の施行年月、受験地及び受験番号を記載した場合には、前項第1号又は第2号の書類の添付を省略することができる。

4　第1項の看護師免許の申請書に合格した看護師国家試験の施行年月、受験地及び受験番号を記載した場合には、第2項第3号の書類の添付を省略することができる。

（准看護師免許の申請手続）

第2条　令第1条の3第2項の准看護師免許の申請書は、第1号の3様式に準ずるものとする。

2　令第1条の3第2項の規定により、前項の申請書に添えなければならない書類は、次のとおりとする。

一 准看護師試験の合格証書の写

二 前条第2項第4号及び第5号に掲げる書類

3 第1項の申請書に合格した准看護師試験の施行年月、受験地及び受験番号を記載した場合には、前項第1号の書類の添付を省略することができる。

（保健師籍、助産師籍及び看護師籍の登録事項）

第3条 令第2条第1項第7号の規定により、同条同項第1号から第6号までに掲げる事項以外で保健師籍、助産師籍又は看護師籍に登録する事項は、次のとおりとする。

一 再免許の場合には、その旨

二 免許証を書換交付又は再交付した場合には、その旨並びにその事由及び年月日

三 登録の抹消をした場合には、その旨並びにその事由及び年月日

（准看護師籍の登録事項）

第4条 令第2条第2項第6号の規定により、同条同項第1号から第5号までに掲げる事項以外で准看護師籍に登録する事項は、次のとおりとする。

一 再免許の場合には、その旨

二 免許証を書換交付又は再交付した場合には、その旨並びにその事由及び年月日

三 登録の抹消をした場合には、その旨並びにその事由及び年月日

（籍の訂正の申請書に添付する書類）

第5条 令第3条第4項の籍の訂正の申請書には、戸籍謄本又は戸籍抄本（中長期在留者及び特別永住者については住民票の写し（住民基本台帳法第30条の45に規定する国籍等を記載したものに限る。第5条の3において同じ。）及び令第3条第1項、第2項又は第3項の申請の事由を証する書類とし、出入国管理及び難民認定法第19条の3各号に掲げる者にあつては旅券その他の身分を証する書類の写し及び令第3条第1項、第2項又は第3項の申請の事由を証する書類とする。）を添えなければならない。

（籍の抹消の申請手続）

第5条の2 法第14条第1項の規定による取消処分をするため、当該処分に係る保健師、助産師又は看護師に対し、厚生労働大臣が行政手続法（平成5年法律第88号）第15条第1項の規定による通知をした後又は都道府県知事が法第15条第4項において準用する行政手続法第15条第1項の規定による通知をした後に当該保健師、助産師又は看護師から法第9条第3号又は第4号に該当することを理由として令第4条第1項の規定により保健師籍、助産師籍又は看護師籍の登録の抹消を申請する場合には、法第9条第3号又は第4号に該当することに関する医師の診断書を申請書に添付しなければならない。

2 法第14条第2項の規定による取消処分をするため、当該処分に係る准看護師に対し、都道府県知事が行政手続法第15条第1項の規定による通知をした後に当該准看護師から法第9条第3号又は第4号に該当することを理由として令第4条第2項の規定により准看護

籍の登録の抹消を申請する場合には、法第9条第3号又は第4号に該当することに関する医師の診断書を申請書に添付しなければならない。

（免許証の書換交付の申請書に添付する書類）

第5条の3 令第6条第3項の免許証の書換交付の申請書には、戸籍謄本又は戸籍抄本（中長期在留者及び特別永住者にあつては住民票の写し及び同条第1項又は第2項の申請の事由を証する書類とし、出入国管理及び難民認定法第19条の3各号に掲げる者にあつては旅券その他の身分を証する書類の写し及び同条第1項又は第2項の申請の事由を証する書類とする。）を添えなければならない。

（免許証の再交付の申請書に添付する書類）

第5条の4 令第7条第4項の免許証の再交付の申請書には、戸籍謄本若しくは戸籍抄本又は住民票の写しを添えなければならない。

（手数料の額）

第6条 令第7条第3項の手数料の額は、3,100円とする。

（登録免許税及び手数料の納付）

第7条 令第1条の3第1項又は第3条第1項の規定による申請をする者は、登録免許税の領収証書又は登録免許税の額に相当する収入印紙を申請書にはらなければならない。

2 令第7条第1項の規定による申請をする者は、手数料の額に相当する収入印紙を申請書にはらなければならない。

第1章の2 再教育研修

（保健師等再教育研修）

第8条 法第15条の2第1項の厚生労働省令で定める研修は、次のとおりとする。

一 倫理研修（保健師、助産師又は看護師としての倫理の保持に関する研修をいう。以下同じ。）

二 技術研修（保健師、助産師又は看護師として具有すべき知識及び技能に関する研修をいう。以下同じ。）

（准看護師再教育研修）

第9条 法第15条の2第2項の厚生労働省令で定める研修は、次のとおりとする。

一 准看護師倫理研修（准看護師としての倫理の保持に関する研修をいう。）

二 准看護師技術研修（准看護師として具有すべき知識及び技能に関する研修をいう。）

（手数料）

第10条 倫理研修又は技術研修で厚生労働大臣が行うもの（以下「集合研修及び課題研修」という。）を受けようとする者は、次の各号に掲げる区分により、それぞれ当該各号に定める額の手数料を納めなければならない。

一 戒告処分を受けた者 7,850円

二 前号に該当しない者 15,700円

（個別研修計画書）

第11条 倫理研修又は技術研修（集合研修及び課題研

修を除く。以下「個別研修」という。）に係る法第15条の2第1項の命令（以下「再教育研修命令」という。）を受けた者は、当該個別研修を開始しようとする日の30日前までに、次に掲げる事項を記載した個別研修計画書を作成し、これを厚生労働大臣に提出しなければならない。

一　氏名、生年月日並びに保健師籍、助産師籍又は看護師籍の登録番号及び登録年月日（法第14条第3項の規定により再免許を受けようとする者にあつては、氏名及び生年月日）

二　個別研修の内容

三　個別研修の実施期間

四　助言指導者（個別研修に係る再教育研修命令を受けた者に対して助言、指導等を行う者であつて、厚生労働大臣が指名したものをいう。以下同じ。）の氏名

五　その他必要な事項

2　前項の規定により個別研修計画書を作成しようとする場合には、あらかじめ助言指導者の協力を得なければならない。

3　第1項の規定により作成した個別研修計画書を厚生労働大臣に提出する場合には、あらかじめ当該個別研修計画書が適切である旨の助言指導者の署名を受けなければならない。

4　厚生労働大臣は、再教育研修を適正に実施するため必要があると認めるときは、個別研修計画書に記載した事項を変更すべきことを命ずることができる。

（個別研修修了報告書）

第12条　個別研修に係る再教育研修命令を受けた者は、個別研修を修了したときは、速やかに、次に掲げる事項を記載した個別研修修了報告書を作成し、これを厚生労働大臣に提出しなければならない。

一　氏名、生年月日並びに保健師籍、助産師籍又は看護師籍の登録番号及び登録年月日（法第14条第3項の規定により再免許を受けようとする者にあつては、氏名及び生年月日）

二　個別研修の内容

三　個別研修を開始し、及び修了した年月日

四　助言指導者の氏名

五　その他必要な事項

2　前項の個別研修修了報告書には、個別研修計画書の写しを添付しなければならない。

3　第1項の規定により作成した個別研修修了報告書を厚生労働大臣に提出する場合には、あらかじめ個別研修に係る再教育研修命令を受けた者が当該個別研修を修了したものと認める旨の助言指導者の署名を受けなければならない。

4　厚生労働大臣は、第1項の規定による個別研修修了報告書の提出を受けた場合において、個別研修に係る再教育研修命令を受けた者が個別研修を修了したと認めるときは、当該者に対して、個別研修修了証を交付するものとする。

（再教育研修を修了した旨の登録の申請）

第13条　法第15条の2第3項の規定による登録を受けようとする者は、保健師籍への登録の申請にあつては第1号の4書式による申請書に、助産師籍への登録の申請にあつては第1号の5書式による申請書に、看護師籍への登録の申請にあつては第1号の6書式による申請書に、それぞれ保健師免許証、助産師免許証又は看護師免許証の写しを添え、これを厚生労働大臣に提出しなければならない。

2　前項の申請書には、手数料の額に相当する収入印紙をはらなければならない。

3　個別研修に係る再教育研修命令を受けた者に係る第1項の規定の適用については、同項中「保健師免許証、助産師免許証又は看護師免許証」とあるのは、「個別研修修了証及び保健師免許証、助産師免許証又は看護師免許証」とする。

（再教育研修修了登録証の書換交付申請）

第14条　再教育研修を修了した旨の登録を受けた保健師、助産師又は看護師（以下「再教育研修修了登録保健師等」という。）は、再教育研修修了登録証の記載事項に変更を生じたときは、再教育研修修了登録証の書換交付を申請することができる。

2　前項の申請をするには、保健師に係る再教育研修修了登録証の書換交付の申請にあつては第1号の7書式による申請書に、助産師に係る再教育研修修了登録証の書換交付の申請にあつては第1号の8書式による申請書に、看護師に係る再教育研修修了登録証の書換交付の申請にあつては第1号の9書式による申請書に、それぞれ再教育研修修了登録証及び保健師免許証、助産師免許証又は看護師免許証の写しを添え、これを厚生労働大臣に提出しなければならない。

3　前項の申請書には、手数料の額に相当する収入印紙をはらなければならない。

（再教育研修修了登録証の再交付申請）

第15条　再教育研修修了登録保健師等は、再教育研修修了登録証を破り、汚し、又は失つたときは、再教育研修修了登録証の再交付を申請することができる。

2　前項の申請をするには、保健師に係る再教育研修修了登録証の再交付の申請にあつては第1号の10書式による申請書に、助産師に係る再教育研修修了登録証の再交付の申請にあつては第1号の11書式による申請書に、看護師に係る再教育研修修了登録証の再交付の申請にあつては第1号の12書式による申請書に、それぞれ保健師免許証、助産師免許証又は看護師免許証の写しを添え、これを厚生労働大臣に提出しなければならない。

3　前項の申請書には、手数料の額に相当する収入印紙をはらなければならない。

4　再教育研修修了登録証を破り、又は汚した再教育研修修了登録保健師等が第1項の申請をする場合には、申請書にその再教育研修修了登録証及び保健師免許証、助産師免許証又は看護師免許証の写しを添えなければならない。

5　再教育研修修了登録保健師等は、再教育研修修了登

録証の再交付を受けた後、失つた再教育研修修了登録証を発見したときは、5日以内に、これを厚生労働大臣に返納しなければならない。

第16条及び第17条　削除

第2章　試験

（保健師国家試験、助産師国家試験又は看護師国家試験施行の告示）

第18条　保健師国家試験、助産師国家試験又は看護師国家試験を施行する場所及び期日並びに受験願書の提出期限は、あらかじめ官報で告示する。

（准看護師試験の告示）

第19条　准看護師試験を施行する場所及び期日並びに受験願書の提出期限は、あらかじめ都道府県の公報で告示しなければならない。

（保健師国家試験の試験科目）

第20条　保健師国家試験は、次の科目について行う。
公衆衛生看護学疫学保健統計学保健医療福祉行政論

（助産師国家試験の試験科目）

第21条　助産師国家試験は、次の科目について行う。
基礎助産学助産診断・技術学地域母子保健助産管理

（看護師国家試験の試験科目）

第22条　看護師国家試験は、次の科目について行う。
人体の構造と機能疾病の成り立ちと回復の促進健康支援と社会保障制度基礎看護学成人看護学老年看護学小児看護学母性看護学精神看護学在宅看護論看護の統合と実践

（准看護師試験の試験科目）

第23条　准看護師試験は、次の科目について行う。人体の仕組みと働き栄養薬理疾病の成り立ち保健医療福祉の仕組み看護と法律基礎看護成人看護老年看護母子看護精神看護

（保健師国家試験の受験手続）

第24条　保健師国家試験を受けようとする者は、受験願書（第2号様式）に次に掲げる書類を添えて、厚生労働大臣に提出しなければならない。
一　法第19条第1号又は第2号に該当する者であるときは、修業証明書又は卒業証明書
二　法第19条第3号に該当する者であるときは、外国の保健師学校を卒業し、又は外国において保健師免許を得たことを証する書面
三　写真（出願前6箇月以内に脱帽して正面から撮影した縦6センチメートル横4センチメートルのもので、その裏面には撮影年月日及び氏名を記載すること。）

（助産師国家試験の受験手続）

第25条　助産師国家試験を受けようとする者は、受験願書（第2号様式）に次に掲げる書類を添えて、厚生労働大臣に提出しなければならない。
一　前条第3号に掲げる書類
二　法第20条第1号又は第2号に該当する者であるときは、修業証明書又は卒業証明書
三　法第20条第3号に該当する者であるときは、外国の助産師学校を卒業し、又は外国において助産師免

許を得たことを証する書面

（看護師国家試験の受験手続）

第26条　看護師国家試験を受けようとする者は、受験願書（第2号様式）に次に掲げる書類を添えて、厚生労働大臣に提出しなければならない。
一　第24条第3号に掲げる書類
二　法第21条第1号から第3号までに該当する者であるときは、修業証明書又は卒業証明書
三　法第21条第4号に該当する者であるときは、同条第1号から第3号までに規定する大学、学校又は養成所で2年以上修業したことを証する書面
四　法第21条第5号に該当する者であるときは、外国の看護師学校を卒業し、又は外国において看護師免許を得たことを証する書面

（准看護師試験の受験手続）

第27条　准看護師試験を受けようとする者は、受験願書（第2号様式に準ずる。）に次に掲げる書類を添えて、受験地の都道府県知事（法第27条第1項の規定により同項の指定試験機関が受験申請書の受理に関する事務を行う場合にあつては、当該指定試験機関）に提出しなければならない。
一　第24条第3号に掲げる書類
二　法第22条第1号又は第2号に該当する者であるときは、修業証明書又は卒業証明書
三　法第22条第3号に該当する者であるときは、前条第2号又は第4号に掲げる書類
四　法第22条第4号に該当する者であるときは、外国の看護師学校を卒業し、又は外国において看護師免許を得たことを証する書面

（保健師国家試験、助産師国家試験又は看護師国家試験の受験手数料）

第28条　保健師国家試験、助産師国家試験又は看護師国家試験の受験を出願する者は、手数料として5,400円を納めなければならない。

（不正行為の禁止）

第28条の2　厚生労働大臣は、保健師国家試験、助産師国家試験又は看護師国家試験に関して不正の行為があつた場合には、当該不正行為に関係のある者について、その受験を停止させ、又はその試験を無効とすることができる。この場合においては、なお、その者について、期間を定めて試験を受けることを許さないことができる。
2　前項の規定は、准看護師試験に関して不正の行為があつた場合について準用する。この場合において、「厚生労働大臣」とあるのは、「都道府県知事」と読み替えるものとする。

（合格証書の交付）

第29条　保健師国家試験、助産師国家試験、看護師国家試験又は准看護師試験に合格した者には、合格証書を交付する。

（合格証明書の交付及び手数料）

第30条　保健師国家試験、助産師国家試験、看護師国家試験又は准看護師試験に合格した者は、合格証明書

の交付を申請することができる。

2　前項の規定によつて保健師国家試験、助産師国家試験又は看護師国家試験の合格証明書の交付を申請する者は、手数料として2,950円を納めなければならない。

（手数料の納入方法）

第31条　第28条又は前条第2項の規定による出願又は申請をする者は、手数料の額に相当する収入印紙を願書又は申請書にはらなければならない。

（准看護師試験の受験資格に関する基準）

第32条　法第22条第4号の規定により、准看護師試験の受験資格を認める基準は、同条第1号又は第2号に掲げる者と同等以上の知識及び技能を有する者であることとする。

第3章　業務

（届出）

第33条　法第33条の厚生労働省令で定める2年ごとの年は、昭和57年を初年とする同年以後の2年ごとの各年とする。

2　法第33条の規定による届出は、第3号様式による届書を提出することによつて行うものとする。

3　前項の届出は、保健師業務、助産師業務又は看護師業務のうち、2以上の業務に従事する者にあつては、主として従事する業務について行うものとする。

（助産録の記載事項）

第34条　助産録には、次の事項を記載しなければならない。

一　妊産婦の住所、氏名、年齢及び職業

二　分べん回数及び生死産別

三　妊産婦の既往疾患の有無及びその経過

四　今回妊娠の経過、所見及び保健指導の要領

五　妊娠中医師による健康診断受診の有無（結核、性病に関する検査を含む。）

六　分べんの場所及び年月日時分

七　分べんの経過及び処置

八　分べん異常の有無、経過及び処置

九　児の数及び性別、生死別

十　児及び胎児附属物の所見

十一　産じよくの経過及びじよく婦、新生児の保健指導の要領

十二　産後の医師による健康診断の有無

附則〔※注：法改正に伴う附則は掲載していない〕

1　この省令は、昭和26年9月1日から施行する。但し、第22条の規定は、昭和27年4月1日から施行する。

2　法第51条第1項に規定する者（以下「旧規則による保健婦」という。）、法第52条第1項に規定する者（以下「旧規則による助産婦」という。）及び法第53条第1項に規定する者（以下「旧規則による看護婦」という。）については、第1章及び第2章中准看護師に関する規定（旧規則による助産婦については、免許証に関する規定を除く。）を準用する。この場合において、「准看護師籍」とあるのは「保健婦籍」、「助産婦名簿」又は「看護婦籍」と、「免許証」とあるのは旧規則による保健婦については「保健婦免状」と、旧規則による看護婦については「看護婦免状」と読み替えるものとする。

3　旧規則による保健婦、旧規則による助産婦又は旧規則による看護婦については、第33条の規定を準用する。

4　前2項に規定するもののほか、旧規則による助産婦については、第34条の規定を準用する。

5　旧規則による保健婦、旧規則による助産婦又は旧規則による看護婦が、法第7条の規定により、厚生労働大臣の免許を受けようとするときは、第1条の3に規定する申請書及び書類のほか、保健婦免状の写、助産婦名簿の謄本又は看護婦免状の写を提出しなければならない。

6　旧規則による保健婦、旧規則による助産婦又は旧規則による看護婦が、法第51条第3項、法第52条第3項又は法第53条第3項の規定により、厚生労働大臣の免許を受けようとするときは、申請書（第1号様式、第1号の2様式又は第1号の3様式）に次の書類を添え、厚生労働大臣に提出しなければならない。

一　保健婦免状の写、助産婦名簿の謄本又は看護婦免状の写

二　第1条の3第2項第4号及び第5号に掲げる書類

7　法第53条第1項に規定する者が、同条第4項の規定によつて保健師国家試験を受けようとするときは、第24条の規定にかかわらず、受験願書（第2号様式）に次に掲げる書類を添えて、厚生労働大臣に提出しなければならない。

一　第24条第1号及び第3号に掲げる書類

二　看護婦免許証の写又は看護婦免状の写

8　法第53条第1項に規定する者が、同条第5項の規定によつて助産師国家試験を受けようとするときは、第25条の規定にかかわらず、受験願書（第2号様式）に次に掲げる書類を添えて、厚生労働大臣に提出しなければならない。

一　第24条第3号に掲げる書類

二　第25条第2号に掲げる書類

三　前項第2号に掲げる書類

〔※注：各号の様式・書式は掲載していない〕

保健師助産師看護師学校養成所指定規則（昭和26年文部省・厚生省令第1号）

（この省令の趣旨）

第1条　保健師助産師看護師法（昭和23年法律第203号。以下「法」という。）第19条第1号、法第20条第1号、法第21条第2号若しくは法第22条第1号の規定に基づき文部科学大臣が指定する学校、法第21条第1号の規定に基づき文部科学大臣が指定する大学又は法第19

条第2号、法第20条第2号若しくは法第21条第3号の規定に基づき都道府県知事が指定する保健師養成所、助産師養成所若しくは看護師養成所（以下「看護師等養成所」という。）若しくは法第22条第2号の規定に基づき都道府県知事が指定する准看護師養成所（以下「准看護師養成所」という。）の指定に関しては、保健師助産師看護師法施行令（昭和28年政令第386号。以下「令」という。）に定めるもののほか、この省令の定めるところによる。

2　前項の学校とは、学校教育法（昭和22年法律第26号）第1条の規定による学校及びこれに付設される同法第124条の規定による専修学校又は同法第134条第1項の規定による各種学校をいう。

（保健師学校養成所の指定基準）

第2条　法第19条第1号の学校及び同条第2号の保健師養成所（以下「保健師学校養成所」という。）に係る令第11条第1項の主務省令で定める基準は、次のとおりとする。

一　法第21条各号のいずれかに該当する者であることを入学又は入所の資格とするものであること。

二　修業年限は、1年以上であること。

三　教育の内容は、別表1に定めるもの以上であること。

四　別表1に掲げる各教育内容を教授するのに適当な教員を有し、かつ、そのうち3人以上は保健師の資格を有する専任教員とし、その専任教員のうち1人は教務に関する主任者であること。

五　一の授業科目について同時に授業を行う学生又は生徒の数は、40人以下であること。ただし、授業の方法及び施設、設備その他の教育上の諸条件を考慮して、教育効果を十分に挙げられる場合は、この限りでない。

六　同時に行う授業の数に応じ、必要な数の専用の普通教室を有すること。

七　図書室及び専用の実習室を有すること。

八　教育上必要な機械器具、標本、模型及び図書を有すること。

九　別表1に掲げる実習を行うのに適当な施設を実習施設として利用することができること及び当該実習について適当な実習指導者の指導が行われること。

十　専任の事務職員を有すること。

十一　管理及び維持経営の方法が確実であること。

十二　特定の医療機関に勤務する又は勤務していることを入学又は入所の条件とするなど学生若しくは生徒又はこれになろうとする者が特定の医療機関に勤務しない又は勤務していないことを理由に不利益な取扱いをしないこと。

（助産師学校養成所の指定基準）

第3条　法第20条第1号の学校及び同条第2号の助産師養成所（以下「助産師学校養成所」という。）に係る令第11条第1項の主務省令で定める基準は、次のとおりとする。

一　法第21条各号のいずれかに該当する者であるこ

とを入学又は入所の資格とするものであること。

二　修業年限は、1年以上であること。

三　教育の内容は、別表2に定めるもの以上であること。

四　別表2に掲げる各教育内容を教授するのに適当な教員を有し、かつ、そのうち3人以上は助産師の資格を有する専任教員とし、その専任教員のうち1人は教務に関する主任者であること。

五　一の授業科目について同時に授業を行う学生又は生徒の数は、40人以下であること。ただし、授業の方法及び施設、設備その他の教育上の諸条件を考慮して、教育効果を十分に挙げられる場合は、この限りでない。

六　同時に行う授業の数に応じ、必要な数の専用の普通教室を有すること。

七　図書室及び専用の実習室を有すること。

八　教育上必要な機械器具、標本、模型及び図書を有すること。

九　別表2に掲げる実習を行うのに適当な施設を実習施設として利用することができること及び当該実習について適当な実習指導者の指導が行われること。

十　専任の事務職員を有すること。

十一　管理及び維持経営の方法が確実であること。

十二　特定の医療機関に勤務する又は勤務していることを入学又は入所の条件とするなど学生若しくは生徒又はこれになろうとする者が特定の医療機関に勤務しない又は勤務していないことを理由に不利益な取扱いをしないこと。

（看護師学校養成所の指定基準）

第4条　法第21条第1号の大学、同条第2号の学校及び同条第3号の看護師養成所（以下「看護師学校養成所」という。）のうち、学校教育法第90条第1項に該当する者（同法に基づく大学が同法第90条第2項の規定により当該大学に入学させた者を含む。）を教育する課程を設けようとするものに係る令第11条第1項の主務省令で定める基準は、次のとおりとする。

一　学校教育法第90条第1項に該当する者（同法に基づく大学が同法第90条第2項の規定により当該大学に入学させた者を含む。）であることを入学又は入所の資格とするものであること。

二　修業年限は、3年以上であること。

三　教育の内容は、別表3に定めるもの以上であること。

四　別表3に掲げる各教育内容を教授するのに適当な教員を有し、かつ、そのうち8人以上は看護師の資格を有する専任教員とし、その専任教員のうち1人は教務に関する主任者であること。

五　一の授業科目について同時に授業を行う学生又は生徒の数は、40人以下であること。ただし、授業の方法及び施設、設備その他の教育上の諸条件を考慮して、教育効果を十分に挙げられる場合は、この限りでない。

六　同時に行う授業の数に応じ、必要な数の専用の普

通教室を有すること。

七　図書室並びに専用の実習室及び在宅看護実習室を有すること。ただし、実習室と在宅看護実習室とは兼用とすることができる。

八　教育上必要な機械器具、標本、模型及び図書を有すること。

九　別表3に掲げる実習を行うのに適当な施設を実習施設として利用することができること及び当該実習について適当な実習指導者の指導が行われること。

十　専任の事務職員を有すること。

十一　管理及び維持経営の方法が確実であること。

十二　特定の医療機関に勤務する又は勤務していることを入学又は入所の条件とするなど学生若しくは生徒又はこれになろうとする者が特定の医療機関に勤務しない又は勤務していないことを理由に不利益な取扱いをしないこと。

2　看護師学校養成所のうち、免許を得た後3年以上業務に従事している准看護師又は高等学校若しくは中等教育学校を卒業している准看護師を教育する課程を設けようとするものに係る令第11条第1項の主務省令で定める基準は、次のとおりとする。ただし、前項に規定する課程を併せて設けようとするものについては、第10号の規定は適用しない。

一　免許を得た後3年以上業務に従事している准看護師又は高等学校若しくは中等教育学校を卒業している准看護師であることを入学又は入所の資格とするものであること。ただし、通信制の課程においては、免許を得た後七年以上業務に従事している准看護師であることを入学又は入所の資格とするものであること。

二　修業年限は、2年以上であること。

三　教育の内容は、別表3の2に定めるもの以上であること。

四　別表3の2に掲げる各教育内容を教授するのに適当な教員を有し、かつ、そのうち7人以上（通信制の課程においては、10人以上（当該課程の入学定員又は入所定員が300人以下である場合にあつては、8人以上））は看護師の資格を有する専任教員とし、その専任教員のうち1人は教務に関する主任者であること。

五　一の授業科目について同時に授業を行う学生又は生徒の数は、40人以下であること。ただし、授業の方法及び施設、設備その他の教育上の諸条件を考慮して、教育効果を十分に挙げられる場合は、この限りでない。

六　同時に行う授業の数に応じ、必要な数の専用の普通教室を有すること。

七　図書室並びに専用の実習室及び在宅看護実習室を有すること。ただし、実習室と在宅看護実習室とは兼用とすることができる。

八　教育上必要な機械器具、標本、模型及び図書を有すること。

九　別表3の2に掲げる実習を行うのに適当な施設を

実習施設として利用することができること及び当該実習について適当な実習指導者の指導が行われること。

十　専任の事務職員を有すること。

十一　管理及び維持経営の方法が確実であること。

十二　特定の医療機関に勤務する又は勤務していることを入学又は入所の条件とするなど学生若しくは生徒又はこれになろうとする者が特定の医療機関に勤務しない又は勤務していないことを理由に不利益な取扱いをしないこと。

3　看護師学校養成所のうち、高等学校及び当該高等学校の専攻科（以下この項において「専攻科」という。）において看護師を養成する課程を設けようとするものに係る令第11条第1項の主務省令で定める基準は、次のとおりとする。

一　高等学校及び専攻科が、看護師を養成するために一貫した教育を施すものであること。

二　専攻科の修業年限は、2年以上であること。

三　教育の内容は、別表3の3に定めるもの以上であること。

四　別表3の3に掲げる各教育内容を教授するのに適当な教員を有し、かつ、そのうち8人以上は看護師の資格を有する専任教員とし、その専任教員のうち1人は教務に関する主任者であること。

五　一の授業科目について同時に授業を行う生徒の数は、40人以下であること。ただし、授業の方法及び施設、設備その他の教育上の諸条件を考慮して、教育効果を十分に挙げられる場合は、この限りでない。

六　同時に行う授業の数に応じ、必要な数の専用の普通教室を有すること。

七　図書室並びに専用の実習室及び在宅看護実習室を有すること。ただし、実習室と在宅看護実習室とは兼用とすることができる。

八　教育上必要な機械器具、標本、模型及び図書を有すること。

九　別表3の3に掲げる実習を行うのに適当な施設を実習施設として利用することができること及び当該実習について適当な実習指導者の指導が行われること。

十　専任の事務職員を有すること。

十一　管理及び維持経営の方法が確実であること。

十二　特定の医療機関に勤務する又は勤務していることを入学の条件とするなど生徒又はこれになろうとする者が特定の医療機関に勤務しない又は勤務していないことを理由に不利益な取扱いをしないこと。

（准看護師学校養成所の指定基準）

第5条　法第22条第1号の学校（以下「准看護師学校」という。）に係る令第11条第1項の主務省令で定める基準及び准看護師養成所に係る令第18条の主務省令で定める基準は、次のとおりとする。

一　学校教育法第57条に該当する者であることを入学若しくは入所の資格とするもの又は中等教育学校

の後期課程であること。
二 修業年限は、2年以上であること。
三 教育の内容は、別表4に定めるもの以上であること。
四 別表4に掲げる各科目を教授するのに適当な教員を有し、かつ、そのうち5人以上は看護師の資格を有する専任教員とし、その専任教員のうち1人は教務に関する主任者であること。
五 一の授業科目について同時に授業を行う生徒の数は、40人以下であること。ただし、授業の方法及び施設、設備その他の教育上の諸条件を考慮して、教育効果を十分に挙げられる場合は、この限りでない。
六 同時に行う授業の数に応じ、必要な数の専用の普通教室を有すること。
七 図書室及び専用の実習室を有すること。
八 教育上必要な機械器具、標本、模型及び図書を有すること。
九 別表4に掲げる実習を行うのに適当な施設を実習施設として利用することができること及び当該実習について適当な実習指導者の指導が行われること。
十 専任の事務職員を有すること。
十一 管理及び維持経営の方法が確実であること。
十二 特定の医療機関に勤務する又は勤務していることを入学又は入所の条件とするなど生徒又はこれになろうとする者が特定の医療機関に勤務しない又は勤務していないことを理由に不利益な取扱いをしないこと。
（指定基準の特例）
第5条の2 保健師学校養成所、助産師学校養成所、看護師学校養成所又は准看護師学校養成所（以下この項において「保健師等学校養成所」という。）であつて、複数の保健師等学校養成所の指定を併せて受けようとするものについては、第2条から前条までの規定にかかわらず、教育上支障がない場合に限り、第2条第7号、第3条第7号、第4条第1項第7号、同条第2項第7号、同条第3項第7号又は第5条第7号の図書室（以下この項において「図書室」という。）は併せて指定を受けようとする保健師等学校養成所の図書室と、第2条第7号、第3条第7号、第4条第1項第7号、同条第2項第7号、同条第3項第7号若しくは第5条第7号の実習室又は第4条第1項第7号、同条第2項第7号若しくは同条第3項第7号の在宅看護実習室（以下この項において「実習室等」という。）は併せて指定を受けようとする保健師等学校養成所の実習室等と、それぞれ兼用とすることができる。
（指定基準の特例）
第6条 保健師学校養成所であつて、看護師学校養成所のうち第4条第1項に規定する課程を設けるものと併せて指定を受け、かつ、その学生又は生徒に対し一の教育課程により別表1及び別表3に掲げる教育内容を併せて教授しようとするものに対する第2条第1号の規定の適用については、「法第21条各号のいずれかに

該当する者」とあるのは「学校教育法第90条第1項に該当する者（同法に基づく大学が同法第90条第2項の規定により当該大学に入学させた者を含む。）」とする。
2 助産師学校養成所であつて、看護師学校養成所のうち第4条第1項に規定する課程を設けるものと併せて指定を受け、かつ、その学生又は生徒に対し一の教育課程により別表2及び別表3に掲げる教育内容を併せて教授しようとするものに対する第3条第1号の規定の適用については、「法第21条各号のいずれかに該当する者」とあるのは「学校教育法第90条第1項に該当する者（同法に基づく大学が同法第90条第2項の規定により当該大学に入学させた者を含む。）」とする。
（指定に関する報告事項）
第6条の2 令第11条第2項の主務省令で定める事項は、次に掲げる事項（国の設置する看護師等養成所にあつては、第1号に掲げる事項を除く。）とする。
一 設置者の氏名及び住所（法人にあつては、名称及び主たる事務所の所在地）
二 名称
三 位置
四 指定をした年月日及び設置年月日（設置されていない場合にあつては、設置予定年月日）
五 学則（課程、修業年限及び入所定員に関する事項に限る。）
六 長の氏名
（指定の申請書の記載事項等）
第7条 令第12条の申請書には、次に掲げる事項（地方公共団体（地方独立行政法人法（平成15年法律第118号）第68条第1項に規定する公立大学法人を含む。）の設置する保健師学校養成所、助産師学校養成所、看護師学校養成所又は准看護師学校若しくは准看護師養成所にあつては、第10号に掲げる事項を除く。）を記載しなければならない。この場合において、保健師学校養成所については、第9号中「診療科名及び患者収容定員並びに最近2年間の年別の入院患者延数、外来患者延数及び分べん取扱数」とあるのは、「専任又は兼任別の医師及び保健師の定員」とする。
一 設置者の氏名及び住所（法人にあつては、名称及び主たる事務所の所在地）
二 名称
三 位置
四 設置年月日
五 学則
六 長の氏名
七 教員の氏名、担当科目及び専任又は兼任の別
八 校舎の各室の用途及び面積
九 実習施設の名称、位置、開設者の氏名（法人にあつては、名称）、診療科名及び患者収容定員並びに最近2年間の年別の入院患者延数、外来患者延数及び分べん取扱数（実習施設が2以上あるときは、施設別に記載するものとする。）
十 収支予算及び向こう2年間の財政計画
2 令第21条の規定により読み替えて適用する令第12条

の書面には、前項第2号から第9号までに掲げる事項を記載しなければならない。

3　第1項の申請書又は前項の書面には、次に掲げる書類を添えなければならない。

　一　長及び教員の履歴書

　二　校舎の配置図及び平面図

　三　教授用及び実習用の機械器具、標本、模型及び図書の目録

　四　実習施設における実習についての当該施設の開設者の承諾書

（変更の承認又は届出を要する事項）

第8条　令第13条第1項（令第20条において準用する場合及び令第21条の規定により読み替えて適用する場合を含む。）の主務省令で定める事項は、前条第1項第5号に掲げる事項（課程、修業年限、教育課程及び入学定員又は入所定員に関する事項に限る。）、同項第8号に掲げる事項又は実習施設とする。

2　令第13条第2項（令第20条において準用する場合及び令第21条の規定により読み替えて適用する場合を含む。）の主務省令で定める事項は、前条第1項第1号から第3号までに掲げる事項又は同項第5号に掲げる事項（課程、修業年限、教育課程及び入学定員又は入所定員に関する事項を除く。）とする。

（変更の承認又は届出に関する報告）

第8条の2　令第13条第3項（令第21条の規定により読み替えて適用する場合を含む。）の規定による報告は、毎年5月31日までに、次に掲げる事項について、それぞれ当該各号に掲げる期間に係るものを取りまとめて、厚生労働大臣に報告するものとする。

　一　変更の承認に係る事項（第7条第1項第8号に掲げる事項及び実習施設を除く。）　当該年の前年の4月1日から当該年の3月31日までの期間

　二　変更の届出又は通知に係る事項　当該年の前年の5月1日から当該年の4月30日までの期間

（報告を要する事項）

第9条　令第14条第1項（令第20条において準用する場合及び令第21条の規定により読み替えて適用する場合を含む。）の主務省令で定める事項は、次のとおりとする。

　一　当該学年度の学年別の学生又は生徒の数

　二　前学年度の卒業者数

　三　前学年度における教育の実施状況の概要

2　令第14条第2項（令第21条の規定により読み替えて適用する場合を含む。）の主務省令で定める事項は、前項第3号に掲げる事項とする。

（指定の取消しに関する報告事項）

第9条の2　令第16条第2項の主務省令で定める事項は、次に掲げる事項（国の設置する看護師等養成所にあつては、第1号に掲げる事項を除く。）とする。

　一　設置者の氏名及び住所（法人にあつては、名称及び主たる事務所の所在地）

　二　名称

　三　位置

　四　指定を取り消した年月日

　五　指定を取り消した理由

（指定取消しの申請書等の記載事項）

第10条　令第17条（令第20条において準用する場合を含む。）の申請書又は令第21条の規定により読み替えて適用する令第17条（令第20条において準用する場合を含む。）の書面には、次に掲げる事項を記載しなければならない。

　一　指定の取消しを受けようとする理由

　二　指定の取消しを受けようとする予定期日

　三　在学中の学生又は生徒があるときはその措置

（准看護師養成所の指定の申請書の記載事項等）

第11条　令第19条の申請書には、第7条第1項各号に掲げる事項（公立の准看護師養成所にあつては、第10号に掲げる事項を除く。）を記載しなければならない。

2　令第21条の規定により読み替えて適用する令第19条の書面には、第7条第1項第2号から第9号までに掲げる事項を記載しなければならない。

3　第1項の申請書又は前項の書面には、第7条第3項各号に掲げる書類を添えなければならない。

第12条から第16条まで　削除

附則　［※注：法改正に伴う附則は掲載していない］

第17条　この省令は、昭和26年9月1日から施行する。

別表1（第2条関係）

教育内容	単位数	備考
公衆衛生看護学	18（16）	
公衆衛生看護学概論	2	
個人・家族・集団・組織の支援	⎱	
公衆衛生看護活動展開論	⎰ 16（14）	
公衆衛生看護管理論	⎱	健康危機管理を含む。
疫学	2	
保健統計学	2	
保健医療福祉行政論	4（3）	
臨地実習	5	
公衆衛生看護学実習	5	保健所・市町村での実習を含む。
個人・家族・集団・組織の支援実習	2	継続した指導を含む。
公衆衛生看護活動展開論実習	⎱	
公衆衛生看護管理論実習	⎰ 3	
合計	31（28）	

備考　1　単位の計算方法は、大学設置基準（昭和31年文部省令第28号）第21条第2項の規定の例による。この場合において、実験、実習又は実技による授業に係る単位の計算方法については、同項中「第25条第1項に規定する」とあるのは「実験、実習又は実技の」と、「おおむね15時間」とあるのは「30時間」と読み替えるものとする。
　　　2　看護師学校養成所のうち第4条第1項に規定する課程を設けるものと併せて指定を受け、かつ、その学生又は生徒に対し一の教育課程によりこの表及び別表3に掲げる教育内容を併せて教授しようとするものにあつては、括弧内の数字によることができる。
　　　3　複数の教育内容を併せて教授することが教育上適切と認められる場合において、臨地実習5単位以上及び臨地実習以外の教育内容26単位以上であるときは、この表の教育内容ごとの単位数によらないことができる。

別表2（第3条関係）

教育内容	単位数	備考
基礎助産学	6（5）	
助産診断・技術学	10	
地域母子保健	2	
助産管理	2	
臨地実習	11	
助産学実習	11	実習中分べんの取扱いについては、助産師又は医師の監督の下に学生1人につき10回程度行わせること。この場合において、原則として、取り扱う分べんは、正期産・経腟分べん・頭位単胎とし、分べん第1期から第3期終了より2時間までとする。
合計	31（30）	

備考　1　単位の計算方法は、大学設置基準第21条第2項の規定の例による。この場合において、実験、実習又は実技による授業に係る単位の計算方法については、同項中「第25条第1項に規定する」とあるのは「実験、実習又は実技の」と、「おおむね15時間」とあるのは「30時間」と読み替えるものとする。
　　　2　看護師学校養成所のうち第4条第1項に規定する課程を設けるものと併せて指定を受け、かつ、その学生又は生徒に対し一の教育課程によりこの表及び別表3に掲げる教育内容を併せて教授しようとするものにあつては、括弧内の数字によることができる。
　　　3　複数の教育内容を併せて教授することが教育上適切と認められる場合において、臨地実習11単位以上及び臨地実習以外の教育内容20単位以上であるときは、この表の教育内容ごとの単位数によらないことができる。

別表3（第4条関係）

教育内容		単位数
基礎分野	科学的思考の基盤 人間と生活・社会の理解	} 14
専門基礎分野	人体の構造と機能 疾病の成り立ちと回復の促進	} 16
	健康支援と社会保障制度	6
専門分野	基礎看護学	11
	地域・在宅看護論	6（4）
	成人看護学	6
	老年看護学	4
	小児看護学	4
	母性看護学	4
	精神看護学	4
	看護の統合と実践	4
	臨地実習	23
	基礎看護学	3
	地域・在宅看護論	2
	成人看護学 　老年看護学	} 4
	小児看護学	2
	母性看護学	2
	精神看護学	2
	看護の統合と実践	2
	合計	102（100）

備考　1　単位の計算方法は、大学設置基準第21条第2項の規定の例による。この場合において、実験、実習又は実技による授業に係る単位の計算方法については、同項中「第25条第1項に規定する」とあるのは「実験、実習又は実技の」と、「おおむね15時間」とあるのは「30時間」と読み替えるものとする。

2　次に掲げる学校等において既に履修した科目については、その科目の履修を免除することができる。

イ　学校教育法に基づく大学若しくは高等専門学校又は旧大学令（大正7年勅令第388号）に基づく大学

ロ　歯科衛生士法（昭和23年法律第204号）第12条第1号の規定により指定されている歯科衛生士学校（イに掲げる学校教育法に基づく大学及び高等専門学校を除く。）又は同条第2号の規定により指定されている歯科衛生士養成所

ハ　診療放射線技師法（昭和26年法律第226号）第20条第1号の規定により指定されている学校又は診療放射線技師養成所

ニ　臨床検査技師等に関する法律（昭和33年法律第76号）第15条第1号の規定により指定されている学校又は臨床検査技師養成所

ホ　理学療法士及び作業療法士法（昭和40年法律第137号）第11条第1号若しくは第2号の規定により指定されている学校若しくは理学療法士養成施設又は同法第12条第1号若しくは第2号の規定により指定されている学校若しくは作業療法士養成施設

ヘ　視能訓練士法（昭和46年法律第64号）第14条第1号又は第2号の規定により指定されている学校又は視能訓練士養成所

ト　臨床工学技士法（昭和62年法律第60号）第14条第1号、第2号又は第3号の規定により指定されている学校又は臨床工学技士養成所

チ　義肢装具士法（昭和62年法律第61号）第14条第1号、第2号又は第3号の規定により指定されている学校又は義肢装具士養成所

リ　救急救命士法（平成3年法律第36号）第34条第1号、第2号又は第4号の規定により指定されている学校又は救急救命士養成所

ヌ　言語聴覚士法（平成9年法律第132号）第33条第1号、第2号、第3号又は第5号の規定により指定されている学校又は言語聴覚士養成所

3　保健師学校養成所と併せて指定を受け、かつ、その学生又は生徒に対し一の教育課程によりこの表及び別表1に掲げる教育内容を併せて教授しようとするものにあつては、括弧内の数字によることができる。

4　複数の教育内容を併せて教授することが教育上適切と認められる場合において、臨地実習23単位以上及び臨地実習以外の教育内容79単位以上（うち基礎分野14単位以上、専門基礎分野22単位以上及び専門分野43単位以上）であるときは、この表の教育内容ごとの単位数によらないことができる。

5　臨地実習の総単位数23単位から各教育内容の単位数の合計を減じた6単位については、学校又は養成所が教育内容を問わず定めることができるものとする。

別表3の2（第4条関係）

教育内容		単位数
基礎分野	科学的思考の基盤 人間と生活・社会の理解	8
専門基礎分野	人体の構造と機能 疾病の成り立ちと回復の促進	10
	健康支援と社会保障制度	4
専門分野	基礎看護学	6
	地域・在宅看護論	5
	成人看護学	3
	老年看護学	3
	小児看護学	3
	母性看護学	3
	精神看護学	3
	看護の統合と実践	4
	臨地実習	16
	基礎看護学	2
	地域・在宅看護論	2
	成人看護学 　老年看護学	4
	小児看護学	2
	母性看護学	2
	精神看護学	2
	看護の統合と実践	2
	合計	68

備考　1　単位の計算方法は、大学設置基準第21条第2項の規定の例による。この場合において、実験、実習又は実技による授業に係る単位の計算方法については、同項中「第25条第1項に規定する」とあるのは「実験、実習又は実技の」と、「おおむね15時間」とあるのは「30時間」と読み替えるものとする。

　　　2　前号の規定にかかわらず、通信制の課程においては、大学通信教育設置基準（昭和56年文部省令第33号）第5条第1項の規定の例による。この場合において、実験、実習又は実技による授業に係る単位の計算方法については、同項中「第3条第1項に規定する」とあるのは「実験、実習又は実技の」と、「おおむね15時間」とあるのは「30時間」と読み替えるものとする。

　　　3　通信制の課程における授業は、大学通信教育設置基準第3条第1項及び第2項に定める方法により行うものとする。ただし、同課程における臨地実習については、同条第1項に定める印刷教材等による授業及び面接授業並びに病院の見学により行うものとする。

　　　4　次に掲げる学校等において既に履修した科目については、その科目の履修を免除することができる。

　　　　イ　学校教育法に基づく大学若しくは高等専門学校又は旧大学令に基づく大学

　　　　ロ　歯科衛生士法第12条第1号の規定により指定されている歯科衛生士学校（イに掲げる学校教育法に基づく大学及び高等専門学校を除く。）又は同条第2号の規定により指定されている歯科衛生士養成所

　　　　ハ　診療放射線技師法第20条第1号の規定により指定されている学校又は診療放射線技師養成所

　　　　ニ　臨床検査技師等に関する法律第15条第1号の規定により指定されている学校又は臨床検査技師養成所

　　　　ホ　理学療法士及び作業療法士法第11条第1号若しくは第2号の規定により指定されている学校若しくは理学療法士養成施設又は同法第12条第1号若しくは第2号の規定により指定されている学校若しくは作業療法士養成施設

　　　　ヘ　視能訓練士法第14条第1号又は第2号の規定により指定されている学校又は視能訓練士養成所

　　　　ト　臨床工学技士法第14条第1号、第2号又は第3号の規定により指定されている学校又は臨床工学技士養成所

　　　　チ　義肢装具士法第14条第1号、第2号又は第3号の規定により指定されている学校又は義肢装具士養成所

　　　　リ　救急救命士法第34条第1号、第2号又は第4号の規定により指定されている学校又は救急救命士養成所

　　　　ヌ　言語聴覚士法第33条第1号、第2号、第3号又は第5号の規定により指定されている学校又は言語聴覚士養成所

　　　5　複数の教育内容を併せて教授することが教育上適切と認められる場合において、臨地実習16単位以上及び臨地実習以外の教育内容52単位以上（うち基礎分野8単位以上、専門基礎分野14単位以上及び専門分野30単位以上）であるときは、この表の教育内容ごとの単位数によらないことができる。

別表３の３（第４条関係）

教育内容		単位数		
		高等学校	専攻科	合計
基礎分野	科学的思考の基盤 人間と生活・社会の理解	6	10	16
専門基礎分野	人体の構造と機能 疾病の成り立ちと回復の促進	7	9	16
	健康支援と社会保障制度	1	5	6
専門分野	基礎看護学	8	4	12
	地域・在宅看護論	1	5	6
	成人看護学	2	4	6
	老年看護学	1	3	4
	小児看護学	1	3	4
	母性看護学	1	3	4
	精神看護学		4	4
	看護の統合と実践		4	4
	臨地実習	10	16	26
	基礎看護学	3		3
	地域・在宅看護論		2	2
	成人看護学 　老年看護学	2	2	4
	小児看護学		2	2
	母性看護学		2	2
	精神看護学		2	2
	看護の統合と実践		2	2
合計		38	70	108

備考　1　単位の計算方法は、高等学校においては、高等学校学習指導要領（平成30年文部科学省告示第68号）第1章第2款第3項（1）アの規定による。

　　　2　前号の規定にかかわらず、高等学校の専攻科においては、大学設置基準第21条第2項の規定の例による。この場合において、実験、実習又は実技による授業に係る単位の計算方法については、同項中「第25条第1項に規定する」とあるのは「実験、実習又は実技の」と、「おおむね15時間」とあるのは「30時間」と読み替えるものとする。

　　　3　高等学校及び専攻科が一貫した教育を施すために高等学校及び専攻科を併せた五年間の教育課程を編成することが特に必要と認められる場合において、教育内容ごとの高等学校及び専攻科における単位数の合計がこの表の教育内容ごとの単位数の合計以上であり、かつ、高等学校における単位数の合計が38単位以上及び専攻科における単位数の合計が70単位以上であるときは、この表の教育内容ごとの単位数の高等学校及び専攻科への配当によらないことができる。

　　　4　臨地実習の総単位数26単位から各教育内容の単位数の合計を減じた九単位については、高等学校又は専攻科が教育内容を問わず定めることができるものとする。

別表4（第5条関係）

教育内容		時間数
基礎分野	論理的思考の基盤	35
	人間と生活・社会	35
専門基礎分野	人体の仕組みと働き	105
	栄養	35
	薬理	70
	疾病の成り立ち	105
	保健医療福祉の仕組み	⎫
	看護と法律	⎬ 35
専門分野	基礎看護	385
	看護概論	70
	基礎看護技術	245
	臨床看護概論	70
	成人看護	⎫
	老年看護	⎬ 210
	母子看護	70
	精神看護	70
	臨地実習	735
	基礎看護	210
	成人看護	⎫
	老年看護	⎬ 385
	母子看護	70
	精神看護	70
	合計	1,890

看護師等の人材確保の促進に関する法律（平成４年法律第86号）

第１章　総則

（目的）

第１条　この法律は、我が国における急速な高齢化の進展及び保健医療を取り巻く環境の変化等に伴い、看護師等の確保の重要性が著しく増大していることにかんがみ、看護師等の確保を促進するための措置に関する基本指針を定めるとともに、看護師等の養成、処遇の改善、資質の向上、就業の促進等を、看護に対する国民の関心と理解を深めることに配慮しつつ図るための措置を講ずることにより、病院等、看護を受ける者の居宅等看護が提供される場所に、高度な専門知識と技能を有する看護師等を確保し、もって国民の保健医療の向上に資することを目的とする。

（定義）

第２条　この法律において「看護師等」とは、保健師、助産師、看護師及び准看護師をいう。

2　この法律において「病院等」とは、病院（医療法（昭和23年法律第205号）第1条の5第1項に規定する病院をいう。以下同じ。）、診療所（同条第2項に規定する診療所をいう。次項において同じ。）、助産所（同法第2条第1項に規定する助産所をいう。次項において同じ。）、介護老人保健施設（介護保険法（平成9年法律第123号）第8条第28項に規定する介護老人保健施設をいう。次項において同じ。）、介護医療院（同条第29項に規定する介護医療院をいう。次項において同じ。）及び指定訪問看護事業（次に掲げる事業をいう。次項において同じ。）を行う事業所をいう。

一　介護保険法第41条第1項本文の指定に係る同法第8条第1項に規定する居宅サービス事業（同条第4項に規定する訪問看護を行う事業に限る。）

二　介護保険法第42条の2第1項本文の指定に係る同法第8条第14項に規定する地域密着型サービス事業（次に掲げる事業を行うものに限る。）

イ　介護保険法第8条第15項（第1号に係る部分に限る。）に規定する定期巡回・随時対応型訪問介護看護

ロ　介護保険法第8条第23項に規定する複合型サービス（同条第4項に規定する訪問看護又は同条第15項（第1号に係る部分に限る。）に規定する定期巡回・随時対応型訪問介護看護を組み合わせることにより提供されるものに限る。）

三　介護保険法第53条第1項本文の指定に係る同法第8条の2第1項に規定する介護予防サービス事業（同条第3項に規定する介護予防訪問看護を行う事業に限る。）

3　この法律において「病院等の開設者等」とは、病院、診療所、助産所、介護老人保健施設及び介護医療院の開設者並びに指定訪問看護事業を行う者をいう。

第２章　看護師等の人材確保の促進

（基本指針）

第３条　厚生労働大臣及び文部科学大臣（文部科学大臣にあっては、次項第2号に掲げる事項に限る。）は、看護師等の確保を促進するための措置に関する基本的な指針（以下「基本指針」という。）を定めなければならない。

2　基本指針に定める事項は、次のとおりとする。

一　看護師等の就業の動向に関する事項

二　看護師等の養成に関する事項

三　病院等に勤務する看護師等の処遇の改善（国家公務員及び地方公務員である看護師等に係るものを除く。次条第1項及び第5条第1項において同じ。）に関する事項

四　研修等による看護師等の資質の向上に関する事項

五　看護師等の就業の促進に関する事項

六　その他看護師等の確保の促進に関する重要事項

3　基本指針は、看護が国民の保健医療に関し重要な役割を果たしていることにかんがみ、病院等、看護を受ける者の居宅等看護が提供される場所に、高度な専門知識と技能を有する看護師等を確保し、あわせて当該看護師等が適切な処遇の下で、自信と誇りを持って心の通う看護を提供することができるように、看護業務の専門性に配慮した適切な看護業務の在り方を考慮しつつ、高度化し、かつ、多様化する国民の保健医療サービスへの需要に対応した均衡ある看護師等の確保対策を適切に講ずることを基本理念として定めるものとする。

4　厚生労働大臣及び文部科学大臣は、基本指針を定め、又はこれを変更しようとするときは、あらかじめ、厚生労働大臣及び文部科学大臣にあっては第2項各号に掲げる事項につき医道審議会の意見を、厚生労働大臣にあっては同項第3号に掲げる事項のうち病院等に勤務する看護師等の雇用管理に関する事項並びに同項第5号及び第6号に掲げる事項につき労働政策審議会の意見をそれぞれ聴き、及び都道府県の意見を求めるほか、総務大臣に協議しなければならない。

5　厚生労働大臣及び文部科学大臣は、基本指針を定め、又はこれを変更したときは、遅滞なく、これを公表しなければならない。

（国及び地方公共団体の責務）

第４条　国は、看護師等の養成、研修等による資質の向上及び就業の促進並びに病院等に勤務する看護師等の処遇の改善その他看護師等の確保の促進のために必要な財政上及び金融上の措置その他の措置を講ずるよう努めなければならない。

2　国は、看護師等の処遇の改善に努める病院等の健全な経営が確保されるよう必要な配慮をしなければならない。

3　国は、広報活動、啓発活動等を通じて、看護の重要性に対する国民の関心と理解を深め、看護業務に対する社会的評価の向上を図るとともに、看護に親しむ活動（傷病者等に対しその日常生活において必要な援助

を行うこと等を通じて、看護に親しむ活動をいう。以下同じ。）への国民の参加を促進することに努めなければならない。

4　地方公共団体は、看護に対する住民の関心と理解を深めるとともに、看護師等の確保を促進するために必要な措置を講ずるよう努めなければならない。

（病院等の開設者等の責務）

第5条　病院等の開設者等は、病院等に勤務する看護師等が適切な処遇の下で、その専門知識と技能を向上させ、かつ、これを看護業務に十分に発揮できるよう、病院等に勤務する看護師等の処遇の改善、新たに業務に従事する看護師等に対する臨床研修その他の研修の実施、看護師等が自ら研修を受ける機会を確保できるようにするために必要な配慮その他の措置を講ずるよう努めなければならない。

2　病院等の開設者等は、看護に親しむ活動への国民の参加を促進するために必要な協力を行うよう努めなければならない。

（看護師等の責務）

第6条　看護師等は、保健医療の重要な担い手としての自覚の下に、高度化し、かつ、多様化する国民の保健医療サービスへの需要に対応し、研修を受ける等自ら進んでその能力の開発及び向上を図るとともに、自信と誇りを持ってこれを看護業務に発揮するよう努めなければならない。

（国民の責務）

第7条　国民は、看護の重要性に対する関心と理解を深め、看護に従事する者への感謝の念を持つよう心がけるとともに、看護に親しむ活動に参加するよう努めなければならない。

（指導及び助言）

第8条　国及び都道府県は、看護師等の確保を図るため必要があると認めるときは、病院等の開設者等に対し、基本指針に定める事項について必要な指導及び助言を行うものとする。

第9条　削除

（公共職業安定所の職業紹介等）

第10条　公共職業安定所は、就業を希望する看護師等の速やかな就職を促進するため、雇用情報の提供、職業指導及び就職のあっせんを行う等必要な措置を講ずるものとする。

（看護師等就業協力員）

第11条　都道府県は、社会的信望があり、かつ、看護師等の業務について識見を有する者のうちから、看護師等就業協力員を委嘱することができる。

2　看護師等就業協力員は、都道府県の看護師等の就業の促進その他看護師等の確保に関する施策及び看護に対する住民の関心と理解の増進に関する施策への協力その他の活動を行う。

（看護師等確保推進者の設置等）

第12条　次の各号のいずれかに該当する病院の開設者は、当該病院に看護師等確保推進者を置かなければならない。

一　その有する看護師等の員数が、医療法第21条第1項第1号の規定に基づく都道府県の条例の規定によって定められた員数を著しく下回る病院として厚生労働省令で定めるもの

二　その他看護師等の確保が著しく困難な状況にあると認められる病院として厚生労働省令で定めるもの

2　看護師等確保推進者は、病院の管理者を補佐し、看護師等の配置及び業務の改善に関する計画の策定その他看護師等の確保に関する事項を処理しなければならない。

3　医師、歯科医師、保健師、助産師、看護師その他看護師等の確保に関し必要な知識経験を有する者として政令で定めるものでなければ、看護師等確保推進者となることができない。

4　第1項に規定する病院の開設者は、看護師等確保推進者を置いたときは、その日から30日以内に、当該病院の所在地を管轄する都道府県知事に、その看護師等確保推進者の氏名その他厚生労働省令で定める事項を届け出なければならない。看護師等確保推進者を変更したときも、同様とする。

5　都道府県知事は、看護師等確保推進者が第2項に規定する職務を怠った場合であって、当該看護師等確保推進者に引き続きその職務を行わせることが適切でないと認めるときは、第1項に規定する病院の開設者に対し、期限を定めて、その変更を命ずることができる。

（国の開設する病院についての特例）

第13条　国の開設する病院については、政令で、この章の規定の一部の適用を除外し、その他必要な特例を定めることができる。

第3章　ナースセンター

第1節　都道府県ナースセンター

（指定等）

第14条　都道府県知事は、看護師等の就業の促進その他の看護師等の確保を図るための活動を行うことにより保健医療の向上に資することを目的とする一般社団法人又は一般財団法人であって、次条に規定する業務を適正かつ確実に行うことができると認められるものを、その申請により、都道府県ごとに1個に限り、都道府県ナースセンター（以下「都道府県センター」という。）として指定することができる。

2　都道府県知事は、前項の申請をした者が職業安定法（昭和22年法律第141号）第33条第1項の許可を受けて看護師等につき無料の職業紹介事業を行う者でないときは、前項の規定による指定をしてはならない。

3　都道府県知事は、第1項の規定による指定をしたときは、当該都道府県センターの名称、住所及び事務所の所在地を公示しなければならない。

4　都道府県センターは、その名称、住所又は事務所の所在地を変更しようとするときは、あらかじめ、その旨を都道府県知事に届け出なければならない。

5　都道府県知事は、前項の規定による届出があったときは、当該届出に係る事項を公示しなければならない。

（業務）

第15条　都道府県センターは、当該都道府県の区域内において、次に掲げる業務を行うものとする。

一　病院等における看護師等の確保の動向及び就業を希望する看護師等の状況に関する調査を行うこと。

二　訪問看護（傷病者等に対し、その者の居宅において看護師等が行う療養上の世話又は必要な診療の補助をいう。）その他の看護についての知識及び技能に関し、看護師等に対して研修を行うこと。

三　前号に掲げるもののほか、看護師等に対し、看護についての知識及び技能に関する情報の提供、相談その他の援助を行うこと。

四　第12条第1項に規定する病院その他の病院等の開設者、管理者、看護師等確保推進者等に対し、看護師等の確保に関する情報の提供、相談その他の援助を行うこと。

五　看護師等について、無料の職業紹介事業を行うこと。

六　看護師等に対し、その就業の促進に関する情報の提供、相談その他の援助を行うこと。

七　看護に関する啓発活動を行うこと。

八　前各号に掲げるもののほか、看護師等の確保を図るために必要な業務を行うこと。

（公共職業安定所等との連携）

第16条　都道府県センターは、地方公共団体、公共職業安定所その他の関係機関との密接な連携の下に前条第5号及び第6号に掲げる業務を行わなければならない。

（情報の提供の求め）

第16条の2　都道府県センターは、都道府県その他の官公署に対し、第15条第6号に掲げる業務を行うために必要な情報の提供を求めることができる。

（看護師等の届出等）

第16条の3　看護師等は、病院等を離職した場合その他の厚生労働省令で定める場合には、住所、氏名その他の厚生労働省令で定める事項を、厚生労働省令で定めるところにより、都道府県センターに届け出るよう努めなければならない。

2　看護師等は、前項の規定により届け出た事項に変更が生じた場合には、厚生労働省令で定めるところにより、その旨を都道府県センターに届け出るよう努めなければならない。

3　病院等の開設者等その他厚生労働省令で定める者は、前2項の規定による届出が適切に行われるよう、必要な支援を行うよう努めるものとする。

（秘密保持義務）

第16条の4　都道府県センターの役員若しくは職員又はこれらの者であった者は、正当な理由がなく、第15条各号に掲げる業務に関して知り得た秘密を漏らしてはならない。

（業務の委託）

第16条の5　都道府県センターは、第15条各号（第5号を除く。）に掲げる業務の一部を厚生労働省令で定める者に委託することができる。

2　前項の規定による委託を受けた者若しくはその役員若しくは職員又はこれらの者であった者は、正当な理由がなく、当該委託に係る業務に関して知り得た秘密を漏らしてはならない。

（事業計画等）

第17条　都道府県センターは、毎事業年度、厚生労働省令で定めるところにより、事業計画書及び収支予算書を作成し、都道府県知事に提出しなければならない。これを変更しようとするときも、同様とする。

2　都道府県センターは、厚生労働省令で定めるところにより、毎事業年度終了後、事業報告書及び収支決算書を作成し、都道府県知事に提出しなければならない。

（監督命令）

第18条　都道府県知事は、この節の規定を施行するために必要な限度において、都道府県センターに対し、監督上必要な命令をすることができる。

（指定の取消し等）

第19条　都道府県知事は、都道府県センターが次の各号のいずれかに該当するときは、第14条第1項の規定による指定（以下この条において「指定」という。）を取り消さなければならない。

一　第15条第5号に掲げる業務に係る無料の職業紹介事業につき、職業安定法第33条第1項の許可を取り消されたとき。

二　職業安定法第33条第3項に規定する許可の有効期間（当該許可の有効期間について、同条第4項において準用する同法第32条の6第2項の規定による更新を受けたときにあっては、当該更新を受けた許可の有効期間）の満了後、同法第33条第4項において準用する同法第32条の6第2項に規定する許可の有効期間の更新を受けていないとき。

2　都道府県知事は、都道府県センターが次の各号のいずれかに該当するときは、指定を取り消すことができる。

一　第15条各号に掲げる業務を適正かつ確実に実施することができないと認められるとき。

二　指定に関し不正の行為があったとき。

三　この節の規定又は当該規定に基づく命令若しくは処分に違反したとき。

3　都道府県知事は、前2項の規定により指定を取り消したときは、その旨を公示しなければならない。

第2節　中央ナースセンター

（指定）

第20条　厚生労働大臣は、都道府県センターの業務に関する連絡及び援助を行うこと等により、都道府県センターの健全な発展を図るとともに、看護師等の確保を図り、もって保健医療の向上に資することを目的とする一般社団法人又は一般財団法人であって、次条に規定する業務を適正かつ確実に行うことができると認められるものを、その申請により、全国を通じて1個に限り、中央ナースセンター（以下「中央センター」という。）として指定することができる。

（業務）

第21条　中央センターは、次に掲げる業務を行うものとする。

　一　都道府県センターの業務に関する啓発活動を行うこと。

　二　都道府県センターの業務について、連絡調整を図り、及び指導その他の援助を行うこと。

　三　都道府県センターの業務に関する情報及び資料を収集し、並びにこれを都道府県センターその他の関係者に対し提供すること。

　四　2以上の都道府県の区域における看護に関する啓発活動を行うこと。

　五　前各号に掲げるもののほか、都道府県センターの健全な発展及び看護師等の確保を図るために必要な業務を行うこと。

（準用）

第22条　第14条第3項から第5項まで、第16条の4、第17条、第18条並びに第19条第2項及び第3項の規定は、中央センターについて準用する。この場合において、これらの規定中「都道府県知事」とあるのは「厚生労働大臣」と、第14条第3項中「第1項」とあるのは「第20条」と、第16条の4中「第15条各号」とあるのは「第21条各号」と、第18条中「この節」とあるのは「次節」と、第19条第2項中「指定を」とあるのは「第20条の規定による指定（以下この条において「指定」という。）を」と、「第15条各号」とあるのは「第21条各号」と、「この節」とあるのは「次節」と、同条第3項中「前2項」とあるのは「前項」と読み替えるものとする。

第4章　雑則

（経過措置）

第23条　この法律の規定に基づき命令を制定し、又は改廃する場合においては、その命令で、その制定又は改廃に伴い合理的に必要と判断される範囲内において、所要の経過措置（罰則に関する経過措置を含む。）を定めることができる。

（罰則）

第24条　第16条の4（第22条において準用する場合を含む。）及び第16条の5第2項の規定に違反した者は、1年以下の懲役又は50万円以下の罰金に処する。

第25条　次の各号のいずれかに該当する者は、20万円以下の過料に処する。

　一　第12条第1項の規定に違反して看護師等確保推進者を置かなかった者

　二　第12条第5項の規定による命令に違反した者

第26条　第12条第4項の規定による届出をせず、又は虚偽の届出をした者は、10万円以下の過料に処する。

附則　［※注：法改正に伴う附則は掲載していない］

（施行期日）

第1条　この法律は、公布の日から起算して6月を超えない範囲内において政令で定める日から施行する。

看護学テキスト NiCE

看護関係法規（改訂第2版）　　看護職の責任と法的根拠を学ぶ

2020年11月10日　第1版第1刷発行	編集者 田中幸子, 野村陽子
2024年 2 月10日　改訂第2版発行	発行者 小立健太
	発行所 株式会社 南 江 堂

〒113-8410 東京都文京区本郷三丁目42番6号
☎（出版）03-3811-7189　（営業）03-3811-7239
ホームページ https://www.nankodo.co.jp/
印刷・製本 日経印刷

© Nankodo Co., Ltd., 2024

定価は表紙に表示してあります．
落丁・乱丁の場合はお取り替えいたします．
ご意見・お問い合わせはホームページまでお寄せください．

Printed and Bound in Japan
ISBN978-4-524-20773-2

看護学テキスト NiCE

- 看護学原論
- 基礎看護技術
- ヘルスアセスメント
- 看護倫理
- 看護理論
- 地域・在宅看護論Ⅰ 総論
- 地域・在宅看護論Ⅱ 支援論
- 成人看護学 成人看護学概論
- 成人看護学 急性期看護Ⅰ 概論・周手術期看護
- 成人看護学 急性期看護Ⅱ 救急看護・クリティカルケア
- 成人看護学 慢性期看護
- 成人看護学 成人看護技術
- リハビリテーション看護
- エンドオブライフケア
- がん看護
- 緩和ケア
- 老年看護学概論
- 老年看護学技術
- 小児看護学Ⅰ 小児看護学概論・小児看護技術
- 小児看護学Ⅱ 小児看護支援論
- 母性看護学Ⅰ 概論・ライフサイクル
- 母性看護学Ⅱ マタニティサイクル
- 精神看護学Ⅰ こころの健康と地域包括ケア
- 精神看護学Ⅱ 地域・臨床で活かすケア

病態・治療論(シリーズ全14巻)

- 【1】病態・治療総論
- 【2】呼吸器疾患
- 【3】循環器疾患
- 【4】消化器疾患
- 【5】内分泌・代謝疾患
- 【6】血液・造血器疾患
- 【7】腎・泌尿器疾患
- 【8】脳・神経疾患
- 【9】運動器疾患
- 【10】感染症/アレルギー/膠原病
- 【11】皮膚/耳鼻咽喉/眼/歯・口腔疾患
- 【12】精神疾患
- 【13】産科婦人科疾患
- 【14】小児疾患

- 災害看護
- 国際看護
- 看護管理学
- 医療安全
- 感染看護学
- 家族看護学
- 看護教育学
- 看護関係法規
- 生化学
- 薬理学
- 微生物学・感染症学
- 看護と研究 根拠に基づいた実践

※最新の情報は南江堂 Web サイトをご確認ください.

NANKODO 南江堂 〒113-8410 東京都文京区本郷三丁目42-6 (営業)TEL 03-3811-7239 FAX 03-3811-7230 www.nankodo.co.jp
231025IT